中原历代中医药名家文库

主编 许敬生

中医名家珍稀典籍校注丛书

太平圣惠方校注

4

〔宋〕王怀隐 等编

田文敬 李更生 王 明
陈 瑜 任孝德 校注

河南科学技术出版社
·郑州·

图书在版编目(CIP)数据

《太平圣惠方》校注. 4 /（宋）王怀隐等编；田文敬等校注.
—郑州：河南科学技术出版社，2015.10
ISBN 978-7-5349-7688-9

Ⅰ.①太… Ⅱ.①王… ②田… Ⅲ.①食物疗法-验方
②《太平圣惠方》-注释 Ⅳ.①R247.1

中国版本图书馆 CIP 数据核字(2015)第 062797 号

出版发行：河南科学技术出版社
地址：郑州市经五路 66 号　　邮编：450002
电话：（0371）65788613　65788629
网址：www.hnstp.cn
策划编辑：李喜婷　马艳茹
责任编辑：邓　为　高　杨　赵振华
责任校对：柯　姣
封面设计：张　伟
版式设计：若　溪
责任印制：朱　飞
印　　刷：河南省瑞光印务股份有限公司
经　　销：全国新华书店
幅面尺寸：185 mm×260 mm　印张：26.5　字数：300 千字
版　　次：2015 年 10 月第 1 版　2015 年 10 月第 1 次印刷
定　　价：138.00 元

“中原历代中医药名家文库（典籍部分）”编委会

本书主编　田文敬　李更生

副 主 编　王　明　陈　瑜　任孝德

目　　录

卷第三十一

治热劳诸方

夫热劳者，由心肺实热，伤于气血，气血不和，脏腑壅滞，积热在内，不能宣通之所致也。其候心神烦躁，面赤颊痛，眼涩唇干，身体壮热，烦渴不止，口舌生疮，食饮无味，肢节酸疼，神思昏沉，多卧少起，或时盗汗，日渐瘦羸，故曰热劳。久而不痊，热毒攻注骨髓，则变成骨蒸也。

治热劳体热，心烦不食，四肢无力，宜服柴胡散方。

柴胡（二两，去苗） 秦艽（一两，去苗） 犀角屑（三分） 知母（三分） 桔梗（三分，去芦头） 人参（三分，去芦头） 杏仁（二两，汤浸去皮尖双仁，麸炒微黄） 鳖甲（一两，涂醋炙令黄，去裙襕） 葳蕤（三分） 生干地黄（一两） 甘草（半两，炙微赤，锉） 赤茯苓（一两） 桑根白皮（三分，锉） 栀子仁（半两） 紫菀（一两，去苗土）

右件药，捣粗罗为散。每服四钱，以水一中盏，煎至六分，去滓，不计时候温服。忌猪肉、菘菜、苋菜、醋物。

治热劳身体壮热，皮毛干枯，痰唾稠黏，四肢疼痛，食少无力，渐加羸瘦，宜服知母散方。

知母（三分） 桔梗（半两，去芦头） 紫菀（三分，洗去苗土） 桑根白皮（三分，锉） 柴胡（一两，去苗） 人参（半两，去芦头） 赤芍药（三分） 半夏（三分，汤洗七遍，去滑） 秦艽（一两，去苗） 地骨皮（一两） 甘草（三分，炙微赤，锉） 生干地黄（一两） 天门

冬（一两半，去心焙）　赤茯苓（一两）　黄芩（三分）　鳖甲（一两，涂醋炙令黄，去裙襕）

右件药，捣粗罗为散。每服四钱，以水一中盏，煎至六分，去滓，不计时候温服。忌苋菜、醋物。

治热劳心神烦热，食少无力，宜服胡黄连散方。

胡黄连（一两）　人参（一两，去芦头）　赤茯苓（一两）　柴胡（一两，去苗）　栀子仁（一两）　麦门冬（一两，去心）　犀角屑（一两）　青橘皮（三分，汤浸去白瓤，焙）　桔梗（一两，去芦头）　槟榔（半两）　鳖甲（二两，涂醋炙令黄，去裙襕）

右件药，捣筛为散。每服四钱，以童子小便一中盏，煎至六分，去滓，不计时候温服。忌猪肉、苋菜、醋物。

治热劳烦闷，四肢无力，宜服青蒿饮子方。

青蒿（二两）　柳嫩枝（一两）　栀子仁（三分）　乌梅肉（半两，微炒）　甘草（三分）　木香（半两）　桃嫩枝（一握）

右件药，并细锉相和令匀，分作五服，每服以水一大盏半，煎至八分，去滓，不计时候，分温二服。

治热劳四肢疼痛，发歇寒热，宜服鳖甲散方。

鳖甲（二两，涂醋炙令黄，去裙襕）　柴胡（二两，去苗）　赤芍药（一两）　甘草（一两，炙微赤，锉）　赤茯苓（一两）　枳壳（一两，麸炒微黄，去瓤）　人参（一两，去芦头）　地骨皮（三分）

右件药，捣粗罗为散。每服四钱，以水一中盏，煎至六分，去滓，不计时候温服。忌苋菜、菘菜、醋物。

治热劳肢节酸疼，翕翕少气，腰背强痛，心中虚悸，咽干唇赤，面色枯燥，饮食无味，悲忧戚惨，多卧少起，宜服地骨皮散方。

地骨皮（一两）　黄芪（一两，锉）　甘草（半两，炙微赤，锉）　麦门冬（一两半，去心焙）　桂心（半两）　鳖甲（一两，涂醋炙令黄，去裙襕）

右件药，捣粗罗为散。每服五钱，以水一大盏，入生姜半分、粳米五十粒，煎至六分，去滓，食前温服。忌苋菜。

治热劳久不差，寒热羸瘦，宜服此方。

青蒿（一握）　甘草（二寸）　童子小便（三大盏）　东南枝桃心

（一握）　杏仁（三七枚，去皮尖，搥碎）　槟榔（二枚，为末）

右件药，以童子小便内瓶子中，初夜浸至五更，用慢火，煎取[①]一大盏半，去滓，空心分温三服，当泻出恶物自止，后吃薤粥补之。

治热劳百节烦疼，渐渐羸瘦，不能饮食，日晚或恶寒，兼盗汗，宜服牡蛎散方。

牡蛎（一两半，烧为粉）　知母（一两半）　犀角屑（一两）　前胡（一两，去芦头）　柴胡（一两，去苗）　甘草（半两，炙微赤，锉）　虎头骨（一两半，涂酥炙令黄）　鳖甲（二两，涂醋炙令黄，去裙襕）

右件药，捣筛为散。每服四钱，以水一中盏，煎至六分，去滓，不计时候温服。忌生果、苋菜。

治热劳壮热羸瘦，心腹积聚，食少无力，宜服鳖甲圆方。

鳖甲（一两半，涂醋炙令黄，去裙襕）　桃仁（一两，汤浸去皮尖双仁，麸炒微黄）　赤茯苓（三分）　桔梗（三分，去芦头）　京三棱（一两，炒锉）　柴胡（一两，去苗）　白术（三分）　紫菀（一两，去苗土）　人参（三分，去芦头）　木香（三分）　川大黄（一两，锉碎微炒）　防葵（三分）　犀角屑（半两）　陈橘皮（半两，汤浸，去白瓤，焙）　桂心（半两）　枳壳（半两，麸炒微黄，去瓤）　麝香（一两，别研）　赤芍药（半两）

右件药，捣罗为末，入麝香研令匀，炼蜜和捣五七百杵，圆如梧桐子大。每服，食前以粥饮下二十圆。忌桃、李、雀肉、胡荽、大蒜、苋菜、猪肉。

治热劳，利心肺，除烦热，利大肠，柴胡圆方。

柴胡（一两，去苗）　鳖甲（一两，涂醋炙令黄，去裙襕）　麦门冬（一两半，去心焙）　葳蕤（三分）　枳壳（一两，麸炒微黄，去瓤）　人参（一两，去芦头）　天门冬（一两半，去心焙）　地骨皮（三分）　川大黄（一两，锉碎微炒）　黄连（一两，去须）　知母（一两）　羚羊角屑（一两）　大麻（一两半，别研如膏）　生干地黄（一两半）

右件药，捣罗为末，入大麻仁膏，都研令匀，炼蜜和捣三二百杵，圆如梧桐子大。每服不计时候，以温水下二十圆。忌苋菜、鲤鱼、猪肉。

治热劳，无不效犀角圆方。

犀角屑（一两）　乌梅肉（三两，微炒）　黄连（一两，去须）　秦艽（二两，去苗）　贝母（三分，煨令微黄）　柴胡（一两半，去苗）

川升麻（三分） 枳壳（一两，麸炒微黄，去瓤） 龙胆（三分，去芦头） 鳖甲（一两，涂醋炙令黄，去裙襕）

右件药，捣罗为末，入猪胆汁二合拌，次入炼成蜜和捣三二百杵，圆如梧桐子大。每服不计时候，以清粥饮下二十圆。忌猪肉、苋菜。

治热劳四肢少力，发歇寒热，不思饮食，渐加羸瘦，宜服乌梅圆方。

乌梅肉（一两，微炒） 柴胡（一两，去苗） 生干地黄（半两） 桃仁（一两，汤浸去皮尖双仁，麸炒微黄） 杏仁（一两，汤浸去皮尖双仁，麸炒微黄） 虎头骨（半两，涂酥炙令黄） 鳖甲（一两，涂醋炙令黄，去裙襕） 恒山（半两） 黄芪（半两，锉） 秦艽（半两，去苗） 人参（半两，去芦头） 远志（半两，去心） 地骨皮（半两） 前胡（半两，去芦头） 知母（三分） 麦门冬（一两半，去心焙） 枳壳（二两，麸炒微黄，去瓤） 豉心（三分，炒黄焦）

右件药，捣罗为末，炼蜜和捣三二百杵，圆如梧桐子大。每服，空心及晚食前，以粥饮下二十圆。忌生葱、苋菜、生菜。

治热劳烦心口干，皮肤枯燥，渐渐羸瘦，宜服青蒿煎圆方。

青蒿汁 薄荷汁 生地黄汁（各二升） 童子小便（五升） 朱砂（一两，细研水飞过） 麝香（半两，细研） 桃仁（五两，汤浸去皮尖双仁，研令细） 柴胡（三两，去苗为末） 鳖甲（五两，涂醋炙令黄，去裙襕为末）

右件药，取青蒿汁等及小便，相和一处，先煎，令稠，然后下桃仁以下诸药，更熬令稀稠得所，候可圆即圆，如梧桐子大。每服，以麦门冬汤下二十圆，不计时服。忌生血。

治热劳，肌体羸瘦，宜服桃仁圆方。

桃仁（一两，汤浸去皮尖双仁，麸炒微黄） 鳖甲（一两，涂醋炙令黄，去裙襕） 柴胡（一两，去苗） 甘草（半两，炙微赤，锉） 天灵盖（一两，涂醋炙微黄） 麝香（一分，别研） 龙胆（一两，去芦头） 青蒿子（二两）

右件药，捣罗为末，入麝香，都研令匀，炼蜜和捣三二百杵，圆如梧桐子大。每服不计时候，用童子小便一小盏，入豉五十粒，煎五七沸，去滓，温酒下三十圆。忌苋菜。

治热劳，或咳嗽气喘，两胁胀，不思饮食，大便秘涩，心脏躁热，恍惚不安，

宜服此方。

鳖甲（一两，涂醋炙令黄，去裙襕） 猪牙皂荚（半两，去黑皮，涂酥炙令焦黄，去子） 桃仁（半两，汤浸去皮尖双仁，麸炒微黄） 郁李仁（半两，汤浸去皮尖，微炒） 天灵盖（一两，涂酥炙令黄） 甜葶苈（一分，隔纸炒令紫色） 虎头骨（半两，涂酥炙令黄） 干青蒿（半两）

右件药，捣罗为末，炼蜜和捣三二百杵，圆如梧桐子大。每服以麦门冬汤下二十圆，不计时候服。忌苋菜。

治热劳咳嗽，四肢无力，不能饮食，宜服紫菀圆方。

紫菀（三分，洗去苗土） 前胡（三分，去芦头） 麦门冬（一两半，去心焙） 桔梗（三分，去芦头） 知母（半两） 百合（三分） 甘草（半两，炙微赤，锉） 赤茯苓（半两） 柴胡（一两半，去苗） 鳖甲（一两，涂醋炙令黄，去裙襕） 杏仁（半两，汤浸去皮尖双仁，麸炒微黄）

右件药，捣罗为末，炼蜜和捣三二百杵，圆如梧桐子大。每于食后良久，以粥饮下三十圆。忌猪肉、苋菜、湿面、醋物。

又方。

生地黄汁（半升） 蜜（三合） 青蒿汁（三合）

右件药，相和，不计时节，温服一合，宜频服之。

治骨蒸劳诸方

夫骨蒸病有五种，一曰骨蒸，其根在肾，旦起则体凉，日晚则热躁，四肢不安，饮食无味，小便赤黄，忽忽烦乱，喘促无力，腰背多疼，两足逆冷，手心常热，蒸盛过伤，则内变为疳，蚀人五脏。二曰脉蒸，其根在心，日增烦闷，掷手出足，翕翕思水，多唾白沫，睡即浪言，惊恐不安，其脉浮数，蒸盛之时，或变为疳，脐下胀痛，或利不止。三曰皮蒸，其根在肺，大喘短气，鼻口俱干，舌上色白，小便如血，蒸盛之时，胸满注热，两胁下胀，咳嗽，胸背疼痛，眠卧不安，蒸毒伤肺即唾血也。四曰肉蒸，其根在脾，体热如火，烦躁无肝[②]，心腹膨胀，食即欲呕，小便如血，大便秘涩，蒸盛之时，或身肿目赤，眠卧不安。五曰内蒸，亦名血蒸，所名内蒸者，必外寒而内热，以手附骨，而内热者，其根在五脏六腑，其人必因热病后得之，骨肉渐消，饮食无味，或皮燥而无光，蒸盛之时，四肢无力，足趺肿起。又有二十三蒸者，一胞蒸，小便黄赤；二玉[③]房蒸，男则遗沥漏精，女则月候不调；三脑蒸，头眩闷热；四髓蒸，髓沸热心昏；五骨蒸，齿黑；六筋蒸，甲焦；七血蒸，发焦落；八脉蒸，脉不调，或急或纵；九肝蒸，眼黑；十心蒸，舌干；十一脾蒸，唇焦；十二肺蒸，鼻干；十三肾蒸，两耳干焦；十四膀胱蒸，右耳偏焦；十五胆蒸，眼白失色，无事[④]常惊；十六胃蒸，舌下痛；十七小肠蒸，下焦热，尿即痛；十八大肠蒸，鼻右孔痛；十九三焦蒸，生病乍热乍寒；二十肉蒸，肌肉消瘦；二十一气蒸，即喘息急；二十二皮蒸，即筋皮挛缩；二十三遍身蒸，体气热。凡诸蒸患，多因热病后，食牛羊肉油腻，或酒或房，触犯而成。此疾久蒸不除，多致危笃，必须早疗也。

治骨蒸劳烦热，心神不宁及小便赤涩，时有咳嗽，四肢羸弱，疼痛，宜服地骨皮散方。

地骨皮（三分）　百合（三分）　黄芪（三分）　赤茯苓（三分）　人参（半两，去芦头）　赤芍药（三分）　枳壳（三分，麸炒微黄，去瓤）　桑根白皮（三分，锉）　柴胡（一两半，去苗）　甘草（半两，炙微赤，锉）　麦门冬（一两半，去心焙）　犀角屑（三分）　杏仁（一两，汤浸去皮尖双仁，麸炒微黄）　鳖甲（一两，涂醋炙令黄，去裙襕）　白前（三分）

右件药，捣粗罗为散。每服四钱，以水一中盏，入生姜半分，煎至六分，去滓，不计时候温服。忌苋菜。

治骨蒸劳，心膈烦满，身体壮热，唇口干，小便赤，头痛羸瘦，宜服天灵盖散方。

天灵盖（一两，涂酥炙微黄）　柴胡（一两，去苗）　桑根白皮（一两，锉）　鳖甲（一两，涂醋炙令黄，去裙襕）　知母（一两）　麦门冬（一两，去心）　青蒿（一握，锉）　甘草（三分，炙微赤，锉）

右件药，捣筛为散。每服五钱，以童子小便一大盏，入桃柳嫩枝各一握长，七茎，豉五十粒，生姜半分，葱白三茎，煎至七分，去滓，食前分温二服。忌苋菜。

治骨蒸劳，四肢疼痛，筋脉拘急，寒热进退，发作如疟，日渐萎黄，不能饮食，宜服天灵盖饮子方。

天灵盖（半两，涂酥炙微黄，捣为末） 鳖甲（半两，涂醋炙微黄，去裙襕捣为末） 桃仁（一十粒，汤浸去皮尖双仁，麸炒微黄） 柴胡（半两，去苗） 知母（半两） 青蒿（半两） 甘草（一分，生用） 豉心（半合） 葱白（二茎，并须）

右件药，细锉，拌令匀，都用童子小便三大盏，从午时浸至来日五更，煎取一盏，去滓，食前分温二服，服讫，衣盖卧至日出，良久审看手十指节，节间有毛，如藕丝状，烧之极臭，毛色白者必差，黑者难救。忌苋菜。

治骨蒸劳瘦，体痛烦热，宜服桃枝饮子方。

嫩桃枝（一握长，三七茎） 柳枝（一握长，三七茎） 豉心（半合） 甘草（三分，生用） 生姜（半两） 葱白（二七寸） 薤白（三茎） 青蒿（二两）

右件药，细锉，以童子小便二大盏，煎至一盏三分，去滓，不计时候，分温三服。

治骨蒸劳，烦热，四肢疼痛，小便赤黄，宜服生地黄饮子方。

生地黄（二两） 柴胡（一两，去苗） 葱白（五寸切） 香豉（半合） 甘草（半两，生用） 生姜（半两） 杏仁（半两，汤浸去皮尖双仁，麸炒微黄） 地骨皮（半两） 赤芍药（半两）

右件药，细锉和匀，每服半两，以童子小便一大盏，煎至五分，去滓，不计时候温服之。

治骨蒸劳热，四肢烦疼，大便秘涩，无问远近，宜服阿魏散方。

阿魏（一分，麸裹，煨面熟为度） 川大黄（半两，锉碎微炒） 槟榔（一两） 木香（一分） 桃仁（三分，汤浸去皮尖双仁，麸炒微黄）

右件药，捣细罗为散，研麝香一钱，和桃仁更研令匀。每服，食前用青蒿汁半合，生姜汁半合，童子小便三合，都暖过，调下二钱，每于食前服，以溏利为度。

治骨蒸劳热，心神烦躁，口干，眼涩，咳嗽，宜服黄连煎方。

黄连（一两，去须） 紫菀（一两，洗去苗土） 甘草（三分，炙微赤，锉） 天灵盖（一两半，涂酥炙令微黄） 青葙子（一两）

右件药，捣细罗为散。以童子小便五大盏，浸一宿，慢火熬成膏，每服不计时候，以粥饮调下一茶匙。忌猪肉。

治骨蒸羸瘦，不能食，宜服此方。

东南桃枝（一撮[5]，锉） 天灵盖（一枚，涂酥炙，捣研[6]） 生姜（半分） 葱白（二茎） 甘草（二寸） 豉（一合）

右件药，以童子小便三大盏，初夜浸至五更初，煎取一大盏半，去滓，入少许研了麝香，搅令匀，分为三服，空腹频服之，无不差。

治骨蒸劳气，四肢羸瘦疼痛，宜服青蒿煎方。

青蒿（切一斗） 童子小便（一斗） 麝香（一钱，细研） 阿魏（一两，面裹煨令面熟为度，细研） 桃仁（五两，汤浸去皮尖双仁，麸炒微黄，细研） 天灵盖（二两，涂酥炙微黄，捣末）

右件药，先将青蒿，于小便中煮取五升，研绞去滓，即下诸药末，熬成膏，瓷盒中收，每于食前，以清粥饮调下半匙。

治骨蒸劳神效方。

阿魏（一钱） 甘草（一截，如病人手指长，生用） 东向桃枝（一握，锉） 东向柳枝（一握，锉） 槟榔（五枚，为末，分为三份汤成下） 青蒿（半两，切）

右件药，除槟榔外，以童子小便二大盏半，浸一日一夜，明旦煎取一大盏半，去滓，分温三服，每服下槟榔末一份，男妇互煎，轻者一服即吐利，或两服，甚者尽三服方吐利，如一服两服吐利，即住服，如未吐利任服尽也，病若在上先吐，若在下先利，皆出黑虫如发及如马尾，凡经年不差者，必差也。

治骨蒸劳，烦热口干，颊赤，咳嗽，寒热盗汗，四肢干瘦，宜服生地黄煎圆方。

生地黄汁（一升） 青蒿（一升） 生姜汁（一合） 童子小便（二升） 牛膝（四两，去苗） 生干地黄（四两） 桃仁（三两，汤浸，去皮尖研如膏，同前药六味于石锅子内，慢火熬令烂，研绞取汁去滓，入蜜半斤[7]更熬如膏） 秦艽（一两，去苗） 柴胡（一两，去苗） 川大黄

（一两，锉碎微炒） 鳖甲（二两，涂醋炙令黄，去裙襴） 赤茯苓（三分） 胡黄连（三分） 犀角屑（三分） 知母（三分） 枳壳（三分，麸炒微黄，去瓤） 龙胆（三分，去芦头） 木香（三分） 黄芩（三分） 地骨皮（三分） 桔梗（三分，去芦头） 桑根白皮（三分，锉） 赤芍药（三分） 当归（三分） 麝香（半两，细研）

右件药，捣罗为末，入麝香研令匀，用前膏和捣五七百杵，圆如梧桐子大。每于食前，以温酒下三十圆，清粥饮下亦得。忌炙煿、油腻、热面、苋菜。

治骨蒸劳黑虎丹方。

芦荟（一两，细研） 雄黄（一分，细研） 麝香（一分，细研） 白狗粪（一分，微炒） 虾蟆（一枚，涂酥炙令黄） 天灵盖（一分，涂酥炙令焦黄） 蛤蚧（一对，头足全者，涂酥炙令黄） 乌驴蹄（三分，烧） 乳香（一两） 猪胆（二枚，汁于茶碗中以慢火熬如膏）

右件药，捣罗为末，研入猪胆膏令匀，以粟米饮和捣三二百杵，圆如梧桐子大。每服五圆，每服药，先吃煮面少许，然后以茅香汤沐浴，以砂糖、麝香各少许，以冷水一小盏调令匀，将药内水中，于星月下露一宿，平旦频服，神验，吃药了以衣被盖之，微有汗出为效。

治骨蒸劳热，肢节疼痛，心膈壅闷，少思饮食，宜服乌梅圆方。

乌梅肉（一两，微炒） 柴胡（一两，去苗） 知母（三分） 鳖甲（一两，涂醋炙令黄，去裙襴） 桃仁（三分，汤浸去皮尖双仁，麸炒微黄） 虎头骨（三分，涂酥炙令黄） 人参（半两，去芦头） 恒山（半两） 秦艽（三分，去苗） 川升麻（半两） 白术（半两） 子芩（半两） 黄芪（三分，锉） 豉心（一合） 木香（半两） 甘草（半两，生用） 远志（半两，去心） 槟榔（一两）

右件药，捣粗罗为末，炼蜜和捣三二百杵，圆如梧桐子大。每于食前，以清粥饮下三十圆。忌苋菜。

治骨蒸劳热，体瘦烦疼，宜服獭肝圆方。

獭肝（一两，微炙） 麝香（一分，细研） 犀角屑（半两） 鳖甲（一两，涂醋炙微黄，去裙襴） 天灵盖（三分，涂酥炙令微黄） 阿魏（一两，面裹，煨面熟为度） 牛黄（一分，细研） 雄黄（三分，细研） 木香（半两） 龙胆（半两，去芦头） 胡黄连（三分） 知母

（三分）　柴胡（一两，去苗）　地骨皮（三分）　赤芍药（半两）　麦门冬（一两半，去心焙）　甘草（半两，生用）　白术（半两）　黄芩（半两）　赤茯苓（三分）　川升麻（半两）　朱砂（三分，细研）　槟榔（三分）

右件药，捣罗为末，研了药令匀，炼蜜和捣三二百杵，圆如梧桐子大。每服不计时候，以清粥饮下三十圆。忌苋菜。

治骨蒸劳烦热，口干心躁，四肢疼痛，小便赤黄，宜服胡黄连圆方。

胡黄连（半两）　柴胡（一两，去苗）　槟榔（三分）　知母（半两）　地骨皮（半两）　茯神（三分）　天竹黄（半两）　葳蕤（三分）　子芩（半两）　桔梗（半两，去芦头）　犀角屑（半两）　青蒿（三分）　鳖甲（一两，涂醋炙微黄，去裙襕）　杏仁（半两，汤浸去皮尖双仁，麸炒微黄）　天灵盖（一两，涂酥炙微黄）　枳壳（半两，麸炒微黄，去瓤）　天门冬（一两，去心焙）　秦艽（三分，去苗）　川大黄（三分，锉碎微炒）　甘草（半两，生用）　赤芍药（三分）

右件药，捣罗为末，炼蜜和捣三二百杵，圆如梧桐子大。每于食后，煎麦门冬汤下二十圆。

治骨蒸劳，身体常热，羸瘦，皮毛干枯，麦门冬煎方。

生麦门冬汁　青蒿汁　生地黄汁（各二升）　童子小便（三升）　桃仁（大者二两，汤浸去皮尖双仁，研）　麝香（一钱，细研）　朱砂（一钱，细研）

右件药，以三味汁与小便，用慢火同煎，稍调，即下研了桃仁、麝香、朱砂等，更熬令稀稠得所，如膏，每服不计时候，以清粥饮调下一茶匙。忌羊血。

治骨蒸劳，颊赤口干，心神烦闷，体瘦，发歇寒热，柴胡煎圆方。

童子小便（七升）　甘草（一尺二寸）　雄鼠粪（四十九粒）　桃柳枝（各一握，长二[8]寸）　豉心（半两）　糯米（一合）　葱薤白（各一握）

右件药，细锉，入小便内，煎至三升，去滓更煎，如稀饧，以柴胡一斤，捣罗为末，入前药煎中和捣三二百杵，圆如梧桐子大。每于食前，以温酒下三十圆，温水下亦得。

治骨蒸劳，体瘦寒热，宜服铁粉圆方。

铁粉（二两） 獭肝（一具，微炙） 安息香（三分） 鬼督邮（一两） 白术（三分） 木香（三分） 柴胡（一两，去苗） 胡黄连（三分）

右件药，捣罗为末，炼蜜和捣三二百杵，圆如梧桐子大。每于食前，以粥饮下二十圆。

治骨蒸劳，羸瘦，晚即面赤，手足酸疼，口干壮热，宜服犀角圆方。

犀角屑（一两） 獭肝（一两，微炙） 柴胡（一两，去芦头） 地骨皮（一两） 鳖甲（一两，涂醋炙令黄，去裙襴） 枳壳（一两，麸炒微黄，去瓤） 人参（一两，去芦头） 柏脂（一两） 黄芪（一两，锉） 天灵盖（一两半[⑨]，涂酥炙令焦黄） 甘草（一两，生用）

右件药，捣罗为末，炼蜜和捣三二百杵，圆如梧桐子大。每服，食前以温童子小便下三十圆。忌炙煿、热面、苋菜。

治骨蒸劳，神效天灵盖圆方。

天灵盖（一两半，以童子小便一升煮令小便尽，炙干） 地骨皮（一两半） 麦门冬（二两半，去心焙） 铁粉（二两） 赤茯苓（一两半） 黄连（二两，去须）

右件药，捣罗为末，炼蜜和捣三二百杵，圆如梧桐子大。每于食前，煎麦门冬汤下二十圆。

治骨蒸劳，颜色憔悴，不思饮食，四肢急强，翕翕发热，宜服此方。

麝香（半两，细研） 天灵盖（三两，涂酥炙令焦黄）

右件药，捣罗为末，入麝香研令匀，炼蜜和圆如梧桐子大。每于食前，以粥饮下十圆。

治骨蒸劳体瘦，发歇寒热，宜服青蒿圆方。

青蒿（一斤，取菜[⑩]，曝干捣罗为末） 桃仁（一斤，酒浸，去皮尖，麸炒令黄，研烂） 甘草（五两，生，捣罗为末）

右件药，以童子小便三斗，于瓷瓮中盛，于糠火上煎令如稀饧，却倾于铜器中，下诸药，又于糠火上煎，以柳木篦搅之，看稀稠得所，候可圆即圆，如梧桐子大，以粗疏布袋盛，每日空心，温童子小便下三十圆，日晚再服。

治骨蒸劳，两肋下有闪癖，渐上攻心，食少或不消化，腹内积聚不散，黄瘦

久困久痢，或大便秘涩，小便赤黄，宜服大黄圆方。

川大黄（二两，锉碎微炒） 鳖甲（三两，涂醋炙令黄，去裙襕）

右件药，捣罗为末，以酽醋二升，内铛中，先煎令稠，下药末更煎之，以柳木篦搅勿住手，候可圆即圆，如梧桐子大。空腹及晚食前，以粥饮下七圆，渐加至十圆，以溏利下脓血烂肉为度，唯得食煮饭葱钱汁生姜而已，此外不得食之，老少以意加减。忌苋菜。

治骨蒸劳热，皮肤干燥，心神烦热，口干，小便赤黄，宜服黄瓜圆方。

右以熟黄瓜一枚，头上取破，去瓤，内黄连末二两，却以纸封口，用大麦面裹，文火烧令面黄熟为度，去面研为圆，如梧桐子大，每于食后，以温水下二十圆。

治骨蒸劳，瘦弱，并传尸劳，宜服此方。

右取三年桃树一株并根，打去泥土，勿洗，及枝叶等，细锉，以水三硕，煮取一硕已来，即澄滤去沙土，还将药汁重煎，至三斗已来，再滤去滓，更煎令稠可圆，即圆如梧桐子大。每日空心，以温水下三十圆，晚食前再服。

治骨蒸肺萎诸方

夫肺者为五脏之华盖，盖诸脏腑通于声，主于气，若人劳伤不已，邪气干于肺，则壅生热，故吐血，胸短气，咳嗽不止，痰甚多唾，时发寒热，肌体羸瘦，乃成肺萎之病也。

治骨蒸，肺萎咳嗽，胸膈痛，舌涩口干，宜服紫菀散方。

紫菀（三分，去苗土） 桑根白皮（三分，锉） 甘草（三分，炙微赤，锉） 栀子仁（半两） 赤茯苓（三分） 桔梗（半两，去芦头） 黄芩（半两） 乌梅肉（三分，微炒） 川大黄（半两，锉碎微炒） 百合（三分） 柴胡（一两，去苗） 麦门冬（三分，去心） 鳖甲（二两，涂醋炙微黄，去裙襕） 杏仁（三分，汤浸去皮尖双仁，麸炒微黄）

右件药，捣筛为散。每服四钱，以水一中盏，入生姜半分、豉五十粒，桃柳枝各一握，长七寸，葱、薤白各七寸，同煎至六分，去滓，不计时候温服。忌苋菜。

治骨蒸肺萎，心中烦渴，痰嗽不止，宜服白前散方。

白前（三分） 甘草（半两，炙微赤，锉） 人参（一两，去芦头） 生干地黄（一两） 大麻仁（三分） 桂心（半两） 赤茯苓（一两） 黄芪（三分，锉） 阿胶（一两，捣碎，炒令黄燥） 麦门冬（一两半，去心焙） 桑根白皮（三分，锉）

右件药，捣粗罗为散。每服三钱，以水一中盏，入生姜半分、枣三枚，煎至六分，去滓，不计时候温服。忌炙煿、油腻。

治骨蒸肺萎，烦躁，四肢疼痛，不能饮食，宜服知母散方。

知母（三分） 陈橘皮（三分，汤浸去白瓤，焙） 芦根（一两，锉） 麦门冬（一两，去心） 地骨皮（一两） 赤茯苓（三分） 甘草（半两，炙微赤，锉） 赤芍药（三分） 柴胡（一两，去苗）

右件药，捣筛为散。每服四钱，以水一中盏，入生姜半分，煎至六分，去滓，不计时候温服。

治骨蒸肺萎，咳嗽唾涎，心神烦热，不欲饮食，宜服柴胡散方。

柴胡（一两，去苗） 麦门冬（二两，去心焙） 黄芩（一两） 陈橘皮（三分，汤浸去白瓤，焙） 人参（一两，去芦头） 甘草（三分，炙微赤，锉） 半夏（半两，汤洗七遍，去滑） 桔梗（半两，去芦头） 赤茯苓（三分）

右件药，捣粗罗为散。每服三钱，以水一中盏，入生姜半分，煎至六分，去滓，不计时候温服。

治骨蒸肺萎，手足烦热，多渴，或不能食，宜服芦根散方。

芦根（二两，锉） 赤茯苓（一两） 陈橘皮（三分，汤浸去白瓤，焙） 麦门冬（一两，去心） 子芩（三分） 地骨皮（一两） 甘草（半两，炙微赤，锉） 桑根白皮（三分，锉）

右件药，捣筛为散。每服四钱，以水一中盏，入生姜半分，煎至六分，去滓，不计时候温服。

治骨蒸肺萎，咳嗽，咽喉胸膈干痛，宜服地黄煎方。

生地黄汁（一中盏） 杏仁（二两，汤浸去皮尖双仁，麸炒微黄，研） 黄牛髓（六两） 阿胶（三两，捣碎，炒令黄燥为末） 生姜汁（一合） 薯蓣（三两，末） 酥（四两） 蜜（四两）

右件药，一处用石锅子内，以慢火熬成膏，收于瓷器中，每服不计时候，以温粥饮调下一茶匙。

治骨蒸寒热，肺萎喘促，宜服生干地黄散方。

生干地黄（一两）　桑根白皮（一两，锉）　诃黎勒（一两，用皮）　甘草（半两，炙微赤，锉）　柴胡（一两，去苗）　麦门冬（一两半，去心焙）　人参（半两，去芦头）　大麻仁（一两）

右件药，捣粗罗为散。每服四钱，以水一中盏，入生姜半分，煎至六分，去滓，不计时候温服。

治骨蒸肺萎，咳嗽，寒热多涕，宜服柴胡散方。

柴胡（一两，去苗）　甘草（半两，炙微赤，锉）　贝母（三分，煨微黄）　人参（三分，去芦头）　桃仁（三分，汤浸去皮尖双仁，麸炒微黄）　鳖甲（一两，涂醋炙微黄，去裙襕）

右件药，捣粗罗为散。每服四钱，以水一中盏，入生姜半分，煎至六分，去滓，不计时候温服。

治骨蒸肺萎，咽中干燥，宜服麦门冬散方。

麦门冬（二两，去心焙）　甘草（半两，炙微赤，锉）　黄芪（三分，锉）　赤茯苓（一两）　射干（三分）　川升麻（三分）

右件药，捣粗罗为散。每服四钱，以水一中盏，入生姜半分，煎至六分，去滓，不计时候温服。

治骨蒸肺萎，咳嗽，上气不得眠卧，涕唾稠黏，宜服甜葶苈散方。

甜葶苈（二两，微炒令香）　桑根白皮（三两，锉）　陈橘皮（一两，汤浸去白瓤，焙）　赤茯苓（一两）　枳壳（一两，麸炒微黄，去瓤）　紫菀（一两，去苗土）

右件药，捣粗罗为散。每服三钱，以水一中盏，入生姜半分、枣三枚，煎至六分，去滓，不计时候温服。

治骨蒸肺萎，心胸满闷，咳嗽涎唾，不欲饮食，宜服赤茯苓散方。

赤茯苓（二两）　甘草（半两，炙微赤，锉）　紫菀（一两，去苗土）　白前（三分）　前胡（一两，去芦头）　旋覆花（半两）

右件药，捣粗罗为散。每服四钱，以水一中盏，入生姜半分，煎至六分，去滓，不计时候温服。

治骨蒸肺萎，咳嗽，心神烦热，颊赤，口干，不欲饮食，宜服天门冬散方。

天门冬（一两，去心） 旋覆花（半两） 桑根白皮（三分，锉） 紫菀（一两，去苗土） 生干地黄（一两） 甘草（三分，炙微赤，锉）

右件药，捣筛为散。每服四钱，以水一中盏，入生姜半分，煎至六分，去滓，不计时候温服。

治骨蒸肺萎，心中烦热，宜服甘草散方。

甘草（一两，炙微黄，锉） 黄芩（一两） 麦门冬（二两，去炒[11]焙）

右件药，捣粗罗为散。每服三钱，以水一中盏，煎至六分，去滓，不计时候温服。

治骨蒸痃癖气诸方

治骨蒸痃癖者，本因蓄积而生，不离阴阳之气，结聚而成也。此由饮水停聚不散，因饮食相搏，致便积于胁下，连脐左右，大如臂，次如指一条，急痛如弦之状，故名痃癖气也。

治骨蒸腹中痃癖，胁下妨痛，渐至瘦劣，宜服槟榔散方。

槟榔（三分） 赤芍药（三分） 木香（三分） 赤茯苓（一两） 桔梗（一两，去芦头） 诃黎勒（三分，煨用皮） 桃仁（三分，汤浸去皮尖双仁，麸炒微黄） 鳖甲（一两，涂醋炙令黄，去裙襕） 京三棱（一两，煨锉）

右件药，捣粗罗为散。每服三钱，以水一中盏，入生姜半分，煎至六分，去滓，每于食前温服。

治骨蒸痃癖，胁下妨痛，渐加羸劣，不欲饮食，宜服桔梗散方。

桔梗（三分，去芦头） 当归（三分） 苍术（三分，微炒） 诃黎勒（三分，煨用皮） 芎䓖（三分） 柴胡（一两，去苗） 鳖甲（一两，涂醋炙微黄，去裙襕） 川大黄（一两，锉碎微炒） 赤芍药（一两）

右件药，捣粗罗为散。每服四钱，以水一中盏，入生姜半分，煎至六分，去滓，每服，食前温服。忌苋菜。

治骨蒸痃癖，胁下妨闷，肢节疼痛，宜服大黄散方。

川大黄（一两，锉碎，微炒[12]） 木香（半两[13]） 柴胡（一两，去苗[14]） 赤芍药（三分） 诃黎勒（三分，用皮） 枳实（半两，麸炒微黄） 甘草（半两，炙微赤，锉） 桃仁（一两，汤浸去皮尖双仁，麸炒微黄） 鳖甲（一两，涂醋炙微黄，去裙襕）

右件药，捣粗罗为散。每服三钱，以水一中盏，入生姜半分，煎至六分，去滓，每于食前温服。

治骨蒸痃癖，体瘦食少，宜服柴胡散方。

柴胡（一两，去苗） 赤茯苓（三分） 甘草（半两，炙微赤，锉） 白术（三分） 枳壳（一两，麸炒） 川大黄（一两，锉碎微炒） 芎䓖（半两） 桂心（半两） 京三棱（一两，炮锉）

右件药，捣粗罗为散。每服三钱，以水一中盏，入生姜半分，煎至六分，去滓，每于食前温服。

治骨蒸，腹中痃癖，按之隐手，四肢疼痛，不能下食，羸瘦无力，宜服木香圆方。

木香（半两） 鳖甲（一两，涂醋炙令黄，去裙襕） 京三棱（一两，炮锉） 赤芍药（三分） 川大黄（一两，锉碎微炒） 陈橘皮（半两，汤浸，去白瓤，焙） 苍术（半两，微炒） 桔梗（三分，去芦头） 槟榔（一两） 郁李仁（一两，汤浸去皮尖，微炒） 柴胡（一两，去苗）

右件药，捣罗为末，炼蜜和捣三二百杵，圆如梧桐子大。每于食前，煎橘皮汤下三十圆。

治骨蒸痃癖，气攻腹胁，四肢疼痛，少力羸瘦，宜服诃黎勒圆方。

诃黎勒（三分，煨用皮） 赤芍药（三分） 桔梗（三分，去芦头） 川大黄（一两，锉碎微炒） 人参（三分，去芦头） 鳖甲（一两，涂醋炙令黄，去裙襕） 枳壳（一两，麸炒微黄，去瓤） 防葵（三分，去芦头） 芎䓖（三分）

右件药，捣罗为末，炼蜜和捣三二百杵，圆如梧桐子大。每于食前，以粥饮下二十圆。

治骨蒸痃癖，气攻腹胁，疼痛，四肢羸瘦，少力，不欲饮食，宜服鳖甲圆方。

鳖甲（一两，涂醋炙微黄，去裙襕） 人参（三分，去芦头） 赤芍药（一两） 诃黎勒（三分，煨用皮） 枳壳（一两，麸炒微黄，去瓤） 白术（半两） 川大黄（一两，锉碎微炒） 柴胡（一两，去苗）

右件药，捣罗为末，炼蜜和捣三二百杵，圆如梧桐子大。每于食前，以粥饮下三十圆。

治骨蒸痃癖，按之隐手，不能下食，羸瘦，日渐无力，宜服防葵圆方。

防葵（一两） 鳖甲（二两，涂醋炙令黄，去裙襕） 甘草（半两，炙微赤，锉） 川大黄（一两半，锉碎微炒） 京三棱（一两，炮锉） 桃仁（一两，汤浸去皮尖双仁，麸炒微黄）

右件药，捣罗为末，炼蜜和捣三二百杵，圆如梧桐子大。每于食前，煎橘皮汤下三十圆。

治骨蒸烦热诸方

夫骨蒸而烦热者，是阴气不足，阳气有余，故内外生于热，非邪从外来乘也。

治骨蒸虚烦，翕翕发热，骨节酸疼，宜服麦门冬散方。

麦门冬（一两半，去心焙） 枳壳（三分，麸炒微黄，去瓤） 川升麻（三分） 赤芍药（三分） 黄芩（三分） 知母（三分） 赤茯苓（三分） 柴胡（一两，去苗） 甘草（一两，炙微赤，锉） 栀子仁（三分） 桑根白皮（一两，锉） 地骨皮（三分）

右件药，捣粗罗为散。每服四钱，以水一中盏，入生姜半分，煎至六分，去滓，每于食后温服。

治骨蒸，心肺烦热，喘息促，唾不去唇，渐加羸瘦，宜服天门冬散方。

天门冬（一两半，去心焙） 前胡（三分，去芦头） 赤茯苓（一两） 甘草（三分，炙微赤，锉） 川升麻（三分） 百合（半两） 黄芩（三分） 白前（半两） 柴胡（一两，去苗） 杏仁（三分，汤浸去皮尖双仁，麸炒微黄） 桑根白皮（一两，锉） 桔梗（一两，去芦头）

右件药，捣粗罗为散。每服四钱，以水一中盏，入生姜半分，煎至六分，去滓，每于食后温服。

治骨蒸，手足烦热，多渴，不能饮食，宜服芦根散方。

芦根（二两，锉） 赤茯苓（一两） 知母（一两） 麦门冬（一两半，去心焙） 黄芩（三分） 地骨皮（一两） 甘草（三分，炙微赤，锉） 人参（一两，去芦头） 栝楼根（一两）

右件药，捣粗罗为散。每服四钱，以水一中盏，入生姜半分，煎至六分，去滓，每于食后温服。

治骨蒸烦热，四肢疼痛，背膊壅闷，宜服赤茯苓散方。

赤茯苓（一两） 柴胡（一两半，去苗） 地骨皮（三分） 鳖甲（一两半，涂醋炙微黄，去裙襕） 桑根白皮（一两，锉） 枳壳（一两，麸炒微黄，去瓤） 川大黄（一两，锉碎微炒） 芎䓖（半两） 川朴硝（一两）

右件药，捣粗罗为散。每服三钱，以水一中盏，入生姜半分，煎至六分，去滓，不计时候温服。

治骨蒸，五心烦热，眼目昏涩，肢节酸疼，不能饮食，宜服升麻散方。

川升麻（一两） 黄连（一两，去须） 枳壳（一两，麸炒微黄，去瓤） 栀子仁（三分） 生干地黄（一两半） 赤芍药（一两） 地骨皮（三分） 麦门冬（一两半，去心焙） 甘草（半两，炙微赤，锉）

右件药，捣粗罗为散。每服三钱，以水一中盏，入生姜半分，煎至六分，去滓，每于食后温服。

治骨蒸烦热，日月久远，渐加羸瘦，宜服獭肝圆方。

獭肝（一具，炙令黄） 柴胡（一两半，去苗） 玄参（一两） 知母（一两） 大麻仁（二两） 子芩（一两） 地骨皮（一两） 川升麻（一两） 木通（一两，锉） 柏树香脂（一两半） 天灵盖（一两，涂酥炙令焦黄） 川大黄（一两，锉碎微炒）

右件药，捣罗为末，炼蜜和捣三五百杵，圆如梧桐子大。每服，以童子小便浸豉一合，经一宿，滤去滓，下三十圆，日再服，若有下利，即减圆数服之。

治骨蒸劳气烦热，四肢无力，夜卧虚汗，唇口干焦，面无血色，日渐羸瘦，丈夫妇人并宜服三圣散方。

胡黄连（二两） 柴胡（二两，去苗） 鳖甲（二两，生用）

右件药，捣细罗为散。每服，用生姜酒调一钱，每日早晨，日午，临卧，各一服。

治骨蒸口舌干渴诸方

夫劳伤气血，阴阳不和，津液减少，上焦生热，故令口舌干燥而渴也。

治骨蒸，口舌干燥，欲得饮水，宜服麦门冬散方。

麦门冬（一两半，去心焙） 黄芪（三分，锉） 黄芩（一两） 栝楼根（三分） 甘草（一两，炙微赤，锉） 地骨皮（一两）

右件药，捣粗罗为散。每服四钱，以水一中盏，入生姜半分、粳米五十粒、竹叶二七片，煎至六分，去滓，不计时候温服。

治骨蒸，羸瘦少力，热燥，背膊酸疼，小便赤黄，口舌干燥烦渴，宜服地骨皮散方。

地骨皮（二两） 赤芍药（一两） 桑根白皮（一两） 茅根（一两，锉） 甘草（一两，炙微赤，锉） 柴胡（二两，去苗）

右件药，捣粗罗为散。每服四钱，以水一中盏，入生姜半分，煎至六分，去滓，不计时候温服。

治骨蒸烦热，口舌干燥，多渴，少思饮食，四肢羸瘦，日晚颊赤，宜服知母散方。

知母（一两） 柴胡（一两，去苗） 地骨皮（三分） 犀角屑（三分） 白鲜皮（三分） 龙齿（三分） 川芒硝（三分） 甘草（半两，炙微赤，锉） 黄芩（三分）

右件药，捣粗罗为散。每服三钱，以水一中盏，煎至六分，去滓，不计时候温服。

治骨蒸烦热，四肢酸疼，日晚颊赤，口舌干燥，宜服升麻圆方。

川升麻（三分）　黄连（三分，去须）　赤芍药（三分）　龙胆（三分，去芦头）　知母（三分）　柴胡（一两半，去苗）　犀角屑（三分）　葳蕤（三分）　子芩（三分）　前胡（一两，去芦头）　鳖甲（二两，涂醋炙微黄，去裙襕）　川芒硝（一两）

右件药，捣罗为末，炼蜜和捣三二百杵，圆如梧桐子大。每于食后，以温浆水下三十圆。

治骨蒸劳咳嗽诸方

夫骨蒸咳嗽者，是脏腑气衰，热伤于肺故也。久不已，令人胸背彻痛，或惊悸烦满，或喘息上气，或咳逆唾血，然肺主气，气之通行，荣于脏腑，今肺气壅滞，为热毒所乘，故令咳嗽也。

治骨蒸劳热，咳嗽，涕唾稠黏，吃食不得，渐加困乏，宜服紫菀散方。

紫菀（半两，去苗土）　柴胡（一两半，去苗）　鳖甲（一两半，涂醋炙微黄，去裙襕）　知母（一两）　桑根白皮（一两，锉）　甘草（半两，炙微赤，锉）　款冬花（三分）　生干地黄（一两）

右件药，捣粗罗为散。每服三钱，用水一中盏，入生姜半分，煎至六分，去滓，不计时候温服。忌苋菜。

治骨蒸劳，烦热，肩背疼痛，四肢乏力，咳嗽，宜服百部散方。

百部（三分）　赤茯苓（一两）　柴胡（一两，去苗）　百合（三分）　麦门冬（一两半，去心焙）　木通（三分，锉）　赤芍药（三分）　郁李仁（三分，汤浸去皮尖，微炒）　甘草（半两，炙微赤，锉）　枳壳（三分，麸炒微黄，去瓤）

右件药，捣粗罗为散。每服三钱，以水一中盏，入生姜半分，煎至六分，去滓，不计时候温服。

治骨蒸劳热，痰唾咳嗽，四肢少力，疼痛，宜服此方。

紫菀（三分，去苗土）　人参（三分，去芦头）　枳壳（三分，麸炒微黄，去瓤）　柴胡（一两，去苗）　陈橘皮（半两，汤浸，去白瓤，焙）　甘草（半两，炙微赤，锉）　紫苏茎叶（三分）　大腹皮（三分，锉）　赤茯苓（三分）　杏仁（半两，汤浸去皮尖双仁，麸炒微黄）　桑根白皮（三分）　半夏（半两，汤洗七遍，去滑）

右件药，捣粗罗为散。每服三钱，以水一中盏，入生姜半分，煎至六分，去滓，不计时候温服。

治骨蒸劳热，咳嗽损肺，宜服百合散方。

百合（三分）　柴胡（一两，去苗）　桑根白皮（三分，锉）　杏仁（一两，汤浸去皮尖双仁，麸炒微黄）　陈橘皮（三分，汤浸去白瓤，焙）　麻黄（三分，去根节）　赤茯苓（三分）　甘草（半两，炙微赤，锉）　紫苏茎叶（一两）

右件药，捣粗罗为散。每服三钱，以水一中盏，入生姜半分，煎至六分，去滓，不计时候温服。

治骨蒸劳，烦热，胸背疼痛，咳嗽气促，小便赤黄，不思饮食，宜服鳖甲散方。

鳖甲（一两，涂醋炙令黄，去裙襕）　杏仁（三分，汤浸去皮尖双仁，麸炒微黄）　柴胡（一两，去苗）　麦门冬（一两半，去心焙）　赤茯苓（一两）　川升麻（半两）　木通（三分）　前胡（三分，去芦头）　贝母（半两，煨令微黄）　大腹皮（三分，锉）　甘草（半两，炙微赤，锉）　子芩（三分）

右件药，捣粗罗为散。每服三钱，以水一中盏，入生姜半分，煎至六分，去滓，不计时候温服。

治骨蒸劳，咳嗽，胸背烦热，宜服前胡散方。

前胡（三分，去芦头）　桑根白皮（三分，锉）　地骨皮（三分）　桔梗（半两，去芦头）　木通（三分，锉）　甘草（半两，炙微赤，锉）　杏仁（三分，汤浸去皮尖双仁，麸炒微黄）　麦门冬（一两半，去心焙）　赤茯苓（一两）

右件药，捣粗罗为散。每服三钱，以水一中盏，入生姜半分，煎至六分，去滓，不计时候温服。

治骨蒸劳热，咳嗽，涕唾稠黏，宜服木乳散方。

木乳（二[15]两，涂酥炙令黄）　麻黄（三分，去根节）　栀子仁（三分）　甘草（半两，炙微赤，锉）　贝母（三分，煨令微黄）　百合（三

分）　杏仁（三分，汤浸去皮尖双仁，麸炒微黄）　桑根白皮（一两，锉）　款冬花（三分）　紫菀（三分，洗去苗土）

右件药，捣粗罗为散。每服三钱，以水一中盏，入生姜半分，煎至六分，去滓，不计时候温服。

治骨蒸劳，喘急咳嗽，宜服桑白皮散方。

桑根白皮（三分，锉）　赤茯苓（三分）　麻黄（三分，去根节）　杏仁（三分，汤浸去皮尖双仁，麸炒微黄）　紫菀（三分，去黄[16]土）　泽泻（三分）　柴胡（一两，去苗）　大腹皮（三分，锉）

右件药，捣粗罗为散。每服三钱，以水一中盏，入生姜半分，煎至六分，去滓，不计时候温服。

治骨蒸劳，咳嗽，宜常含，润心养肺，天门冬圆方。

天门冬（二两半，去心焙）　贝母（一两，煨微黄）　白茯苓（一两）　杏仁（一两，汤浸去皮尖双仁，麸炒微黄）　甘草（三分，炙微赤，锉）

右件药，捣罗为末，炼蜜和捣三二百杵，圆如弹子大。绵裹一圆，含咽津。

治骨蒸劳，咳嗽壮热，宜服槟榔散方。

槟榔（一枚，末）　豉心（五十粒）　葱白（七寸）　桃仁（二七枚，汤浸去皮尖双仁，麸炒微黄，研）　青蒿汁（二合）

右件药，用童子小便一大盏相和，煎至八分，去滓，不计时候，分温二服。

治骨蒸劳，咳嗽脓血不止，宜服皂荚煎方。

皂荚（一梃，不蚛[17]者，以酥炙，去皮子绵裹）　黑饧（三两）　地黄汁（五合）　生姜汁（一合）　煮枣（二七枚，去皮核研成膏）　蜜（五合）　酥（三合）

右件药，用银器中，以慢火熬成膏，去皂荚，瓷器中收，每服不计时候，以粥饮调下一茶匙。

治骨蒸劳，咳嗽上气，痰喘，寒热，四肢瘦弱，宜服獭肝圆方。

獭肝（三分，炙令黄）　真珠米（三分）　槟榔（三分）　旋覆花（半两）　茯神（三分）　贝母（三分，煨微黄）　柴胡（一两，去苗）　龙胆（三分，去芦头）　黄连（三分，去须）　赤芍药（三分）　川大黄

（三分，锉，微炒碎）

右件药，捣罗为末，炼蜜和捣三二百杵，圆如梧桐子大。每于食后，以温水下三十圆。

治骨蒸劳，咳嗽，涎唾稠黏，宜服蛤蚧圆方。

蛤蚧（一枚，涂酥炙微黄） 人参（半两，去芦头） 白前（一两半） 杏仁（一两，汤浸去皮尖双仁，麸炒微黄） 猪牙皂荚（半两，去黑皮，涂酥炙微焦，去子） 汉防己（一两半） 紫菀（一两，洗去苗土） 甘草（三分，炙微赤，锉） 羚羊角屑（三分） 槟榔（二两） 贝母（一两，煨微黄） 甜葶苈（二两，隔纸炒令黑色） 郁李仁（二两，汤浸去皮尖，微炒）

右件药，捣罗为末，炼蜜和圆，如梧桐子大。每服，不计时候，以桃仁汤下二十圆。

治传尸羸瘦诸方

夫男女传尸之候，心胸满闷，背膊烦疼，两目多涩，四肢无力，唯知欲卧，睡恒不着，脊膂急痛，膝胫酸疼，多卧少起，状如佯病，每至旦起，即精神尚好，欲似无病，从日午已后，即四体微热，面好颜色，喜见人过，常怀忿怒，行立脚弱，夜卧盗汗，梦与鬼交，或见先亡，或多惊悸，有时气急，有时咳嗽，虽思饮食，不能多餐，死在须臾而精神尚好，或两胁虚胀，或时微痢，鼻口干燥，恒多黏唾，有时唇赤，有时欲睡，渐加羸弱，犹如水涸，不觉其死矣。

又论曰：传尸者，无问老少男女，皆有斯疾，大都此病相克而生，先内传毒气，周遍五脏，渐加羸瘦，以至于死，死讫复易，家亲一人，故曰傳尸，亦名转注，以其初得，半卧半起，号为殗殜[18]，气急嗽者，名曰肺痿，骨髓中热，称为骨蒸，内传五脏，名之复连，不解疗者，乃至绝后，假如男子固虚损得之，名为劳极，其源先从肾起，肾初受之，两胫酸疼，腰脊拘急，行立脚弱，食饮减少，两耳飕飕欲似风声，夜卧梦泄，阴汗萎弱，肾既受已，次传于心，心初受气，夜卧心惊，或多忪悸，心悬少气，翕翕欲尽，梦见先亡，有时盗汗，食无滋味，口内生疮，唯欲眠卧，朝轻夕重，两颊口唇如敷胭脂，五心皆热，心既受已，次传于肺，肺既受时，气满咳嗽，体力微弱，有时喘急，卧即更甚，鼻口干燥，不闻香臭，假令得闻，唯觉朽腐物气，有时恶心，愦愦欲吐，肌肤枯燥，或时刺痛，似虫行，干皮细起，状若麸片，肺既受已，次传于肝，肝初受气，两目漠漠，面无颜色，常欲颦眉，视不及远，目恒干涩，又时赤痛，或复睛黄，朝夕懵懂，常欲合眼，及至放卧，睡还不著，肝既受已，次传于脾，脾初受气，两肋虚胀，食不消化，又时溏利，或食旋出，有时肚痛，腹胀雷鸣，唇舌焦干，或生疮肿，毛发干竖，无有光泽，或复上气，抬肩喘息，利赤黑汁，至此候者，将死之症也。

治传尸劳，不以冷热羸瘦者，宜服鬼哭饮子方。

槟榔（二个，一生一熟）　鳖甲（半两，涂醋炙令焦黄，去裙襕）　甘草（一截，如病人中指长）　桃仁（七粒，去皮尖）　杏仁（七粒，去皮尖）　青蒿（一握，长三寸）　阿魏（少许）　东南桃柳枝（各七茎，长三寸，和心用）

右件药，都以童子小便一大盏半，煎取一盏，去滓，食前分温二服，以吐利出恶物为度。忌苋菜。

治传尸劳瘦，不问年月深浅，宜服天灵盖散方。

天灵盖（一枚，涂酥炙令赤）　阿魏（半两）　木香（一分）　安息香（一分）　猪牙皂荚（一握，涂醋炙令黄，去皮子）　甘草（半两，炙微赤，锉）

右件药，捣粗罗为散。每服五钱，以童子小便一大盏半，煎至一大盏，去滓，分温二服，平旦一服，如人行八九里，更一服，唯吃葱粥，或吐出白虫如发，或吐出赤虫，若吐赤虫，梦见鬼哭，即是差也，极重若[19]三服差，三日一度合服。终身不得吃牛马肉。

治传尸羸瘦，肢体烦疼，不思饮食，宜服虎骨散方。

虎头骨（一两，涂酥炙令黄）　鳖甲（一两，涂醋炙微黄，去裙襕）　川升麻（一两）　柴胡（一分，去苗）　桃仁（一两，汤浸去皮尖双仁，麸炒微黄）　川大黄（一两，锉碎微炒）　甘草（一两，炙微赤，锉）

右件药，捣粗罗为散。每服三钱，以水一中盏，煎至六分，去滓，不忌时候温服。忌苋菜。

治传尸，夜梦鬼交遗精，心腹冷癖，小腹与阴中相引痛，饮食不下，日渐各[20]瘦，宜服杏仁圆方。

杏仁（五升肥好者，以童子小便，于瓦瓶中浸二七日，和瓶于日中晒，每日换小便，日满以新汲水淘洗去皮尖，便以微火焙干，别以小便一斗，于银锅内缓火煎，候杏仁随手破，即于久经用砂盆内，柳木槌研令如膏，更以细布捩过，入真酥一两，薄荷汁二大合，和令匀，即入后药） 青蒿子（二两） 柴胡（去苗） 鳖甲（涂醋炙令黄，去裙襕） 乌梅肉（微炒） 地骨皮 赤茯苓 （以上各一两半） 知母 虎头骨（涂酥炙令赤） 生干地黄 肉苁蓉（酒浸一宿，刮去皴皮，炙令干） 人参（去芦头，以上各一两） 枳壳（麸炒微黄，去瓤） 当归 （以上各三分） 白术 木香 牡蛎 （以上各半两） 白槟榔（二两） 朱砂（一分，细研） 豉心（一合）

右件药，捣罗为末，以杏仁煎和，捣五七百杵，圆如梧桐子大。每日空腹，以温水下十五圆，渐加至三十圆，服后各似热即减，热定还添，以意斟酌，服经一月，诸候皆退，能食，夜卧安畅，面有血色，即是药力已行，当勤服勿怠。忌入苋、冷水、白粥、生血、雀肉、桃、李。

治传尸尸疰，心乱如醉，狂言惊悸，梦与鬼交，精神错乱，病势逐节改变，宜服阿魏圆方。

阿魏（半两，酒浸研） 安息香（一两，酒浸研） 甘草（半两，炙微赤，锉） 木香（半两） 豉心（一合，炒黄） 槟榔（半两） 天灵盖（三分，涂酥炙令微黄） 人中白（一分） 麝香（一分，细研） 猪牙皂荚（十中梃，去黑皮，涂醋炙令黄）

右件药，捣罗为末，炼蜜和捣三二百杵，圆如梧桐子大。每于食前，用童子小便一中盏，浸乌梅三个、葱白七寸，煎至六分，去滓，放温下二十圆。

治传尸羸瘦，经久不损，宜服龙胆圆方。

龙胆（一两，去芦头） 枳壳（一两，麸炒微黄，去瓤） 地骨皮（三分） 甘草（半两，炙微赤，锉） 麦门冬（一两半，去心焙） 赤芍药（一两） 栀子仁（三分） 桃仁（三分，汤浸去皮尖双仁，麸炒微黄）

右件药，捣罗为末，炼蜜和捣三二百杵，圆如梧桐子大。每服不计时候，以粥饮下二十圆。

治传尸，鬼气骨蒸，日渐瘦弱，宜服獭肝圆方。

獭肝（三分，微炙） 鬼臼（三分） 沙参（三分，去芦头） 人参（三分，去芦头） 丹参（三分） 苦参（三分） 天灵盖（一两，涂酥炙令微黄） 麝香（半两，细研）

右件药，捣罗为末，炼蜜和捣三二百杵，圆如梧桐子大。每服不计时候，以粥饮下二十圆。

治传尸劳羸瘦，心神烦热，四肢疼痛，宜服铁粉圆方。

铁粉（二两） 獭肝（二具，微炙） 安息香（二两，入胡桃仁捣熟） 鬼督邮（一两半） 苦参（二两） 木香（一两） 柴胡（一两半，去苗） 桃仁（一两半，汤浸去皮尖双仁，麸微炒赤[21]） 麝香（半两，细研）

右件药，捣罗为末，炼蜜和捣一二百杵，圆如梧桐子大。每服不计时候，煎生姜青橘皮汤下二十圆。

治传尸劳瘦，立效天灵盖圆方。

天灵盖（三两，涂酥炙令微赤） 麝香（半两，细研）

右件药，捣罗为末，同研令匀，炼蜜和捣一二百杵，圆如梧桐子大。每于食前，以粥饮下二十圆。若胸上有青脉出者，以针刺出血，色未变黑者易差。

治传尸复连殗殜诸方

夫传尸复连殗殜者，皆起于骨蒸遁尸故也。此病多因临尸哭泣，尸气入腹，连绵不已，或三年至五年，有能食不作肌肤，或二[22]日五日，若微劳即发，常头额头间骨节痛，壮热而翕翕然，死复家中更染一人，如此相传，故名复连也。

治瘦病复连，传尸鬼气，疰忤恶气，宜服斑蝥散方。

斑蝥（半两，糯米拌炒令赤，去翅足） 射干（三分） 石胆（三分，细研） 桂心（一分） 牛黄（一分，细研） 犀角屑（半两） 甘草（一分，炙微赤，锉） 人参（半两，去芦头） 蜴蜥（一枚，微炙） 紫石英（一两，细研水飞过） 蜈蚣（一枚，微炙） 麝香（一钱，细研）

右件药，捣细罗为散。更都研令匀，每于食前，以新汲水调下一钱。

治传尸复连，鬼气发即四肢无力，日渐黄瘦，乍恶乍好，不能食，宜服桃仁散方。

桃仁（一两，汤浸去皮尖双仁，麸炒微黄） 赤茯苓（一两） 鬼箭羽（三分） 赤芍药（三分） 人参（三分，去芦头） 陈橘皮（三分，汤浸去白瓤，焙） 槟榔（四枚） 麝香（二钱，细研）

右件药，捣粗罗为散。每服三钱，以水一中盏，入生姜半分，煎至六分，去滓，每于食前温服。

治传尸复连及一切劳，不问冷热大小，宜服大黑虎丹方。

蛤蚧（三对，微炙） 虾蟆（一枚，涂酥炙令赤） 丹砂（五铢[23]，细研） 金箔（五片，研） 银箔（五片，研） 白鲜皮（三铢） 苦参（三铢） 蛇蜕皮（一分，微炙） 白狗粪（一分，微炒） 皮巾子（三年者六铢，炙令黄） 金刚子（三铢） 乌驴蹄（三铢，炙赤） 硫黄（一铢，细研） 雄黄（一分，细研） 天灵盖（一分，涂酥炙令微赤） 麝香（一分，细研） 沉香（一分） 甲香（三铢，微炙） 乳香（二铢） 夜明砂（六铢，雄者两头尖） 人中白（一分）

右件药，捣罗为末，更都研令匀，同猪胆汁并软饭，和捣五七百杵，圆如绿豆大。每服药，先以新汲水一盏子，入少许麝香、砂糖，以药十圆，浸于露下，来旦，先用煎茅香汤浴后，吃淡面一小盏子，便吃药，服了以衣被厚盖卧，直候汗出，若是传尸虫白，复连虫赤，皆背上出，骨蒸则汗出并差。

治传尸殗殜，肺痿疰忤鬼气卒心痛，霍乱吐利，时气鬼魅，瘴疟，瘀血月闭，痃癖疔肿，惊痫等，并宜服乞力伽圆方。

白术（半两） 光明朱砂（三分，细研） 麝香（一分，细研） 诃黎勒（半两，煨用皮） 香附子（半两） 沉香（半两） 木香（半两） 丁香（半两） 安息香（半两） 白檀香（半两） 荜茇（半两） 生犀角屑（三分） 薰陆香（半两，细研） 苏合香（半两） 龙脑（一分，细研）

右件药，捣罗为末，入研了药令匀，炼蜜和捣三二百杵，圆如梧桐子大。每于食前，以清粥饮下十圆。

治传尸，骨蒸劳，鬼气复连，宜服杀鬼麝香圆方。

麝香（一分，细研） 雄黄（半两，细研） 光明砂（三分，细研） 鬼箭羽（二分） 犀角屑（一两） 木香（半两） 白术（半两） 天灵盖（一分，涂酥炙令微黄） 虎头骨（一两半，涂酥炙令黄） 桃仁（三分，汤浸去皮尖双仁，麸炒微黄）

右件药，捣罗为末，入研了药令匀，炼蜜和捣三二百杵，圆如梧桐子大。每于食前，以温清粥饮下二十圆。

治传尸，恶气复连，瘦病，宜服牛黄圆方。

牛黄（半两，细研） 麝香（一分，细研） 人参（半两，去芦头） 沉香（三分） 丁香（半两） 木香（三分） 胡黄连（一两） 柴胡（三分，去芦头） 犀角屑（三分） 枳壳（三分，麸炒微黄，去瓤） 桃仁（一两，汤浸去皮尖双仁，微炒） 鳖甲（一两，涂醋炙令黄，去裙襕）

右件药，捣罗为末，入研了药令匀，炼蜜和捣三二百杵，圆如梧桐子大。每于食前，以粥饮下二十圆。忌苋菜。

治传尸，骨蒸，复连殗殜气，咳嗽，宜服桃仁圆方。

桃仁（一两半，汤浸去皮尖双仁，微炒） 猪牙皂荚（半两，涂酥炙令微黑） 紫菀（三分，去苗土） 鳖甲（一两，涂醋炙微黄，去裙襕） 芫花根（一两） 甜葶苈（一两，炒令紫色） 白矾（三分，烧令汁尽） 蛤蚧（一对，涂酥炙令微黄） 麝香（一分，细研）

右件药，捣罗为末，炼蜜和捣一二百杵，圆如梧桐子大。每服，不计时候，以清粥饮下二十圆。

治传尸，瘦病，复连诸鬼气，鬼疰忤，丹砂圆方。

光明朱砂（一两，细研） 桃仁（三十枚，汤浸去皮尖双仁，麸炒微黄，研） 麝香（半两，细研）

右件药，相和重研令匀，炼蜜和圆，如绿豆大。每服，于食前以清粥饮下十圆。忌羊血。

治传尸复连方。

人胆（一枚，干者） 甘草（一分）

右以好酒半升，于铜器中，煎甘草三两沸，然后于瓷碗中，以前汁磨人胆尽，候晴明侵早，更将暖水洗面，停息少时，空心都为一服。

治骨蒸下虫诸方

治骨蒸，有虫相传不绝，宜服此方。

蓬莪茂（三分） 鳖甲（一两，涂醋炙微黄，去裙襕） 柴胡（一两半，去苗） 紫菀（三分，去苗土） 桂心（一两） 当归（一两） 蜈蚣（一枚，赤足者，炙黄去头足） 蝪蜥（一枚，炙黄去头足） 斑蝥（二十粒，糯米炒令黄，去翅足） 桃仁（四十九枚，汤浸去皮尖双仁，麸炒微黄） 川大黄（一两，锉碎微炒） 槟榔（一两）

右件药，捣细罗为散。每服，空腹以清粥饮调下一钱，服后稳卧将息，小便中，亦有病根下，或虫物出，如未应，隔日再服。忌苋菜。

治传尸骨蒸，出虫下积恶物，雄黄圆方。

雄黄（半两，细研） 雌黄（半两，细研） 代赭（半两，细研） 朱砂（一两，细研水飞过） 虾蟆（一枚，涂酥炙令黄） 麝香（半两，细研） 天灵盖（半两，涂酥炙令微黄，为末） 巴豆（二十枚，去皮心研，纸裹压去油） 青黛（半两，细研）

右件药，都重研令细，用软饭和捣三二百杵，圆如梧桐子大。每服，空心以温水下二十圆，以利下恶物及虫为效。

治骨蒸，传尸鬼气，皂荚圆方。

右取皂荚并树白皮及棘刺，各五七片，各烧为灰，水淋取汁，将汁更于灰上再淋，如此三五遍，即煎成霜取二两，入麝香三分，同细研，用软饭和圆，如小豆大。每服，空心以温酒下七圆，泻下劳虫即愈，如未利，即加圆服之，以利为度。

治传尸骨蒸沐浴诸方

治传尸骨蒸沐浴，绝病根源方。

烂棘刺（三升）　蒴藋茎叶（五升，锉）　桃柳枝叶（五升，锉）

右以水八斗，煎至六斗，去滓，入盆，于暖室内浴，如汗出，宜避风厚盖衣卧。

又方。

桃枝　柳枝　槐枝　蒴藋　皂荚枝

右件药，各细锉，共一斗，以水一硕，煮取六斗，去滓，依前法浴之。

【校注】

① 取：抄本作“煎至”。

② 肝：抄本作“火”，人卫本作“汗”。

③ 玉：抄本作“为”。据文义皆疑衍。

④ 事：抄本作“故”，义胜。

⑤ 撮：抄本作“握”。

⑥ 研：抄本作“碎”。

⑦ 斤：抄本作“合”。

⑧ 二：抄本作“三”。

⑨ 一两半：抄本作“一两”。

⑩ 菜：抄本作“叶”，义胜。

⑪ 炒：抄本作“心”，义胜。

⑫ 一两，锉碎，微炒：据抄本补，底本脱文。

⑬ 半两：据抄本补，底本脱文。

⑭ 一两，去苗：据抄本补，底本脱文。

⑮ 二：抄本作“一”。

⑯ 黄：抄本作“苗”。

⑰ 蚛：被虫咬过的。

⑱ 殗殜（yèdié 夜碟）：叠韵联绵字。小病。

⑲ 若：抄本作“者”，义长可从。

⑳ 各：抄本作“消”，义长可从。

㉑ 微炒赤：抄本作“炒微黄”，义胜。

㉒ 二：抄本作“三”。

㉓ 铢：古代重量单位，二十四铢等于旧制一两。

卷第三十二

眼 论

夫六识之中，双眸为上，所以称为日月，喻若骊珠，托二耀而辨玄黄，藏四气而通瞻视，故得身安名达，规矩全躯，莫不贵乎斯也。上士明哲，自调五脏，而能养神，神安则脏和，脏和则眼目清洁，时偶失治，疗之有凭，纵有微疴，必易驱遣；中士之类，由明动静，自晓节宣，设使乖违，亦易除愈；下俚之辈，损益既昧，寒暄失宜，凡有疾缠，不能早疗，遂有所伤也。秖如眼者，惟轻膜裹水，水性清澄，不耐纤埃，易致其损，皎洁莹净，无不鉴明，贵若宝珠，故号为眼珠也。凡举动瞻视，要假三光，外昧则内视不明，内明则外视而明，故眼为五脏之候也，瞳仁黑水，肾之主也，血轮如环，心之主也，白睛应肺，总管于肝，眼带虽系于肝，明孔遍通五脏，脏气若乱，目患即生，诸脏既安，何辄有损，是以花衰枝病，根朽叶凋，若内有所伤，则外生疾矣。又曰：目者精气之余，心之主，肝之官也，五脏之精气，皆上注于目，骨之精为瞳人，筋之精为黑睛，血之精为络脉，气之精为白睛，肉之精为钩束，是以筋骨气血之精，共成其目也。夫意思虑皆会于心，心藏神，肝藏魄，肾藏志，肝为中将，取决于胆，会气于心，而主于目，目者五脏之精气也，五脏有病，皆形于目，目色赤病在心，目色白病在肺，目色青病在肝，目色黄病在脾，目色黑病在肾，不可名者，病在胸中。阳气失则目瞑，阴气绝则目盲。肝气通于目，肝气通和，则辨五色，肝有病则目夺精而眩，肝中寒则目昏而瞳子痛，邪伤肝则目青黑，瞻视不明，肝实热则目痛如刺，肝虚寒则目䀮䀮，谛视生花，肝劳寒则目涩闭不开，肝气不足则目昏暗风泪，视物不明，肝热冲睛，目眦赤痛生息肉，及目睛黄，胆与肝合，胆虚为阴邪所伤，目中生花，肝热则目中多赤痛泪出，肝不利则目昏，肝热中风则目欲脱而泪出。又曰：目热则内外眦烂，肝久热实则目赤而生淫肤息肉，故目者五脏之精气所成也。又曰：眼有五轮：风轮、血轮、气轮、水轮、肉轮，五轮应与五脏，随气之主也，肝者在脏为肝，其色青，其味酸，属东方甲乙木也，王于春，肝气通于目，左目属甲为阳，右目属乙为阴，肝生风，眼有风轮也，虽有其名，形状虽晓，与水轮相辅也。心者在脏为心，其色赤，其味苦，属南方丙丁火也，王于夏，心生血，眼有血轮也，血轮与肉轮相连，赤黑色是也，此轮忌针。脾者在脏为脾，其色黄，其味甘，属中央戊己土也，王于四季十八日，脾生肉，眼有肉轮也，肉轮在外，郁郁黄白色，今俗为白眼也。肺者在脏为肺，其色白，其味辛，属西方庚辛金也，王于秋，肺生气，眼有气轮也，气轮在肉轮之下，隐而不见也。肾者在脏为肾，其色黑，其味咸，属北方壬癸水也，王于冬，眼有水轮也，水轮在四轮之内，为四轮之母，能射光明，能视万物，今呼为瞳人也。肝脏病者应于风轮，风轮病即望风泪出，睹物烟生，夜退昼增，磣痛畏日，或如青衣拂拂，时似飞蝇联联，此是肝脏之疾，宜治肝也。心脏有病者应于血，血轮病即飞花競起，散乱纵横，胬肉渐渐沾睛，两眦泪淹赤烂，此是心脏之疾，宜治心也。脾脏病者应于肉轮，肉轮病即睑内肿疼，眦头涩痛，眼见飞丝缭乱，又如毛发纵横，夜半甚于昏黄，日没增于早起，此是脾脏之疾，宜治脾也。肺脏病者应于气轮，气轮病即忽如云飞遮日，逡巡却渐分明，或如雪影中花，或似飞蝇相趁，此是肺脏之病，宜治肺也。肾脏病者应于水轮，水轮病即黑花蔟蔟，雾气昏昏，视一物而见两般，睹太阳如同水底，此是肾脏之疾，宜治肾也。夫眼目者，法天地日月也，天地清净，日月光明，天地晦暝，日月昏暗。经云：眼应于肝，王春三月，作魂神宫，眼为户牖，所通万事，无不视之，好恶是非，自然分别，自少及长，疾状多般，皆是摄养有乖，致使眼目生患。凡人多餐热食，或嗜五辛，喜怒不时，淫欲不节，凌寒冒暑，坐湿当风，恣意叫呼，任情号泣，长夜不寐，永日不眠，极目视山，登高望远，或久处烟火，或博奕经时，抄写多年，雕镂绣画，灯下看字，月中读书，用其眼力，皆失光明也，更有驰骋畋猎，冒涉雪霜，向日迎风，昼夜不息，皆是丧目之因也。恣一时之快意，为百疾之深源，所以疾生眼目也，诸有养性之士，必须慎焉，若能终身保惜，可使白首无患。

眼钩割针镰法

夫眼，若两眦头有赤脉及息肉者，宜钩起，以铍针割取令尽，如未全尽，重取之，以尽为度，或以缝衣细针，以线穿取，口衔线头牵起，别以铍针折起，令离乌珠，向日中割之，割了以火针熨令断其势，即不再生，不尔，三二年间准前发动重生者，黏睛不落，剥之极难，须审细疗之。绝厚者入水轮，即以曲头篦子折起，勿使掣损瞳人，切须稳审，不得粗心，瞳人甚薄，不宜伤损。凡钩割及用针不得在旦，旦则腹空，五脏皆虚，即晕闷便倒，亦须著人扶头，若有此候，皆是虚弱之人，切宜缓缓调理，大凡钩割，不得一时急速取之，唯在斟量，渐次镰洗，免有晕闷之虑也。若有赤脉窗肉，宜针镰者，并可依此法矣。

治眼赤诸方

夫眼目者，一身之精明，五脏之日月，若肝气通和，则诸疾不生也。若脏腑壅滞，不能宣通，风邪积热，在于肝胆，上冲于目，故令眼赤痛也。

治肝脏久积风热，两眼赤痛，上焦壅滞，头重心烦，四肢不利，宜服羚羊角散方。

羚羊角屑（三分） 茯神（三分） 车前子（三分） 甘菊花（三分） 决明子（三分） 防风（三分，去芦头） 羌活（三分） 赤芍药（三分） 蔓荆子（三分） 黄芩（三分） 川升麻（三分） 栀子仁（三分） 麦门冬（三分，去心） 柴胡（三分，去苗） 枳壳（一两，麸炒微黄，去瓤） 甘草（三分，炙微赤，锉）

右件药，捣罗为散。每服四钱，以水一中盏，煎至六分，去滓，每于食后温服。忌炙煿、热面、油腻。

治眼赤，风泪出，痒及胎赤障翳，睑急痛，栀子散方。

栀子仁（半两） 秦皮（三分） 蔓荆子（三分） 白芷（三分） 细辛（三分） 玄参（三分） 决明子（三分） 菥蓂子（三分） 防风（三分，去芦头） 车前子（三分） 赤茯苓（三分） 枳壳（三分，麸炒微黄，去瓤） 蕤仁（三分，汤浸，去赤皮） 甘菊花（三分） 黄芩（三分）

右件药，捣细罗为散。每于食后，煎竹叶汤调下一钱。忌炙煿、油腻、生果、热面。

治肝脏热极，目赤，涩痛泪不止，风湿痒，心膈壅滞，头目常疼，宜服石决明圆方。

石决明（一两，捣，细研水飞过） 黄连（三分，去须） 玄参（三分） 地骨皮（三分） 防风（三分，去芦头） 栀子仁（三分） 子芩（三分） 独活（三分） 茯神（三分） 甘菊花（三分） 车前子（三分） 青葙子（三分） 枳壳（三分，麸炒微黄，去瓤） 秦艽（三分，去苗） 五加皮（三分） 决明子（三分，微炒） 葳蕤（三分） 沙参（三分，去芦头） 蕤仁（三分，汤浸，去赤皮） 川大黄（三分，锉碎微炒） 茺蔚子（三分）

右件药，捣罗为末，炼蜜和捣三二百杵，圆如梧桐子大。不计时候，以薄荷汤下二十圆。

治眼赤涩痛方。

蜜（四两） 黄丹（二两） 黄连（一两，去须，别捣罗为末） 腻粉（半两） 蕤仁（半两，汤浸，去皮细研） 杏仁（半两，汤浸去皮尖双仁，细研） 龙脑（一分，细研） 铜绿（二两，水一茶碗，浸七日，用绢滤过，用水去滓） 麝香（一分，细研）

右件药，除龙脑、麝香外拌和令匀，入瓷瓶中，用油单密封，以重汤煮一日，入龙脑、麝香，以铜箸子搅令匀，后滴在水碗内如琥珀色，药成，并如常法点服。

治眼赤及风赤眼肿痛方。

黄连（一两，去须，别捣罗为末） 杏仁（二七枚，汤浸去皮尖双仁，细研） 胆子矾（半分，细研） 腻粉（一钱） 黄丹（半分，罗

过）

右件药，都研令匀，入少许粟米粥和稀稠得所，涂于瓷盒子中，别用艾一两，烧令烟出，合合子于上面熏之，候烟尽为度，圆如鸡头实大。每用一圆，以绵裹，用井华水少许，浸点眼中。

治热毒眼赤生翳，黄连煎水药方。

黄连（半两，去须）　蕤仁（半两，汤浸去赤皮，研）　杏仁（四十九枚，汤浸去皮尖双仁，研）　黄柏（半两，锉）　腻粉（二钱）　青盐（半两）　龙脑（一钱，细研）

右件药，除龙脑外，并捣细罗为散。入生绢袋盛，用雪水二大盏，浸药二七日，取出袋子，将药汁灌于竹筒子内，密封，坐在汤中，以慢火煮一复时，掘地坑子深三尺，埋一宿取出，入龙脑搅令匀，以瓷瓶子盛，要点即旋取点之。

治眼赤痛不开，黄连膏点眼方。

黄连（一两，去须）　黄柏（半两）　川升麻（半两）　蕤仁（一两，去赤足[①]，研）　细辛（一两）　石胆（一豆许，别研）

右件药，细锉，以水三大盏，煎至一盏半，绵滤去滓，入白蜜四两相和，煎令汁稠，入研了石胆拌令匀。每日点少许于两目眦头。

治眼赤痛，昼夜不开，点眼枸杞煎方。

枸杞叶（半斤，研取汁）　杏仁（七枚，去皮尖，研）　黄连（一分，去须，捣罗为末）　腻粉（一钱）　青盐（半两）

右件药，除枸杞汁外，以新绵裹内净瓷盒中，将枸杞汁，浸一复时，绞捩去滓，以铜箸头取少许，点目中，日三五度。

治肝热眼赤痛，点乳汁煎方。

人乳汁（半合）　古字钱（十枚）

右以乳汁，于铜器中，磨钱令变色，煎稀稠成煎即住，内瓷瓶中盛，每以铜箸头，取少许点目眦头，日三五度。

治眼赤痛，点竹叶煎方。

竹叶（二握，洗净切）　大枣（五枚，擘碎）　古字钱（七枚）　黄连（半两，去须，捣为末）

右件药，合和，内铜器中，以水一盏，煎至五分，绵滤去滓，又重煎取三分，内瓷瓶子中盛，每以铜箸头取少许点目眦头，日三五度。

治眼赤痛，点黄连煎方。

黄连（半两，去须） 马牙消（一分） 蜜（半匙）

右件药，取大梨两枚，剜作坑子，留带[2]作盖子，用绵裹诸药末，内梨中，以盖子覆之，冬月一伏，夏月从旦至暮即得，勿令有尘污，取其汁，每日三五度点之。

治眼赤痛，鱼胆贴眼膏方。

鲤鱼胆（七枚） 黄连（半两，去须，捣为末） 川大黄（半两，捣罗为末）

右件药，取鱼胆汁调药末，以瓷瓶盛，于饭下蒸之，以饭熟为度，取出，如干，即入少许熟水，调似膏，涂于帛上，贴在眼睑。

治眼赤痛，拓地龙粪饼子方。

地龙粪（半两，研） 栀子仁（半两，末） 牛蒡根（三两，生者）

右件药，捣令熟，硬软得所，捏作饼子，闭目卧，以拓眼上，时时易之。

治眼赤痛，洗眼竹叶汤方。

淡竹叶（净洗，三握） 黄连（一两，去须） 青钱（二十文） 大枣（十枚，擘破去核） 栀子仁（半两） 车前叶（切，五合）

右件药，都锉，以水三升，煎取一半，滤去滓，微热，淋洗眼，冷重暖不勒度数，以差为度。

治眼赤痛，槐皮洗眼汤方。

槐皮（二[3]两，锉） 秦皮（一两） 黄连（半两，去须） 淡竹叶（一握） 蕤仁（半两，汤浸去赤皮） 栀子仁（半两） 黄柏（半两，锉） 马牙消（半两） 青盐（一分）

右件药，捣粗罗为散。每用药一两，以水三大盏，入古字钱十四文，煎至两盏，去滓，每暖三合，洗眼日三度，宜避风。

治眼赤肿疼痛不可忍，洗眼方。

黄连（一两，去须） 秦皮（一两） 大枣（七枚）

右件药，锉，用水二大盏，煎至一盏，去滓，放温，日三度洗眼。

治眼赤痛点眼方。

鹅梨（一枚，大者，捣纸[4]取汁） 黄连（半两，捣为末） 腻粉（一字）

右以绵裹黄连、腻粉，内梨汁中，浸一日，每取少许点之。

又方。

黄连（半两，去须，捣罗为末）

右以生竹筒，一个留节，可长六七寸，以水二大合，将黄连末用新绵裹，内竹筒中，着青钱一枚，以蜡纸封筒口，于炊饭中蒸之，待下馈即出，以绵滤过，内瓶中，每以铜箸头，取少许点目眦头，日三四度。

又方。

右以硝石研令极细，每夜临卧，以铜箸取如黍米大。点目眦头，至明旦以盐浆水洗。

又方。

右取野狐浆草，捣取汁，点之立差。

治眼风赤诸方

夫肝气通于目，目者肝之窍，若血气壅滞，风热相并，伏留于心、肝二脏，心主于血脉，其肝含于血，相引上注于目，故令目赤痛也。

治眼风赤痛，生障翳，乍好乍恶，多有泪出，见日不得，涩肿疼痛，心神烦热，宜服玄参散方。

玄参（一两） 麦门冬（一两，去心） 防风（一两，去芦头） 地骨皮（一两） 远志（一两，去心） 川大黄（一两，锉碎微炒） 车前子（一两） 茺蔚子（一两） 决明子（一两） 蔓荆子（一两） 细辛（一两） 黄芩（一两） 黄连（一两，去须） 犀角屑（一两） 甘草（一两，炙微赤，锉）

右件药，捣筛为散。每服三钱，以水一中盏，煎至六分，去滓，每于食后温服。忌炙煿、热面。

治风赤眼涩痛，泪出，睛疼，心膈烦热，四肢不利，宜服犀角散方。

犀角屑（一两） 防风（三分，去芦头） 羚羊角屑（三分） 车前子（三分） 川升麻（三分） 蔓荆子（三分） 甘菊花（三分） 细辛（三分） 黄芩（三分） 玄参（三分） 甘草（三分，炙微赤，锉）

朱砂（半两，细研）　琥珀（半两，细研）　龙脑（一分，细研）

右件药，捣罗为散，都研令匀。每于食后，煎麦门冬汤，调下一钱。

治眼风赤，昏暗，泪出，青葙子圆方。

青葙子（一两）　决明子（一两）　黄连（一两，去须）　人参（一两，去芦头）　苦参（一两，锉）　防风（三两，去芦头）　地骨皮（一两）　白鲜皮（一两）　川升麻（一两）　玄参（一两）　车前子（一两）　川大黄（一两，锉碎，微炒）　枳壳（一两，麸炒微黄，去瓤）　栀子仁（一两）　秦艽（一两，去苗）　茯神（一两）　龙胆（三分，去芦头）　黄芩（一两）

右件药，捣罗为末，炼蜜和捣三二百杵，圆如梧桐子大。每于食后，以温浆水下二十圆。

治眼风赤，冷泪，翳膜，龙脑膏点之方。

龙脑（一分，细研）　麝香（一分，细研）　腻粉（一分）　郁李仁（一分，汤浸去皮）　蕤仁（一分，汤浸去皮）　黄连（一分，去须）　古字钱（二文）　硝石（一分）

右件药，捣细罗为散。都研令匀，以白蜜四两，同入在一瓷瓶中，密封头，于炊饭甑内蒸，饭熟为度，如患者以铜箸，不计时候点之。

治眼风赤痛烂，怕见风日，碜疼不可忍，胡黄连煎点眼方。

胡黄连（一分，末）　黑豆（一分，去皮）　黄柏（一分，末）　龙脑（一钱，细研）　麝香（一钱，细研）　熊胆（一分，细研）　牛黄（一分，细研）　鹅梨汁（一升）

右件药，先将前三味相和，于银器中，以水二大盏，煎至一半，滤去滓，入梨汁及研了药，以文火熬成煎，倾于瓷瓶内盛，密封，入地坑内埋四十九日，取出，每以铜箸头取少许点之。

治眼风赤痛，青梅煎点眼方。

青梅（二十枚，洗令净，拍碎，三月三日取上好者）　古文钱（四十九文）　白盐花（一两）　川朴硝（二两）　马牙消（半两）

右件药，都以浆水二大盏，内入新瓷瓶中盛，密密封头，埋净地一月后，取出可用，每点少许，日三五度。

治风赤眼垂柳枝煎，点眼方。

垂柳枝（长二寸，七茎）　桃枝[5]（长二寸，七茎）　枸杞枝（长二寸，七茎）　马牙消（一分，细研）　桑枝（长二寸，七茎）　竹叶（四十九片）　黄连（半两，去须）　决明子（半两）　龙脑（半钱，细研）

右件药，除消及龙脑外，以浆水二大盏，于铜器中，煎至一半，去滓，重以绵滤令净，入消及龙脑搅令匀，更煎令稠，每以铜箸头取如小豆许点目中，日三五度。

治风赤眼及痒痛，点眼铜绿膏方。

铜绿（半两）　龙脑（半钱）　麝香（半钱）　乌贼鱼骨（一分）　马牙消（一分）　蕤仁（一分，汤浸去皮）　水银（两豆大）

右件药，都研如粉，每用药一字，入人乳汁中，调和如膏，每以铜箸头，取少许点之，日三五度。

治风赤眼，点眼蕤仁膏方。

蕤仁（半两，汤浸去皮）　腻粉（二钱）　驴脂（一分）

右件药，先将蕤仁研细，又下腻粉，以驴脂匀调如膏，盛于瓷盒内，勿令风土入，每夜卧时，以铜箸取少许点目中。

治眼风赤，热泪，虚肿赤涩痛，茧卤点眼煎方。

茧卤（一升，青香者）　青梅（二十七枚）　古文钱（二十一文）

右件以新瓷瓶盛，密封，于汤中煮一炊久，取出，经三日后，每以铜箸头，取少许点目中，日三五度。

治眼风赤碜涩，生赤脉及膜热泪出不止，洗眼槐枝汤方。

槐枝（一大握）　柳枝（青嫩如小指大者，各一大握长三寸，切）　青钱（三十文）　青盐（半分）　生朴硝（一分）　醋淡得所浆水（三升）

右件药，于铜器中，以慢火煎，不得令火急，常微沸，如鱼眼，又别以槐柳枝如箸长十数茎，以线缠，用搅药，两头俱使看变色复摸[⑥]新者，待浆水色如绿苔，减半，即澄滤于瓷器中盛，候微温洗眼，不限时节用之，避风。

洗风赤眼肿痛方。

青盐（一分）　决明子（一两）　柴胡（一两，去苗）　秦皮（一两）　防风（一两，去芦头）　蛇衔草（一两）　生干地黄（二两）

右件药，细锉和匀，以水三大盏，煎取两盏，滤过，每暖三合，洗眼了避风，即差。

又方。

腻粉（半分）　铜绿（一分，细研）

右件药，以酥调如膏，每临卧时，先用盐汤洗眼，拭干，涂眼赤处。

治风赤眼方。

黄连（半两，去须捣为末）　豮猪胆（一枚，取汁）

右相和作团，都入在胆内，于屋檐下悬令干，净去尘土，捣罗为末，炼蜜和圆，如黄米大。每服，夜临卧时，以黄连汤下五圆。

又方。

地龙（十条，炙干）

右捣细罗为散。夜临卧时，以冷茶调下二钱，服之。

治眼胎赤诸方

夫胎赤者，是人初生，洗目不净，令秽水浸渍于眼眦，使睑赤烂，渐至长大。终不能差，故云胎赤也。

治眼胎赤，风毒上攻，肿痛，宜服升麻散方。

川升麻（一两）　黄芪（一两，锉）　犀角屑（一两）　蕤仁（半两）　玄参（一两）　防风（一两，去芦头）　甘草（半两，炙微赤，锉）　黄连（半两，去须）　杏仁（半两，汤浸去皮尖双仁，麸炒微黄）

右件药，捣粗罗为散。每服三钱，以水一中盏，煎至五分，去滓，入竹沥半合，更煎一两沸，每于食后温服。忌炙煿、热面、毒鱼肉。

治眼胎赤肿痛，上焦壅热，宜服麦门冬散方。

麦门冬（一两，去心）　犀角屑（一两）　旋覆花（一两）　川芒硝（一两）　防风（一两，去芦头）　甘草（半两，炙微赤，锉）

右件药，捣筛为散。每服三钱，以水一中盏，煎至六分，去滓，每于食后温服之。

治眼胎赤肿，杏仁膏方。

杏仁（三分，汤浸，去皮尖双仁）　秦皮（半两）　细辛（半两）　白芷（半两）　黄柏（三分，锉）　当归（半两）

右件药，捣筛为散。先于银器中，镕猪脂五两，酥三两，入药，煎令药色赤，以绵滤过，更煎，时时取药于冷处滴如稠膏，即离火，更研入乳香半两，腻粉半两，急用槐木杖搅令匀，入瓷盒内盛，三日后，取药，不计时候，涂于赤处，即差。

治眼胎赤肿痛方。

人中白（一分） 郁李仁（一分，汤浸去皮尖） 腻粉（一分） 定粉（一分） 龙脑（一钱） 盐绿（半分）

右件药，同研令细，于瓷盒子内盛，用蜜少许调匀，先净洗眼后，敷药少许，一宿不得洗却药，夜敷之，以差为度。

治眼胎赤及生疮，怕见风日，点眼方。

蜜（半斤） 曾青（一分） 马牙消（一两） 石胆（半钱） 乳香（一分） 蕤仁（一分，汤浸去赤皮） 龙脑（一钱） 麝香（半钱）

右件药，同研如粉，先将蜜倾在瓷瓶内，便倾入药末，其瓶口，用干柳木楔子勘定，上便以布子油单裹口，以麻绳紧系安在汤锅内，锅口上安一横木悬药瓶子，不令到底，自平明煮至日午，取出候冷，去其布单楔子，以新绵滤过，用龙脑一钱细研，内在瓶中，如有患者，以铜箸少少点在眼两眦，若有胞睑及周回赤烂，以药少许涂之，神效。

治胎眼赤，宜点梨汁煎方。

鹅梨（捣绞取汁一大盏） 古字钱（二七枚） 胡黄连（一两末） 青盐（半两） 龙脑（半钱）

右件药，先将重重著盐隔，每一重钱，著一重盐，叠之填满钱孔中，入火烧令通赤，去灰尘投入前梨汁中浸一复时，去钱，将汁煎三五沸，以新绵滤入瓷瓶子内，以绵裹胡黄连末，浸七日，去黄连内龙脑末，搅令匀，每用少许，以铜箸点两目眦头。

治眼胎赤，有障膜侵睛，不见物，宜点黄连煎方。

黄连（一两，去须） 蕤仁（二两，去赤皮） 地骨皮（一两） 青盐（一分） 古字钱（十文） 曾青（半两，细研） 蜜（一斤）

右件药，捣碎，以蜜渍，安新瓷瓶中，以重汤煮一复时，后以重绵滤去滓，其药汁复内瓶子中，著露地两宿后，每以铜箸取少许点目中，日三五度。

治胎眼赤，宜点龙脑膏方。

白龙朏[⑦]（一钱，细研） 蕤仁（一分，去赤皮） 杏仁（七枚，汤浸去皮尖双仁）

右件药，都研如膏，用人乳汁调和令匀，瓷盒中盛，每以铜箸点少许，着目眦头，日三两度。

治胎赤，兼生翳膜痛疼等，宜点朱砂煎方。

朱砂（一两，细研） 白蜜（半斤） 黄丹（一两）

右件药，相和令匀，入有油瓷瓶内，用柳木楔子，紧塞瓶口，又以生布一片，油单两重，密裹瓶口，勿令透气，便安瓶于大鼎内，座用一杖子横着鼎口，以绳子系瓶口悬之，用水常令至瓶项，以文火煮，如鼎内水耗，旋旋添汤，勿入冷水，从寅时煮到酉时，住火候冷，取出，以新绵滤过，用白龙脑一钱研入，以一新瓷瓶盛之，常令封闭，候三日外用之，以铜箸头，黏药如绿豆大点之，每一复时，只得一度。

治眼胎赤及风赤，先洗后点眼方。

酽浆水（一升） 青盐（三两）

右件药，用熟铜器中贮浆水，投青盐在内，浸七日后，即盐绿出，以物刮入浆水中，数看之，又七日外，取其水洗眼，点盐绿于眦中，永除根本。

又方。

秦皮（一两） 甘草（一两，炙微赤） 细辛（一两） 黄芩（一两） 防风（一两半，去芦头）

右件药，细锉和匀，每用药一两，以水二大盏，煎至一盏，去滓，放温洗眼，每日三度，洗了避风。

又方。

马牙消（半两，细研）

右取腊月猪胆二枚，内消入胆中，浸之，阴干，以少许龙脑同研，点之立差。

治眼胎赤，兼生翳膜，疼痛，独圣还睛圆方。

苦葶苈（半斤，净去尘土）

右件药，用木杵臼捣烂如饧糖，取醋粟米饭，内净布巾中，干捩，去水尽，少少入臼中，与药同捣令可圆，即圆如绿豆大，每日早晚食后，以温水下十圆。

治眼暴赤诸方

夫暴赤眼者，由肝脏风热，心气壅实，实则心热，热则血注于肝，肝受血而不已，热与血相搏，上行攻注于目，故令目暴赤痛也。

治暴赤眼肿涩疼痛，宜服犀角散方。

犀角屑（三分） 栀子仁（一两） 木通（一两，锉） 子芩（三分） 川大黄（一两，锉碎微炒） 蘧麦（三分） 车前草（一两） 黄连（三分，去须） 川芒硝（一两）

右件药，捣筛为散。每服三钱，以水一中盏，入竹叶二七片，煎至六分，去滓，每于食后温服。

治眼暴赤，洗肝柴胡散方。

柴胡（二两半，去苗） 川升麻（一两） 黄芩（一两） 决明子（二两） 羚羊角屑（一两） 川大黄（一两，锉碎微炒） 石膏（二两） 地骨皮（一两） 甘草（半两，炙微赤，锉）

右件药，捣筛为散。每服三钱，以水一中盏，煎至六分，去滓，每于食后温服。

治眼暴赤，蕤仁散方。

蕤仁（二两，去赤皮） 黄芩（二两） 栀子仁（一两） 黄连（一两，去须） 秦皮（二两，锉） 犀角屑（一两） 甘草（半两）

右件药，捣筛为散。每服三钱，以水一中盏半，入竹叶七片，同煎至六分，去滓，每于食后温服。

治眼暴赤，石蜜煎点眼方。

石蜜（三两半） 朱砂（半两，细研） 石盐（半两，细研） 川芒硝（半两，研） 盐绿（一分，研） 蕤仁（一两半，去赤皮细研） 黄连（一两，去须捣为末） 细辛（半两，末） 石决明（半两，细研水飞过） 乌贼鱼骨（半两，细研）

右件药，都研如粉，以蜜调成煎，瓷器中盛，每点如绿豆大，内眼两大眦中，宜避风日。

治眼暴赤，宜点杏仁煎方。

杏仁（半两，汤浸去皮，研如膏）　黄连（半两，去须，捣罗为末）　腻粉（一钱）　白蜜（半合）　古字钱（五文）　消梨汁（三合）

右件药，相和，于铜器中，以慢火煎令沸，可减至一半，以绵滤令净，却入器中，渐渐火逼如膏，瓷器中盛，每以铜箸头，取如半小豆大，点目中。

治眼暴赤肿痛方。

白蜜（四两）　黄连（半两，去须，捣罗为末）　蕤仁（半两，汤浸去赤皮，细研）　龙脑（半钱，细研）

右件药，都研令匀，与蜜相和，入铜器中，以慢火熬如稀饧，用新绵滤过，候药稍冷，入龙脑搅匀，以瓷器中盛，用铜箸点药于眼两眦头，日三五上神效。

又方。

粗黄连（比患人手中指长短，三节，小儿以父母手中指一节比之）　青州枣（三枚）

右件药，用河水一中盏，令患人自含水，嚼黄连，吐于铫子内，有苦汁即咽之，勿得吐也，其枣擘破去核同煎至三分，绵滤澄清，入少许儿孩子奶汁相和点之。

治眼毒风暴赤，羞明不差方。

鹅梨（三颗，取汁）　黄丹[8]（一两，细罗）　硇砂（半分，研为末）　蜜（二两）

右件药，入于竹筒内盛，坐在汤锅内，煮一日为度，后取出，绵滤过，以瓷器盛，用铜箸点之大效。

治暴赤眼，涩痛神效方。

鲤鱼胆（五枚）　黄连（三分，去须捶碎）

右件药，相和令匀，以瓷盒子盛，于炊饭甑内，蒸一炊久，以新绵滤去滓，点之。

治风毒暴赤眼，肿涩痛方。

龙脑（半钱）　秦皮（锉）　黄连（去须）　甘草（生锉）　马牙消（炼过，细研，各半两）

右件药，捣筛，用水一大盏，浸药一宿，以银铫子煎五分，用新绵滤过，入龙脑，搅令匀，瓷器中盛，以铜箸点之。

又方。

黄连（一两，去粗皮，碎檗[9]水洗过）　桑条（三握，洗过细研）

右件一处，于银铫子内，以水一大盏，慢火煎至半盏，新绵滤去滓，于净器中折一两度，以水拔药令冷，点之，以多数为妙。

又方。

黄连（二截，各长三寸，去须）　杏仁（三颗，汤浸去皮尖，研）　腻粉（半钱）　青盐（半钱）

右件药，同以绵裹，系定，用井华水二合，浸药一两宿，去滓，夜临卧时，点眼候口中苦为度，却用温水洗眼。

又方。

黄连（一分，去须捣末）　蕤仁（半两，汤浸去赤皮，细研）　青古钱（七文）

右件药，以甜淡浆水一大盏，于银器中，用文火熬如稀饧，以新绵滤过，入净瓷瓶中密封，有患者，以铜箸点之。

治眼暴赤，热肿痛涩方。

秦皮　蕤仁（汤浸去赤皮，研）　甘草（各一两）　细辛（半两）　栀子仁（半两）　竹叶（五十片）　青盐（一分）

右件药，锉，以水四大盏，煮取二盏，去滓，每温用三合洗之。

又方。

鲤鱼胆（十枚，取汁）　腻粉（一钱）

右件药，相和令匀，瓷盒中盛，每取少许点之。

治暴赤眼，疼痛碜涩方。

右取荠菜根，捣绞取汁，以点目中。

又方。

右用马牙消，研为末，安于照上，以铜沙锣盛，照稍侧照，夜露之，令露滴消下，入沙锣中收取，点眼中绝妙，八月半白露下时可合之。

治眼赤烂诸方

夫眼赤烂者，皆是风热所生也，初患赤眼，经久不差，外则因风冷所伤，内则以肺脾积热，内外为疾，渐加成疮，故令眼赤烂也。

治肝脏风热，眼目赤烂肿痛，宜服龙脑散方。

龙脑（一分，细研） 牛黄（一分，细研） 朱砂（一分，细研） 天竹黄（半两，细研） 赤芍药（半两） 玄参（半两） 犀角屑（一两） 羚羊角屑（一两） 细辛（一分） 甘菊花（半两） 车前子（半两） 决明子（半两） 胡黄连（半两） 柴胡（半两，去苗） 川升麻（半两） 川大黄（一两，锉微炒） 甘草（三分，炙微赤，锉）

右件药，捣细罗为散，都研令匀，每于食后，煎竹叶汤，调下一钱。忌炙煿、热面、毒滑、鱼肉。

治眼暴热冲上，疼痛赤肿生翳，仙灵脾圆方。

仙灵脾（二两） 甘菊花 黄芩 车前子 石膏（细研，水飞过） 玄参 决明子 羚羊角屑 （以上各一两） 蛇脱皮（一分，烧灰）

右件药，捣罗为末，炼蜜和捣三二百杵，圆如梧桐子大。每于食后，以温水下二十圆。

治肝肺壅热，眼目赤烂肿痛，或生翳方。

胡黄连 甘草（炙微赤，锉） 黄连（去须） 黄柏（锉，各半两） 蜜（二两） 灯心（二[10]束） 淡竹叶（一握，用水洗过） 龙脑（一钱，细研）

右件药，除龙脑蜜外，捣筛为散。用雪水三大盏，入蜜，于银铛内，煎至一中盏，滤去滓，候冷入龙脑用瓷瓶子盛，不计时候点之。

治眼久患不差，赤烂，时痒肿痛，视物不得方。

黄丹（一分，细研） 川朴硝（半两，细研） 蜜（五两）

右件药，于铜器内，以慢火煎十余沸，时时搅，以新绵滤，候冷点之。

又方。

黄连（一两，去须，捣为末） 古字钱（五文） 蜜（三两）

右件药，以竹筒盛，于饭甑上，蒸一炊久，绵滤取汁，点之。

又方。

黄连（半两，去须） 黄柏（半两，锉） 古钱（七文） 蕤仁（三七枚，汤浸去赤皮，细研）

右件药，以水二大盏，煎取半中盏，绵滤去滓，以铜箸点之。

又方。

黄连（一两，去须，捣为末） 古字钱（二七文） 龙脑（半钱） 杏仁（二七枚，汤浸去皮尖双仁，细研） 蛑粉（一两，细研） 蜜（一两） 不食井水（一大盏）

右件药，都浸三七日，每日搅一遍，日足点之。

又方。

淡竹叶（一两） 黄连（一两，去须） 黄柏（一两半）

右件药，细锉，以水三大盏，煎取一中盏，绵滤去滓，日三四度点之效。

治眼风泪，赤烂肿痛，积久生障翳，宜用此方。

青石脂 硇砂 石决明（捣，细研水飞过） 青盐 龙脑（细研） 决明子 干姜（炮裂，锉，各一分） 乌贼鱼骨 盐绿 黄连（去须） 秦皮 细辛 （以上各半两）

右件药，捣罗为末，入龙脑，都研令匀，炼蜜和圆，如麻子大。每取一圆，以少温水化，点大眦头，日三四度。

治眼赤肿烂，痛风痒泪出，宜点此方。

雄黄（半两，细研） 细辛（一分，末） 龙脑（半钱，细研）

右件药，同研令匀，每至夜卧时，以铜箸点之。

治眼风热赤烂，宜点蕤仁膏方。

蕤仁（半两，去赤皮） 石胆（一钱） 腻粉（半两） 黄蜡（半两）

右件药，除蜡外，一处细研如粉，后以蜡入油少许，煎如面脂，内药中搅为膏，每取如豆大，点目中。

治眼赤烂，涂碧云膏方。

腊月猪脂（五两，炼去滓） 铜绿（一两，细研） 腻粉（半两）

右件药，都入一通油瓷瓶子内，以篦子搅令匀后，冷凝结为膏。每用，先以热盐浆水洗眼后，涂一大豆许于赤烂处，日三用之。

治眼赤烂，洗眼秦皮汤方。

秦皮（一两） 蕤仁（一两） 甘草（一两半） 细辛（一两） 栀子仁（一两） 苦竹叶（二握） 印成盐（一分）

右件药，捣粗罗为散。以水三升，煎取一升，去滓，稍热洗目，不计度数，冷即重暖用之。

治眼赤烂，痒痛不止，洗眼柏皮汤方。

柏白皮　黄柏　蕤仁（各一两）　黄连（三分，去须）　苦竹叶（二握）

右件药，细锉，以水三升，煎取二升，去滓，稍热淋洗，冷即重暖用之。

治眼赤烂，开不得，宜服腻粉膏方。

腻粉（一两）

右件药，以口脂调如膏，每日于大眦上，点三五度。

又方。

右取马牙消一两，内于猪胆中，悬于霜露中，旋旋掠取上面霜，点眼，或入蕤仁、黄连末少许，点之极效。

又方。

右取青盐一两，以水二升，煎至一升半，滤去滓，微热频洗眼，冷即重暖，不勒度数洗之。

又方。

取鸡冠血点目中，日三五度。

治眼赤肿痛诸方

夫风邪毒气，客于足厥阴之经，而又心肺壅滞，久有积热，蕴蓄不除，风热相搏，上攻于目及两睑之间，故令赤肿痛不开也。

治肝脏风毒上冲，眼赤肿痛，开张不得，头额疼痛，宜服羚羊角散方。

羚羊角屑（一两）　葳蕤（二分）　防风（半两，去芦头）　甘菊花（三[11]分）　牛黄（一分，细研）　细辛（一分）　芎䓖（三分）　玄参（三[12]分）　赤芍药（半两）　黄芩（半两）　栀子仁（半两）　甘草（半两，炙微赤，锉）

右件药，捣筛为散。入牛黄，研令匀。每服三钱，以水一中盏，煎至六分，去滓，每于食后温服。忌炙爝、热面。

治眼赤肿，痛不可忍，欲生翳者，宜服决明子散方。

决明子　栀子仁　地肤子　茺蔚子　蓝叶　川朴硝　（以上各一两）川升麻（一两半）　石膏（二两）

右件药，捣筛为散。每服三钱，以水一中盏，入苦竹叶二七片，煎至六分，去滓，每于食后温服。

治眼赤肿痛，并白翳者，肝肺热毒，宜服此方。

羚羊角屑　葳蕤　甘菊花　泽泻　川大黄（锉碎，微炒）　木通（锉，各一两）

右件药，捣筛为散。每服三钱至四钱，水一中盏，煎至六分，去滓，每于食后温服。

治眼赤肿痛，多眵泪，宜服退上焦壅热，止痛消肿，防风散方。

防风（去芦头）　芎䓖　川升麻　犀角屑　羚羊角屑　赤芍药　前胡（去芦头，以上各半两）　细辛　秦皮　朱砂（细研）　甘草（炙微赤，锉，各一分）　牛黄（二钱，细研）

右件药，捣罗为散。入牛黄朱砂，都研令匀。每于食后，煎地黄汤，调下一钱。

治眼赤肿痛方。

蜜（四两）　黄连（去须，捣为末）　蕤仁（汤浸，去赤皮细研，各半两）　龙脑（半钱，研入）

右件药，捣细罗为散。与蜜相和，入铜器中，以慢火熬如稀饧，用新绵滤过，候药稍冷，入龙脑搅令匀，以瓷器盛，用铜箸点药于眼大眦，日三五上。

治眼赤肿痛，热涩泪出，宜用洗眼方。

苦竹叶　柴胡（去苗）　黄连（去须）　细辛　川芒硝　蛇衔草（以上各一两）

右件药，细锉和匀，每用药二两，以水三大盏，煎取一盏半，绵滤去滓，每暖三合，洗之，日二三度，洗了避风。

又方。

秦皮　川芒硝　木通（各一两）　竹叶（一握）

右件药，细锉和匀，每用药一两，以水二大盏，入青盐一钱，煎取一盏，绵滤去滓，每暖三合洗眼，日二三[13]，洗了避风。

治眼赤肿痛，闭毒散方。

川大黄　玄参　川芒硝　白蔹　射干　木香　黄芩　（以上各半两）

右件药，捣细罗为散。用鸡子白和如泥，作饼子，搭在眼睑上，干即易之。

治眼昏赤肿痛方。

车前草（二握）　牛蒡根（二握）　地龙粪（二两）　青盐（一钱）　川大黄（半两，生末）

右件药，相和，捣作饼子，仰卧，贴在眼上，干即易之。

治眼赤肿痛，洗眼方。

秦艽（一两，去苗）　防风（一两，去芦头）　甘菊花（三分）　竹叶（四十片）　蕤仁（七枚，汤浸去赤皮，研）　栀子仁（三分）　葳蕤（一两）

右件药，细锉，以水二[14]大盏，煎取一盏半，绵滤去滓，每暖三合洗眼，日二三度，洗了避风。

治眼卒患赤肿疼痛，洗眼方。

秦艽（去苗）　黄连（去须）　细辛　干桑叶（各一两）　蕤仁（一分，汤浸去赤皮，研）

右件药，捣筛为散。每用药一两，以水三大盏，入青盐一钱，煎至两盏，绵滤去滓，每暖三合洗眼，日二三度，洗了避风。

又方。

甘草　细辛　黄连（去须，以上各一两）

右件药，锉，和匀，每取一两，以水一大盏半，入青盐一钱，煎至一盏，绵滤去滓，每暖三合洗眼，日二三度，洗了避风。

治热毒攻眼诸方

夫脏腑气血之精，皆上荣于目，若肝胆壅实，荣卫不行，则心肺俱热，毒热之气伏留不散，乃上攻于眼也。

治热毒攻眼疼痛，发歇不定，心神烦渴，不得睡卧，宜服车前子散方。

车前子　黄芩　黄连（去须）　决明子　玄参　甘草（炙微赤，锉）黄芪（锉，各一两）　麦门冬（一两，去心焙）

右件药，捣粗罗为末，每服三钱，以水一中盏，煎至六分，去滓，每于食后温服。忌炙煿、酒面、毒鱼肉。

治热毒攻眼赤痛，心神烦躁，大小便难，宜服黄连散方。

黄连（去须）　木通（锉）　黄芩　黄柏（锉）　甘草（炙微赤，锉，各一两）　川朴硝（二两）

右件药，捣粗罗为散。每服三钱，以水一中盏，煎至六分，去滓，每于食后温服。

治热毒攻眼，涩痛，宜服泻肝麻仁散方。

大麻仁（二两）　玄参　秦皮　诃黎勒皮　黄连（去须）　车前子（微炒）　川大黄（锉碎微炒）　决明子　（以上各一两）

右件药，捣粗罗为散。每服三钱，以水一中盏，煎至六分，去滓，每于食后温服。

治肝脏壅热毒攻，眼赤头痛，烦渴，宜服石膏散方。

石膏（二两）　犀角屑　川升麻　柴胡（去苗）　葛根（锉）　黄芩（以上各一两）　甘草（半两，炙微赤，锉）　麦门冬（一两半，去心焙）

右件药，捣粗罗为散。每服三钱，以水一中盏，入淡竹叶二七片，煎至六分，去滓，每于食后温服。

治热毒上攻眼目，烦闷，头热，心躁，小便不利，羚羊角散方。

羚羊角屑（半两）　防风（去芦头）　赤芍药　木通（锉）　玄参　马牙消　（以上各一两）　枳壳（半两，麸炒微黄，去瓤）　甘草（半两，炙微赤，锉）　栀子仁（半两）

右件药，捣粗罗为散。每服三钱，以水一中盏，入淡竹叶二七片，煎至六分，去滓，每于食后温服。

治肝脏热毒冲眼，生赤脉肿，或生白翳，或涩痛，视物不明，宜服升麻散方。

川升麻　赤芍药　秦皮　枳壳（麸炒微黄，去瓤）　前胡（去芦头）黄连（去须）　川大黄（锉碎微炒）　川芒硝　决明子　（以上各一两）栀子仁（三分）

右件药，捣粗罗为散。每服三钱，以水一中盏，入淡竹叶二七片，煎至六分，去滓，每于食后温服。

治一切风热攻眼，赤痛，心神烦躁，大小便难，宜服羚羊角圆方。

羚羊角屑（三分）　蔓荆子（三分）　防风（一两，去芦头）　栀子仁（三分）　赤芍药（一两）　葳蕤（一两）　甘菊花（二分）　麻仁（一两）　麦门冬（一两半，去心焙）　川朴硝（一两）

右件药，捣罗为末，炼蜜和捣三二百杵，圆如梧桐子大。每于食后，以温水下二十圆。

治热毒攻眼，胸膈壅闷，烦喘，宜服甘草散方。

甘草（炙微赤，锉）　葛根（锉）　桔梗（去芦头）　玄参　车前子　前胡（去芦头）　贝母（煨令微黄）　犀角屑　川升麻　（以上各三分）

右件药，捣筛为散。每服三钱，以水一中盏，入生姜半分、淡竹叶二七片，煎至六分，去滓，每于食后温服。

治热毒风上攻，眼睛疼痛，宜用秦皮洗眼汤方。

秦皮（二两）　秦艽（去苗）　细辛　防风（去芦头，各一两）　甘草（半两，炙）

右件药，细锉和匀，每用一两，以水一大盏半，煎至一盏，绵滤去滓，每暖三合，洗了避风。

治眼热毒所攻，肿涩痛，点眼膏。

白蜜（十二两，慢火熬，去沫滤过）　朱砂（一分，细研）　黄丹（三分，细罗过）　马牙消（三分，细研）　蕤仁（一分，汤浸去赤皮研）　黄连（半两，去须细锉）　黄柏（半两，细研）

右件药，与蜜熟搅令匀，入于青竹筒内，安于釜汤中煮，自早至夜，不得住火，水少别暖水更添，时时用槐杖子搅之，至来日早晨，取之，以绵滤三两度取清者，用瓷瓶子盛之，铜箸点之。

治眼热毒上攻，赤肿疼痛，宜贴车前饼子方。

车前叶（一握）　牛蒡叶（一握）　地龙粪（三两）　盐（一分）　秦皮（一两，锉）

右件药，都捣令烂，捏作饼子，仰卧，贴上，干即易之。

治风毒攻眼诸方

夫眼者，肝气所通，阴阳所注，若风邪毒气在于脏腑，积蓄日久，不能消散，传注于肝，肝受风邪，上焦壅滞，乃攻于眼也。

治风毒攻眼，睫落肿痛，防风散方。

防风（去芦头） 黄连（去须） 决明子 黄芩 甘草（炙微赤，锉） 川大黄（锉碎微炒） 木通（锉，以上各一两） 甘菊花（三分） 赤芍药（一两半）

右件药，捣粗罗为散。每服三钱，以水一中盏，煎至六分，去滓，每于食后温服。忌毒鱼肉、炙爝、热面。

治肾脏风毒冲眼，赤痛及紫色，宜服前胡散方。

前胡（三分，去芦头） 防风（一两，去芦头） 决明子（一两） 木通（一两，锉） 茯神（三分） 羚羊角屑（三分） 玄参（半两） 川升麻（三分） 地骨皮（半两） 川朴硝（一两）

右件药，捣粗罗为散。每服三钱，以水一中盏，煎至六分，去滓，每于食后温服。

治风毒攻两眼紧小，羞明风泪，视物昏暗，宜服细辛散方。

细辛（三分） 甘菊花（三分） 犀角屑（一两） 牛黄（半两，细研） 羚羊角屑（半两） 龙脑（一分，细研） 天竹黄（一分，细研） 琥珀（三分，细研） 朱砂（三分，细研） 密蒙花（半两） 防风（三分，去芦头） 蔓荆子（半两） 赤芍药（半两） 酸枣仁（三分，微炒） 甘草（一两，炙微赤，锉）

右件药，捣细罗为散，入研了药，都研令匀。每服不计时候，以温酒调下一钱。

治风毒攻眼，磣痛不可忍，黄芩散方。

黄芩 防风（去芦头） 石膏（细研水飞过） 知母 石决明（捣，细研水飞过） 地骨皮 栀子仁 细辛 赤芍药 （以上各一两） 黄连（半两，去须）

右件药，捣细罗为散。每于食后及临卧时，以温水调下一钱。

治风毒攻眼，涩痒肿疼，久赤不差，宜服甘菊花圆方。

甘菊花（一两） 决明子（一两半） 车前子（二两） 防风（二两，去芦头） 蕤仁（一两半，汤浸去赤皮） 黄连（二两，去须） 川升麻（一两） 子芩（一两） 川大黄（三两，锉碎微炒） 玄参（一两） 葳蕤（二两）

右件药，捣罗为末，炼蜜和捣三二百杵，圆如梧桐子大。每于食后，以温浆水下二十圆。

治一切风毒攻眼，赤涩疼痛，视物不得，宜服车前子圆方。

车前子（二两） 牵牛子（一两，微炒） 石决明（一两，捣，细研水飞过） 青葙子（二两） 甘菊花（一两） 川升麻（一两） 木香（一两） 秦皮（一两） 石膏（二两，细研水飞过） 槐子（二两，炒令香） 麦门冬（二两半，去心焙） 真珠末（一两） 犀角屑（一两） 芎䓖（一两）

右件药，捣罗为末，炼蜜和捣三二百杵，圆如梧桐子大。每于食后，煎竹叶汤下二十圆。

治风毒攻眼肿痛，时发时差，或生赤脉，宜点白矾散方。

白矾 马牙消 黄丹（各一两）

右件药，都研细，先固济一瓷瓶子，候干，入药末在内，以文火歇口烧出，阴气尽后，用大火煅令通赤，候冷，入地坑内，埋七日，取出细研，每取少许点之。

治风毒攻冲两眼赤痛，宜点朱砂煎方。

朱砂（半两） 蕤仁（三分，去皮细研） 胡粉（如棋子大，二枚） 龙脑（半钱，细研）

右件药，都研如粉，取真酥，调如膏，令匀，用油帛裹，以铜合子盛之，勿令滞[15]气，每用点眼如黍米大，日二三度。

治风毒攻眼，昏暗，赤热肿痛，宜点龙脑膏方。

龙脑（半分，细研） 马牙消（一分，细研）

右件药，以羊胆一枚，内入龙脑等，浸二复时，于瓷盒内，摘破，研匀成膏，每日三度点之。

治风毒冲眼赤痛，晕翳不退，宜点蕤仁膏方。

蕤仁（三分，去赤皮细研） 腻粉（半分） 龙脑（半分）

右件药，都研细令匀，每日三度点之。

治风毒冲眼，洗眼秦皮汤方。

秦皮（二两） 黄连（二两，去须） 蕤仁（一两，去赤皮研） 淡升叶[16]（一握） 古钱（十文）

右件药，都细锉和钱，以水三大盏，煮取一大盏，去滓，适寒温，洗之，日二三度。

治丹石毒上攻眼目诸方

夫丹石钟乳硫黄之类，皆有大毒，药性刚猛，服饵无方。脏腑气虚，丹石发动，热毒攻于肝膈，眼目遂致患生，射破瞳人，眼睛高突，头痛面赤，心燥口干，目赤肿痛，障医泪出，若不早治，便至失明也。

治眼丹石毒，光[17]面赤口干，目黄赤睛疼痛，恐变生翳障，宜服葵子散方。

葵子 豉（微炒） 犀角屑 地榆（锉） 川升麻 露蜂房（微炒，各一两） 甘草（三分，炙微赤，锉）

右件药，捣粗罗为散。每服四钱，以水一中盏，煎至六分，去滓，每于食后温服。忌炙爝、热面。

治丹石毒上攻眼目，赤肿疼痛，宜服犀角散方。

犀角屑（三分） 川升麻 黄芩 栀子仁 甘菊花 玄参 川大黄（锉碎微炒，各三分） 麦门冬（一两半，去心焙） 甘草（半两，炙微赤，锉）

右件药，捣粗罗为散。每服四钱，以水一中盏，入升叶[18]二七月[19]，煎至六分，去滓，每于食后温服。

治丹石毒上攻眼目，涩痛肿赤，心神烦躁，唇口干燥，宜服羚羊角散方。

羚羊角屑（一两） 地骨皮（三分） 黄芩（三分） 麦门冬（一两半，去心焙） 秦艽（半两，去苗） 柴胡（半两，去苗） 栀子仁（半两） 车前子（三分） 葳蕤（半两） 川升麻（半两） 甘草（半两，

炙微赤，锉）

右件药，捣粗罗为散。每服四钱，以水一中盏，煎至六分，去滓，不计时候温服。

治丹石毒上攻，眼黑白睛肿胀疼痛，开张不得，心神烦闷，宜服车前子散方。

车前子　川升麻　羚羊角屑　赤芍药　黄芩　川大黄（锉碎微炒，各一两）　麦门冬（一两半，去心焙）　甘草（半两，炙微赤，锉）

右件药，捣粗罗为散。每服四钱，以水一中盏，入竹叶二七片，煎至六分，去滓，不计时候温服。

治丹石毒攻眼，疼痛肿生翳，心神躁乱，芒硝散方。

川芒硝　黄连（去须）　黄芩　枳壳（麸炒微黄，去瓤）　栀子仁　钩藤（锉，以上各一两）　川大黄（三分，锉碎微炒）　甘草（三分，炙微赤，锉）

右件药，捣细罗为散。每于食后，以乌豆汤调下二钱。

治丹石毒上攻眼，目赤肿，开眼不得，涩痛生障翳，心神烦躁，宜服大黄圆方。

川大黄（一两，锉碎微炒）　麦门冬（一两半，去心焙）　玄参　黄芩　决明子　车前子　青葙子　黄连（去须）　马牙消　栀子仁　葳仁（汤浸去赤皮）　犀角屑　寒水石　（以上各三分）　甘草（半两，炙微赤，锉）

右件药，捣罗为末，炼蜜和捣三二百杵，圆如梧桐子大。每服不计时候，煎竹叶汤下二十圆。

治丹石毒，眼肿痛，热泪出，宜用大黄膏方。

川大黄（二两，锉，生用）　木香（半两）

右件药，捣细罗为散。以生地黄汁调和，如稀膏，敷于肿处，干即换之，以差为度。

治丹石毒，冲目赤痒及生浮膜，点眼杏仁膏方。

杏仁（一分，去皮尖）　腻粉（半钱）

右件药，合研如膏，每取少许，点浮膜上，不过四五度差。

治丹石毒上攻眼，目赤痛，微肿，眦烂，柴胡洗眼汤方。

柴胡（去苗）　蕤仁（研）　黄连（去须）　川升麻　玄参　（以上

各一两）

右件药，捣粗罗为散。以水三大盏，煎取一大盏半，滤去滓，微热淋洗，不勒度数，冷即重暖用之。

治丹石攻眼方。

右以生地黄汁，澄清，用瓷盒子盛，频频点之。

治远年风赤眼诸方

夫肝胆积有风热，脾肺常多壅滞，邪热之气，伏留在脏，不能消散，乃上攻于目，则令赤痛，怕见风日，或痒或涩，多泪，睛痛，风冷外伤，因兹不差，则经季眼及睑常赤痛。

治远季风赤眼，肿痒涩痛晕翳，宜服犀角散方。

犀角屑　栀子仁　木通（锉）　子芩　川大黄（锉碎微炒）　蘧麦　决明子　黄连（去须）　车前子　甘菊花　（以上各一两）　甘草（半两，炙微赤，锉）　防风（二分，去芦头）

右件药，捣筛为散。每服三钱，以水一中盏，煎至六分，去滓，每于食后温服。忌毒鱼肉、热面。

治风赤眼，积季不差，肿涩疼痛，心神虚烦，宜服菊花散方。

甘菊花　前胡（去芦头）　防风（去芦头）　羌活　生干地黄　决明子　木通（锉）　茯神　车前子　羚羊角屑　麦门冬（去心焙）　地骨皮（以上各一两）　甘草（半两，炙微赤，锉）

右件药，捣筛为散。每服三钱，以水一中盏，煎至六分，去滓，每于食后温服之。

治远季风赤眼，宜用此方。

古文钱四十九文，字号分明者，先捣青盐二两作末，一行钱上，用一行盐末，如此排尽钱盐为度，安于一净塼[20]上，以火烧令通赤，次去灰尘。

蕤仁（汤浸去赤皮）　黄连（去须）　黄柏（锉，各一分）

右件药，捣粗罗为散。取前件盐钱一处，用水二大盏，煎至一中盏，去滓，更以绵滤过，不计时候点之。

治远季风赤眼肿痛方。

硇砂　青盐　石胆（各一分）

右件药，用醋浆水一小盏，于瓷器中浸，日中曝之，候其药著于瓷器四畔，干刮取如粟米大，夜卧时著眼两眦，不过三四度差。

治远年风赤眼肿，涩痛方。

杏仁（一合，汤浸去皮尖双仁）　盐绿（一分，细研）　印成盐（一分，细研）

右件药，取杏仁先捣如膏，用瓷器内盛，次入盐绿，并印盐相和，密封，至二七日后，每夜卧时，取少许点眼四眦上，每日三两度用之。

治远年风赤胎烂及热毒等，点龙脑膏方。

龙脑（半钱，细研）　空青（半分，细研）　马牙消（一分，细研）　川大黄（半两，捣末）　黄连（三分，去须为末）　野驼脂（三两[21]，炼去滓）　鹅脂（半两，炼去滓）　熊胆（一分，细研）

右件药，先将马牙消、黄连、大黄三味末，内入脂中，于微火上煎五七沸，滤去滓，次将龙脑、熊胆、空青末研令极细，入前脂中搅和令匀，内瓷瓶中盛，每用铜箸取如黍米大点目眦头，日两三度用之。

治三二十年风赤胎赤眼，宜点麻油膏方。

生乌麻油（半鸡子许，著铜器内以细砺石磨之，使浓不能流乃止）　熟艾（二升）　杏仁（一升）　黄连（一两）　鸡粪（一升）　盐（一合）　乱发（如半碗许大）

右件药，并不修事，穿地作一坑子，其形如瓶口，外小里大。先以火烧令干，于别处开一小风孔，以前六味药，一重重布著坑中，状如炙灶，用火烧之，却将前所磨铜器盖坑口，候烟尽，即取铜器，刮取烟脂，研令极细，内瓷盒中盛，每夜临卧，以铜箸点如黍米大，著目眦头，甚妙。

治眼远年风赤，宜点黄连煎方。

黄连（二两，去须）　蕤仁（二两，去赤皮研）　硇砂（一分）

右件药，先取黄连，以水三大盏，煎取一大盏，绵滤去滓，又取蕤仁，以绢裹，别以水一盏挼令浆尽，却和前黄连汁，同煎似稀膏，又以浆水半合浸硇砂，化尽，去夹石，入前药中，更以慢火煎如稠膏，刮取摊于瓷盒中，复以新塼一口，安艾如鸡子大，烧之，以药合覆盖，勿令烟出熏之，以艾尽为度，复研令匀，每以铜箸取如绿豆大，点之。

治眼风赤，经年不差，蕤仁点眼方。

蕤仁（半两，去赤皮细研）　腻粉（一分）　青盐（一钱）

右件药，相和，细研如粉后，以乳汁少许，和研如膏，遍涂于茶碗中，以熟艾一团如小鸡子大，掘地作坑子，安艾团于坑内，烧之，以药茶碗盖，候烟尽为度，取出，再入乳汁研盛膏，每以铜箸取少许点之。

又方。

石胆（细研）　盐绿（细研）　细辛（末，各一两）　蕤仁（半两，汤浸去赤皮，细研）

右件药，都研令匀，用生驴脂三两，研如膏，内诸药相和，以瓷盒盛，不计时候，取少许点之。

治远年风赤眼不差。

蛔虫（五条，须是小儿吐出者，曝干捣为末）　腻粉（一钱）　石胆（半钱）

右件药，都细研如粉，日二三度，旋取少许点之。

治远年风赤眼，洗眼方。

青盐（半两）　决明子（一两半）　柴胡（一两半，去苗）　秦皮　防风（去芦头）　蛇衔草　（以上各一两）　生地黄（一两半）

右件药，细锉，以水五大盏，煎至二盏半，用绵滤过，每取三合，暖令温洗眼，日二三度之。

治远年风赤眼方。

右取长明灯盏，内油少许，以一筒[22]青铜钱，于乳钵内细细磨之，令细凝在钵底，却以艾如鸡子大，烧烟，微微熏之，夜卧时，用铜箸点少许，神效。

又方。

右用构树皮，随多少，左搓合作绳子盘著，悬在南墙下，阴干后，于瓷碗内，烧为白灰，纸贴内收，勿令尘入，不计大小人患，日二三度，取米粒大点之。

治眼生努[23]肉诸方

夫邪热之气，在于脏腑，熏蒸于肝，攻冲于目，热毒既盛，并于血脉，蕴积不散，结聚而生努肉也。

治肝脏壅热，风毒所攻，眼赤肿痛，生努肉侵睛，宜服前胡散方。

前胡（去芦头） 防风（去芦头） 独活 玄参 栀子仁 车前子 黄芩 甘菊花 甘草（炙微赤，锉） 桔梗（去芦头） 地肤子 （以上各一两） 细辛（一两半）

右件药，捣粗罗为散。每服三钱，以水一中盏，煎至六分，去滓，每于食后温服。忌炙煿、热面。

治眼生赤脉，努肉，急痛不开，如芥子在眼方。

黄连（二两，去须捶碎） 淡竹叶（五十片）

右件药，以水三大盏，入枣五枚，煎至一盏半，去滓，食后分温四服之。

治眼赤肿痛有翳，努肉，多泪难开，宜服秦皮散方。

秦皮（三两） 防风（去芦头） 黄连（去须） 甘草（炙微赤，锉，各一两半）

右件药，捣粗罗为散。每服三钱，以水一中盏，入淡竹叶二七片，煎至六分，去滓，每于食后温服之。

治眼生努肉，翳膜，赤脉风赤，涩痛难开，宜服真珠散方。

真珠（细研水飞过） 琥珀（细研水飞过） 犀角屑 羚羊角屑 朱砂（细研水飞过） 车前子 地肤子 甘菊花 甘草（炙微赤，锉，各一两） 茺蔚子（二两） 川升麻（一两半） 菥蓂子（二两） 胡黄连（半两） 细辛（半两）

右件药，捣细罗为散。每于食后，以竹叶汤调下二钱。

治眼生努肉，七宝点眼方。

水精（半两，捣，细研水飞过） 真珠（半两，细研水飞过） 石决明（三分，捣，细研水飞过） 琥珀（一两，细研） 贝齿（半两，烧） 龙脑（一钱，细研） 珊瑚（一分，细研）

右件药，同研如面，瓷盒内盛，每用，以铜箸取如黍米大，日三两度及夜临卧时点之。

治眼生努肉，睛上有翳，宜用此方。

石决明（一枚，捣，细研水飞过） 龙脑（半钱） 腻粉（一钱） 黄丹（一钱） 麝香（半钱）

右件药，同研令极细，每于夜卧时，取少许点之。

又方。

寒水石　马牙消　铜绿（各一分）　龙脑（一钱）

右件药，同研令极细，夜临卧时，取少许点之。

治眼中努肉方。

蕤仁（一分，汤浸去赤皮）　腻粉（半钱）　黄牛酥（一分）　熟艾（如鸡子大）

右件药，将前三味，于乳钵内细研，稀稠得所，令药著在乳钵底，然后取艾烧令烟出，却将乳钵合烟上熏之，候艾烟出尽，以槐木槌细研，令烟气相入，每用时，取少许，点眼大眦头，极效。

治眼赤努肉，睑内生疮，目多泪出，宜用此方。

豮猪胆（一枚）　川朴硝（一分）　黄连（一分，去须捣为末）　龙脑（三大豆大）

右件药，都研细为散。与胆汁相和，浸经一宿，日二三度点之。

治眼生努肉，宜点此药方。

龙脑　珊瑚　真珠末　石决明（捣，细研水飞过，各一分）

右件药，都细研如面，以白蜜一合相和，更研令匀，以瓷器盛，不计时候，将用点之。

治眼生努肉，赤瘀遍睛不退方。

杏仁（一百枚，新者，于饭甑内蒸之，候冷去皮尖，研捩取汁）　硇砂（一钱，用白汤淋熬干）

右件药，相和研令匀，每用少许，点三五上，努肉自消。

治眼生努肉，赤脉贯瞳人，蕤仁膏方。

蕤仁（一两，汤浸去赤皮，研如膏）　腻粉　胡粉　青盐（各一分）

右件药，都入乳钵内，研令极细，每用粳米大。点于努肉上，每点时，切宜避风。

治眼中生努肉欲满及生珠管方。

贝齿（一分，烧）　黄丹（一分）

右件药，同研令极细，每用时，取少许点于努肉上，日三四度。

治眼中努肉出，兼赤脉贯上瞳人方。

右用雄雀粪细研，以乳汁调，频点即消。

治眼因筑损生努肉出方。

右用杏仁二七枚，去皮尖，生嚼，吐于掌中，乘暖，绵缠箸头，点努肉上，不过三四度差。

治眼风泪诸方

夫五脏六腑，皆有津液，通于眼者为泪，若肝气不足，风热所乘，则不能收制其液，故眼泪出也。

治眼冲风多泪，防风散方。

防风（去芦头） 黄芩 葳蕤 黄连（去须） 甘草（炙微赤，锉，各一两） 栀子仁（三分）

右件药，捣细罗为散。每于食后，煎竹叶汤，调下一钱。忌油腻、热酒、湿面。

治眼赤痛或天[24]翳膜，头面多风，泪出不止，宜服决明子散方。

决明子（微炒） 车前子 茺蔚子 黄连（去须） 防风（去芦头） 赤茯苓 人参（去芦头） 菥蓂子 远志（去心） 蔓荆子 甘菊花 白芷 秦皮 玄参 枳壳（麸炒微黄，去瓤） 蕤仁（汤浸去赤皮） 细辛（各一两）

右件药，捣细罗为散。每于食后，以温酒调下一钱。

治肝脏风虚，目视䀮䀮，常多泪出方。

芎䓖（一两） 细辛（一分） 白芷（一分） 桂心（一分） 甘菊花（一两） 乌蛇（一两，酒浸，去皮骨，炙微黄）

右件药，捣细罗为散。每于食后，以温酒调下一钱。

又方。

酸枣仁 五味子 蕤仁（汤浸去赤皮，以上各一两）

右件药，捣细罗为散。每于食后，以温酒调下一钱。

治肝脏壅毒，眼目昏暗，热泪出不止，宜服犀角圆方。

犀角屑（半两） 玄参（二[25]分） 苦参（三分） 丹参（半两） 沙

参（半两，去芦头） 甘菊花（三分） 旋覆花（半两） 车前子（一两） 槟榔（三分） 牵牛子（一两半，微炒） 杏仁（一两，汤浸去皮尖双仁，麸炒微黄） 川大黄（一两，锉，微炒） 前胡（三分，去芦头） 黄柏根皮（一两，微炒） 知母（半两） 白鲜皮（三分） 槐子（一两，微炒） 赤芍药（一两） 芎䓖（三分）

右件药，捣罗为末，炼蜜和捣三二百杵，圆如梧桐子大。每于食后，煎淡竹叶汤，下二十圆。

治肝脏风虚，时多冷泪，眼目昏暗，宜服龙脑青葙圆方。

龙脑（半两，细研） 青葙子 人参（去芦头） 车前子 白茯苓 芎䓖 羌活 细辛 天麻 防风（去芦头） 石决明（捣，细研水飞过） 黄芪（锉，以上各一两） 牛黄（半两，细研） 旋覆花（三分） 麝香（一分，细研） 曾青（半两，烧过细研）

右件药，捣罗为末，入研了药，都研令匀，炼蜜和捣三二百杵，圆如梧桐子大。每于食后，煎羌活汤嚼下十圆。

治点眼，止冷泪散方。

雄黄 曾青 白矾（烧灰） 细辛（为末） 干姜（烧灰，各一分） 龙脑（一钱）

右件药，同研如粉，每至夜卧时，取少许，点在眼大眦头，至来日早朝，吊热水洗眼，神效。

治眼风泪昏暗，视物不见方。

朱砂（半两，细研水飞过） 贝齿（五枚，烧令白） 衣中白鱼（七枚） 干姜（一分，用甘草水煮半日，曝干为末）

右件药，同研令极细，每度用一麻子大。点眼中，其泪立止。

治肝脏风虚，泪出不止方。

蕤仁（半两，汤浸去赤皮） 杏仁（半两，汤浸，去皮尖双仁）

右件药，于乳钵内细研，令药着在乳钵底，然后掘一地坑子，以熟艾半升，内在地坑中，烧令烟出，却将乳钵合烟上熏之，候艾叶尽，良久取出，熟研匀细，每用时，取麻子仁大点之。

治眼昏暗赤涩、泪多出方。

蕤仁（一两，汤浸去赤皮） 盐绿（一分）

右件药，一处熟研，入好酥一分，更研令匀，每夜卧时，取麻子大点之。

治眼痛赤肿，眦角多眵泪，洗眼方。

当归　川升麻　黄连（去须，各一两）　葳蕤（半两）

右件药，捣粗罗为散。每用半两，以水三大盏，煎至一盏半，绵滤去滓，每暖三合，日二三度洗之。

治眼冲风多泪，昏暗方。

干姜（半两，用甘草水煮半日，曝干为末）　雄黄（一两，细研）　细辛（一两）

右件药，捣细罗为散。入雄黄更研令匀，每取少许，日三五度点之，至来日早晨，嚼青盐津洗眼，如此十日，泪止。

治眼风泪，冷泪，鸡舌香圆点眼。

鸡舌香（二钱）　黄连（三钱，去须）　干姜（二钱，末）　蕤仁（一百枚，去赤皮碎）　白矾（二钱，烧灰）

右件药，捣细罗为散。以枣瓤和，圆如鸡距，以注眦头。

治眼风泪，点杏仁膏方。

杏仁（四十九枚，汤浸去皮尖，细研，以绢袋盛饭甑中蒸，乘热绞取脂）　铜青（一大豆许）　胡粉（一大豆许）　干姜末（一大豆许）　青盐（一大豆半许）

右件药，合研如粉，以杏仁脂，调如膏，贮瓷盒中，每以铜箸，取如麻子大。点目眦中，日二三上。

又方。

杏仁（一合，去皮尖研如膏）　盐绿（枣核大，细研）　印成盐（三大豆许，细研）

右件药，合研如膏，瓷盒子盛，每夜卧时，以铜箸取如麻子大，点三五度。

治目中如烟，泪出，赤暗不得开方。

右以石盐一分，细研为散。以铜箸取如麻子大，内目眦头，日三度。

又方。

右以乌鸡胆汁，日三五度点之。

治眼生疮诸方

夫风热毒气，在于脏腑蕴积日久，不能宣通，而又多食五辛，或饵热药，脾肺壅滞，邪热之气稽留不除，上冲眼目，故令生疮也。

治客热冲眼，赤多泪出，生疮，决明子散。

决明子　川升麻　枳壳（麸炒微黄，去瓤）　柴胡（去苗）　栀子仁　车前子　（以上各一两）　细辛　防风（去芦头）　黄连（去须，各三分）　甘草（半两，炙微赤，锉）

右件药，捣粗罗为散。每服三钱，以水一中盏，煎至六分，去滓，食后温服。忌炙煿、热酒、面。

治肝热冲眼，生疮，宜服黄连散。

黄连（一两半，去须）　赤芍药　蕤仁（汤浸去赤皮）　木通（锉）　决明子　栀子仁　黄芩　甘草（炙微赤，锉，各一两）

右件药，捣粗罗为散。每服三钱，以水一中盏，入竹叶二七片，煎至六分，去滓，每于食后温服。

治一切风赤眼，生疮，秦皮散。

秦皮（三两）　辛夷（二两）　黄柏（五两，锉）　黄连（二两，去须）　玄参（一两）　莽草（一两，微炙）　甘草（二两，炙微赤，锉）

右件药，捣粗罗为散。每服三钱，以水一中盏，煎至六分，去滓，每于食后温服。

治肝脏风热，眼中生疮，肿痛，宜服柴胡散。

柴胡（去苗）　川升麻　黄芩　黄连（去须）　栀子仁　车前子　决明子　防风（去芦头）　羚羊角屑　马牙消　甘草（炙微赤，锉）　玄参（以上各一两）

右件药，捣筛为散。每服三钱，以水一中盏，煎至六分，去滓，每于食后温服。

治眼赤生疮，宜服细辛圆。

细辛（半两）　黄连（半两，去须）　蕤仁（二两，汤浸去赤皮）

芦荟（半两）　桑根白皮（一两，锉）　甜葶苈（一两，隔纸炒令紫色）　龙脑（一钱，细研）

右件药，捣罗为末，入龙脑，同研令匀，炼蜜和捣三二百杵，圆如梧桐子大。每于食后，以温浆水下二十圆。

治眼眦睑风赤，两角生疮，肿烂痒痛，宜点蕤仁膏方。

蕤仁（一两，去赤皮研如泥）　白龙脑（一钱，细研）　腻粉（一分）　黄连（一分，去须捣末）　胡粉（一钱，细研）　紫贝（一两，烧皮细研）　牛酥（三两）

右件药，于银器中，先溶酥，即下蕤仁等，搅散煎数沸，便以绵滤去滓，入龙脑匀和，于密器中盛，每日二三度，以铜箸取一麻子仁大，于目大小眦中点之。

治眼中有疮及努肉，日夜不开，疼痛，宜点猪胆膏方。

豮猪胆（一枚，取汁）　川朴硝（半分）　腻粉（一钱）　龙脑（一字）

右件药，细研，与猪胆相和，经一宿，每用一小豆大点之。

治目眦烂作疮，宜用青钱汤洗眼方。

青钱（三十文）　盐（半合）

右件药相和，以纸裹又著盐泥裹，于猛火中，烧一复时，取出，剥去泥，以汤二大盏，搅滤去滓，承热淋洗，冷即重暖用之。

治眼睑里生风疮，或痒或痛，愈而复生，宜用此方。

蕤仁（一分，去赤皮）

右熟研令细，以酥和匀，每用麻子大。日三四度点，时时暖盐浆水洗之。

治针眼诸方

夫人有眼内眦头，忽结成疱，三五日间，生脓汁，世呼为偷针。此由热气客在眦间，津液所成，但其热势轻，故止小结聚，汁溃，热歇乃差。亦可针破捏去之，凡针需翻眼皮里针之，若于外畔，恐作瘢痕，又虑风入，往往有此状也[26]。

治风热毒气，忽冲眼睑，生如米豆，名曰针眼，或白睛似水泡，疼痛，不可睡卧，宜服大黄散方。

川大黄（锉碎微炒）　黄连（去须）　蓝叶　川朴硝（各一两）　川升麻　决明子（微炒）　黄芩　栀子仁　（以上各三分）　甘草（半两，炙微赤，锉）

右件药，捣粗罗为散。每服三钱，以水一中盏，煎至六分，去滓，每于食后及夜临卧温服。忌炙煿、油腻、面、生叶[27]。

治针眼赤肿，心躁，风热壅滞，眼开即涩痛，宜服玄参散方。

玄参（一两）　甘菊花（三分）　防风（一两，去芦头）　羚羊角屑（三分）　蔓荆子（三分）　赤芍药（三分）　马牙消（一两）　子芩（一两）　甘草（半两，炙微赤，锉）

右件药，捣粗罗为散。每服三钱，以水一中盏，煎至六分，去滓，每于食后温服，临卧再服之。

治肝膈虚热，生针眼肿赤，羚羊角散方。

羚羊角屑（三分）　茯神（一两）　防风（一两，去芦头）　麦门冬（一两半，去心焙）　地骨皮（一两）　枳实（三分，麸炒微黄）　甘草（半两，炙微赤，锉）

右件药，捣粗罗为散。每服三钱，以水一中盏，煎至六分，去滓，入生地黄汁半合，更煎一沸，每于食后温服之。

治针眼，睑内生疱如豆大，隐睛，肿痛，宜服牛黄散方。

牛黄（一分，细研）　黄连（去须）　玄参　犀角屑　川升麻　决明子　郁金　栀子仁　（以上各一两）　柴胡（二两，去苗）

右件药，捣细罗为散，入牛黄研匀，每于食后，以竹叶[28]汤，调下一钱，夜临卧再服之。

治针眼碜涩肿痛，熁毒膏方。

川大黄（三两）　木香（一两）　玄参（二两）　白蔹（二两）　射干（二两）　川芒硝（二两）

右件药，捣罗为散，以鸡子白调如膏，贴熁眼睑上，干即易之。

治针眼暴赤成疮，疼痛，羞明，熁眼方。

玄参（一两）　黄芩（一两）　黄连（一两，去须）

右件药，捣细罗为散，以猪胆汁和令稠，剪帛子可眼大小，匀摊药，贴睑上，干即易之。

治针眼疼痛方。

黄连（去须） 杏仁（汤浸去皮尖） 黄柏 （以上各半两）

右件药，捣令碎，以绵裹，内生地黄汁中浸，频点目中。

治眼涩痛诸方

夫脏腑之精华，上注于目，精气化为液泪，若悲哀内动，液道开而泣下，其液枯竭则目涩痛也。

治肝心壅热，眼涩痛，宜服菊花散。

甘菊花 防风（去芦头） 决明子 栀子仁 黄芩 车前子 川升麻 玄参 地骨皮 柴胡（去苗） 麦门冬（去心） 生干地黄 甘草（炙微赤，锉） 羚羊角屑 （以上各一两）

右件药，捣筛为散。每服三钱，以水一中盏，入淡竹叶二七片，煎至六分，去滓，每于食后温服。忌炙煿、油腻、热面、生果等。

治眼目涩痛，渐渐昏暗，羚羊角散。

羚羊角屑 赤芍药 蕤仁（汤浸去赤皮） 赤茯苓 甘草（炙微赤，锉） 地骨皮 麦门冬（去心焙干了秤[29]，各一两）

右件药，捣筛为散。每服三钱，以水一中盏，煎至六分，去滓，每于食后温服。

治眼磣涩，心胸烦闷，宜服通膈荠苨散。

荠苨（一两） 石膏（二两） 地骨皮 葛根（锉） 柴胡（去苗） 黄芩 （以上各一两） 甘草（半两，炙微赤，锉） 蕤仁（半两）

右件药，捣筛为散。每服三钱，以水一中盏，入竹叶七片，煎至六分，去滓，每于食后温服，夜临卧再服。

治眼涩痛，连头额偏疼，肝心风热，壅滞所致，宜服玄参散。

玄参（半两） 甘菊花（三分） 防风（一两半，去芦头） 羚羊角屑（一两） 子芩（一两） 蔓荆子（三分） 赤芍药（三分） 马牙消

（三分）

右件药，捣筛为散。每服三钱，以水一中盏，煎至六分，去滓，每于食后温服，夜临卧时再服。

治肝中久热，目常涩痛，宜服车前子圆。

车前子（半两）　决明子（半两，微炒）　栀子仁（半两）　黄连（三分，去须）　牵牛子（一两，炒令熟）　枸杞子（半两）　甘草（三分，炙微赤，锉）　熊胆（半两）　牛胆汁（一合）　猪胆（五枚，取汁）

右件药，除胆外，捣罗为末，以三味胆汁中熬，可圆即圆，如梧桐子大。每于食后，以温水下十圆。

治上焦积热，眼赤涩痛，大黄圆。

川大黄（二两，锉碎微炒）　栀子仁（二两）　黄芩（二两）　黄连（二两，去须）　车前子（二两）

右件药，捣罗为末，炼蜜和圆，如梧桐子大。每于食后，以温浆水，下三十圆，夜临卧时再服。

治眼涩痛，宜点黄牛胆煎。

黄牛胆汁（半合）　鲤鱼胆汁（半合）　猪胆汁（半合）　羊胆汁（半合）　熊胆（一分）　胡黄连（一分，捣末）　黄连（一分，去须为末）　秦皮（一分，捣末）　白蜜（三两）

右件药，将黄连、秦皮、胡黄连等末，入白蜜并胆汁拌和，入瓷瓶子内，以油单封头牢系，坐饭甑中蒸熟为度，用新绵滤过，每以铜箸取如麻子大，点眦头，日二三度。

治一切眼昏暗，赤涩疼痛，怕见风日，难开方。

龙脑（一钱）　黄丹（半两）　雄黄　蕤仁（汤浸去赤皮）　铜绿　青盐　腻粉　（以上各一分）

右件药，都研如粉，用白蜜半斤相和，以瓷瓶盛，内于釜中，重汤煮一复时，取出候冷，即用点三五度，次用热盐汤洗之，切宜避风。

治眼赤磣痛兼痒，洗眼方。

秦艽（一两，去苗）　防风（一两，去芦头）　甘菊花（半两）　竹叶（一握）　蕤仁（半两，汤浸去赤皮）　栀子仁（三分）　葳蕤（半两）

右件药，细锉，以水三大盏，煎取一盏半，绵滤去滓，每暖三合洗眼，洗了避风。

治眼无时赤涩痛，洗眼方。

秦皮　黄连（去须）　细辛　黄柏　（以上各二两）　青盐（一两）

右件药，细锉，用水五大盏，煎至二盏半，绵滤去滓，每暖三合洗眼，洗了避风。

治眼涩痛，兼有翳者，宜用枸杞汁点眼方。

枸杞叶（二两）　车前叶（二两）

右件药，熟挼之，使汁欲出，又别取大桑叶三两，重裹之，悬于阴地，经宿，乃轻压取汁，点目中，不过三五度差。

治五脏积热冲眼，干涩难开方。

青蒿花（五月五日采，阴干）

右捣细罗为散，每空心，以井华水，调下二钱，若能久服，目明，可夜看书。

又方。

右取熟羊眼睛白珠子，以坚细石磨如膏，每取麻子大，点目，日夜各两度，不过三五日差。

治目痒急诸方

夫目痒急者，是风气客于睑眦之间，与血气津液相搏，使眦痒而泪出，目眦恒赤湿，亦谓之睊音绢目[30]也。

治眼赤湿痒急，宜服葳蕤散。

葳蕤　秦皮（锉）　甘菊花　防风（去芦头）　栀子仁　甘草（炙微赤，锉，各一两）　黄连（一两半，去须）　决明子（一两半）

右件药，捣筛为散。每服四钱，以水一中盏，煎至六分，去滓，每于食后温服，夜临卧时再服。

治风气攻睑眦，致眼痒急，似赤不赤，宜服沙参散。

沙参（去芦头，一两）　防风（去芦头，一两）　甘草（半两，炙微

赤，锉）　甘菊花　赤芍药　地骨皮　枳壳（麸炒微黄，去瓤，各一两）

右件药，捣筛为散。每服四钱，以水一中盏，煎至六分，去滓，不计时候温服。

治眼风热赤痒急，日夜不止，乌蛇散。

乌蛇（二两，酒浸去皮骨，炙令黄）　藁本　防风（去芦头）　赤芍药　羌活（各一两）　芎䓖（一两半）　细辛（半两）　甘菊花（半两）　枳壳（半两，麸炒微黄，去瓤）

右件药，捣细罗为散。不计时候，以温水调下二钱。

治肝风气上热下冷，眼睑瞳人痒急，揉之不止，宜服羚羊角圆。

羚羊角屑（一两半）　枸杞子（一两半）　菟丝子（一两半，酒浸三宿，曝干为末）　赤茯苓　细辛　地肤子　桂心　独活　秦艽（去苗）　蓝实　芎䓖　葳蕤　（以上各一两）　车前子（二两）　甘草（半两，炙微赤，锉）　防风（一两，去芦头）

右件药，捣罗为末，炼蜜和捣三五百杵，圆如梧桐子大。每于空心，以粥饮下三十圆，晚食前再服。

治赤眼涩痒急，日夜不可忍方。

诃黎勒仁（十枚，捣末）　蛇蜕皮（五寸，净洗）　黄连（半两，去须细锉）　大枣（五枚，去核）　淡竹叶（二十片，细锉）

右件药，以水一大盏，煎至三分，绵滤去滓，澄清，逐夜重汤暖如人体，以铜箸点之，每点可至二三十箸子为度。

治眼风痒赤急，黄连煎点眼方。

黄连（半两，去须捣为末）　丁香（一分，捣为末）　黄柏（半两，为末）　蕤仁（半两，去赤皮烂研）　古钱（七文）

右件药，以水一大盏半，煎取半盏，去滓，更以绵滤，重熬成煎，每日三五度点之。

又方。

黄连（半两，去须）　蕤仁（半分[31]，去赤皮）　秦皮（半两）

右件药，捣碎，以绵裹，于铜器中，用乳汁一合半，浸一复时，捩去滓，每日三五度，点目眦头。

又方。

盐花（一两）　乌贼鱼骨（半两，细研）

右件药，以清醋浆水二大盏，煎取一小盏，绵滤取清，每以铜箸头，取如麻子大，日点三五上，至夜卧时又点，平旦以温淡浆水洗之。

治眼痒急，赤涩，秦皮汤洗眼方。

秦皮（一两） 蕤仁（一两，去赤皮） 甘草（一两半） 细辛（一两） 栀子仁（一两） 苦竹叶（三握，净洗） 井盐（一分）

右件药，细锉，以水三大盏，煎取一半，去滓，热洗，冷即重暖，频频洗之。

又方。

爊金盐（一两）

右以浆水一大盏，煎取半盏，澄清，时时点目中良。

又方。

右取犬胆汁，注目中良。

治眼眉骨及头疼痛诸方

夫肝胆充实，腑脏壅滞，风邪毒气，伏留于心胸，不能宣泄，而又脾肺久积风热，上冲肝膈，攻于头目，故令眼眉骨及头疼痛也。

治眼眉骨连头，疼痛不止，宜服此方。

羌活 甘菊花 芎䓖 甘草（炙微赤，锉） 旋覆花 （以上各半两） 石膏（二两）

右件药，捣粗罗为末，每服四钱，以水一中盏，煎至六分，去滓，每于食后温服。忌炙煿、热面。

治眼风毒攻眉骨及目睛，疼痛如欲破，碜涩泪出，目不能开，菊花散方。

甘菊花 羌活 蔓荆子 半夏（汤浸七遍去滑） 芎䓖（各一两） 枳壳（一两半，麸炒黄，去瓤） 石膏（二两） 赤芍药（一两） 甘草（半两，炙微赤，锉）

右件药，捣筛为散。每服四钱，以水一中盏，入生姜半分，煎至六分，去滓，不计时候温服。

治风热所攻，眉骨及眼睛鼻頞遍疼，眼生赤脉及翳晕，宜服黄芪散方。

黄芪（锉） 甘草（炙微赤，锉） 旋覆花 白菊花 川大黄（锉碎微炒） 枳壳（麸炒微黄，去瓤，以上各二两） 荠苨（三两） 石膏（三两） 羚羊角屑（一两）

右件药，捣筛为散。每服三钱，以水一中盏，煎至六分，去滓，不计时候温服。

治肝壅风热，眼眉骨连头疼痛，心神烦躁，大小便难，宜服羚羊角散方。

羚羊角屑（三分） 柴胡（一两，去苗） 赤芍药（三分） 黄芩（三分） 石膏（二两） 芎䓖（三分） 川芒硝（三分） 枳壳（一两，麸炒微黄，去瓤） 川大黄（三分，锉，微炒）

右件药，捣粗罗为散。每服三钱，以水一中盏，入竹叶二七片，煎至六分，去滓，每于食后温服。

治肝风热眼，眉骨连头疼痛，胸膈烦满，不欲食，宜服羌活散方。

羌活（一两） 防风（三分，去芦头） 甘菊花（一两） 藁本（三分） 旋覆花（半两） 蔓荆子（半两） 石膏（一两） 甘草（半两，炙微赤，锉）

右件药，捣粗罗为散。每服四钱，以水一中盏，入生姜半分，煎至六分，去滓，每于食后温服。

治眼眉骨遍痛及头疼心躁，小便赤黄，四肢烦热，不得睡卧，宜服犀角圆方。

犀角屑（半两） 羚羊角屑（半两） 麦门冬（一两半，去心焙） 黄芪（一两，锉） 甘草（半两，炙微赤，锉） 玄参（一两） 牛黄（一分，细研） 天竹黄（半两，细研） 郁金（半两） 川芒硝（一两） 柴胡（一两，去苗）

右件药，捣罗为末，入牛黄、天竹黄同研令匀，炼蜜和捣三二百杵，圆如梧桐子大。每于食后，煎甘豆汤下二十圆。

治眼热毒所攻，眉骨及头疼，壮热不止，贴熁膏方。

田中鼢鼠土（三升） 木香（一两） 川大黄（五两） 白蔹（三分） 寒水石（六两）

右件药，捣细罗为散，用酒调如稠饧，匀掷[32]于帛上，贴熁之。

又方。

川大黄 解毒子 木香（各三分）

右件药，捣细罗为散，以浆水调为膏，于生绢上匀摊贴熁，干即易之。

治眼睛疼痛诸方

夫肝气通于目，目者肝之官，眼有五轮，以应五脏，若肝胆气实，心膈壅滞，风邪毒气，上攻于目，则令眼睛疼痛也。

治肝气上壅，攻注眼疼睛痛及腹胁滞闷，宜服细辛散方。

细辛（半两） 川升麻（三分） 芎䓖（一两） 当归（一两） 丹参（三分） 赤芍药（一两） 黄芩（一两） 槟榔（一两） 川大黄（一两，锉碎微炒） 甘草（半两，炙微赤，锉） 枳壳（一两，麸炒微黄，去瓤）

右件药，捣粗罗为散。每服三钱，以水一中盏，煎至六分，去滓，每于食后温服。忌炙煿、热面。

治眼睛疼痛，连头偏疼，宜服羌活散方。

羌活 防风（去芦头） 黄芩 芎䓖 蔓荆子 甘菊花 （以上各一两） 石膏（三两） 甘草（半两，炙微赤，锉）

右件药，捣粗罗为散。每服四钱，以水一中盏，煎至六分，去滓，每于食后温服。

治肝膈壅热，眼睛赤涩疼痛，心神烦热，宜服羚羊角散方。

羚羊角屑 茯神 防风（去芦头） 地骨皮（各一两） 石膏（二两） 黄芩（三分） 麦门冬（一两半，去心焙） 甘草（三分，炙微赤，锉） 枳壳（三分，麸炒微黄，去瓤） 蕤仁（三分，汤浸去赤皮） 犀角屑（三分） 川芒硝（三分）

右件药，捣粗罗为散。每服四钱，以水一中盏，煎至六分，去滓，入地黄汁半合，更煎一两服，每于食后温服。

治肝脏壅毒气上攻，眼睛赤涩疼痛，心躁，体热，宜服地骨皮散方。

地骨皮 川升麻 玄参 甘草（炙微赤，锉） 防风（去芦头） 黄芩 （以上各一两） 赤茯苓（二两） 羌活（三分） 桑根白皮（二

两，锉） 决明子（二两半） 石膏（三[33]两） 柴胡（二两半，去苗）

右件药，捣粗罗为散。每服四钱，以水一中盏，入生姜半分、淡竹叶二七片、黑豆五十粒，煎至六分，去滓，每于食后温服。

治上焦壅热，眼睛疼痛，大小便秘涩，心神烦躁，不得眠卧，宜服栀子散方。

栀子仁（一两） 黄连（一两，去须） 枳壳（三分，麸炒微黄，去瓤） 龙胆（一两，去芦头） 赤芍药（一两） 甘草（三分，炙微赤，锉） 川大黄（一两，锉碎微炒） 柴胡（一两半，去苗） 大青（一两）

右件药，捣粗罗为散。每服四钱，以水一中盏，煎至六分，去滓，每于食后温服。

治诸风毒攻头目，睛中如针刺痛及欲成障翳，宜服甘菊花散方。

甘菊花（一两） 川升麻（一两） 芎䓖（一两半） 细辛（一两） 防风（去芦头，三分） 石膏（二两） 羚羊角屑（一两半） 黄连（一两，去须） 川大黄（一两，锉碎微炒） 甘草（三分，炙微赤，锉）

右件药，捣筛为散。每服四钱，以水一中盏，煎至六分，去滓，每于食后温服。

治眼睛疼痛，睡卧不得，宜服地骨[34]散方。

地骨皮 石膏（细研水飞过） 川大黄（锉碎炒） 井泉石 （以上各二两） 甘草（半两，炙微赤，锉）

右件药，捣细罗为散。入石膏更研令匀，每于食后，以白米泔，调下二钱。

治眼睛如针刺疼痛，通顶抽风散方。

硝石（二两）

右以新瓷瓶，内盛硝石，渐以火镕成汁，以生萝卜子，时时投三二十粒，入于硝内，候烟出尽，又投，直候萝卜子、硝石无声，硝已伏火，去火放冷，敲破瓶，取出研如粉，用萝卜子一两，去皮，拣净，只取半两，麝香半钱，合研令细，每用半字，内笔管中，猛用力吹入鼻内，随左右痛处，当有清涕出，其疼痛立止。

治眼睑垂肿诸方

夫肝胆之中，久积风热，邪毒之气，上蒸于睑，遂令上睑自然垂下，盖合不开，此皆风热相搏，故令结聚垂下，若久不治，其眼睑不归上也。

治眼睑垂肿，口干，心躁，头疼，宜服羚羊角散方。

羚羊角屑　黄连（去须）　木通（锉）　赤芍药　防风（去芦头）　黄芩　甘草（炙微赤，锉，各三分）　葳蕤（一两）　栀子仁（半两）　麦门冬（一两半，去心焙）　石膏（二两）

右件药，捣粗罗为散。每服三钱，以水一中盏，入竹叶二七片，煎至六分，去滓，每于食后温服。忌炙煿、油腻、热酒、面、毒鱼肉。

治眼睑垂肿疼痛，大黄散方。

川大黄（锉碎微炒）　栀子仁　井泉石　秋桑叶　甘草（炙微赤，锉）　决明子　（以上各三分）

右件药，捣筛为散。每服三钱，以水一中盏，煎至六分，去滓，每于食后温服。

治热毒攻，眼睑垂肿痛，秦皮散方。

秦皮（一两）　黄连（一两，去须）　栀子仁（三分）　川大黄（半两，锉碎微炒）　细辛（半两）　蛇衔草（三分）　甘草（半两，炙微赤，锉）

右件药，捣粗罗为散。每服三钱，以水一中盏，入生姜半分、竹叶二七片，煎至六分，去滓，每于食后温服。

治眼睑风毒所攻，下垂覆盖瞳人，宜服茺蔚散方。

茺蔚子　防风（去芦头）　羌活　蔓荆子　甘菊花　玄参　细辛　车前子　黄芩　川大黄（锉碎微炒，以上各一两）　甘草（半两，炙微赤，锉）

右件药，捣筛为散。每服四钱，以水一中盏，煎至六分，去滓，每于食后温服。

治眼热毒，睑肿垂遮睛，洗眼汤方。

苦竹叶　黄连（去须）　黄柏　栀子仁（各一两）　蕤仁（半两，汤浸去赤皮）

右件药，细锉，以水三大盏，煎至一盏半，去滓，澄清，温温洗眼，日五七度洗之。

又方。

川大黄（一两，锉碎微炒）　苦竹叶（一握）　甘草（一两，锉）　郁金（一两）　腻粉（二钱）

右件药，先捣三味为散，入腻粉竹叶，以水三大盏，煎至一盏半，去滓澄清，温温洗眼，日三五度洗之。

治眼肿生翳，睑垂，疼痛难开，熨眼药饼子方。

川大黄　郁金　黄连（去须，各一两）

右件药，捣罗为末，用醋粟米饭和药五钱，捏如饼子，用手帕子裹，不住手熨之妙。

治睑生风粟诸方

夫眼痛状如眯者，名曰粟眼，此皆心肺壅毒，肺脏积热，肝家有风，致令眼睑皮肉上下，有肉如粟粒，或赤或白，泪出涩痛，如眯隐睛，可翻眼皮起，以针拨之，兼服汤散，宣其风热，频镰出血，可以永除根本也。

治睑生风粟及生珠管，防风散。

防风（去芦头）　犀角屑　羚羊角屑　川大黄（锉碎微炒，各二两）　前胡（去芦头）　黄芩　玄参　地骨皮（各一两）　甘草（半两，炙微赤，锉）

右件药，捣筛为散。每服四钱，以水一中盏半，煎至五分，去滓，每于食后温服。

治眼生风粟疼痛，时有泪出，茺蔚散。

茺蔚子　防风（去芦头）　羚羊角屑　川大黄（锉碎微炒）　黄芩　杏仁（去皮尖双仁，麸炒微黄）　车前子　赤茯苓　（以上各一两）

右件药，捣筛为散。每服四钱，以水一中盏，煎至六分，去滓，入川芒硝半分，搅匀，每于食后温服。

治眼睑垂肿，生风粟磨隐睛痛方。

蜜（少许） 水银（半枣大，以津液研令星尽） 龙脑（半钱，细研）

右件药，相和研匀，每用少许，日三五上点之。

治睑肿硬诸方

夫眼睑肿硬者，由脏腑壅滞，肝肺中久有积热，热气上冲于眼，兼为外风所伤，风热留结于睑，故令肿硬久不差，多成睑疮，脓水出不止，淹损眼目，宜早镰洗，去其毒血，然后服药攻治，必可差也。

治眼睑硬赤肿痛，黄芪散。

黄芪（锉） 茺蔚子 麦门冬（去心，各一两半） 地骨皮 玄参 黄芩 知母（各一两） 犀角屑（半两）

右件药，捣筛为散。每服四钱，以水一中盏半，煎至六分，去滓，每于食后温服。忌炙爝、热面。

治眼风热，毒气上攻，两睑肿硬如桃李，目开不得，宜服羚羊角散。

羚羊角屑 防风（去芦头） 羌活 人参（去芦头） 赤茯苓 川升麻 川大黄（锉碎微炒） 玄参 黄芩 车前子 （以上各一两） 细辛（半两） 栀子仁（半两）

右件药，捣筛为散。每服四钱，以水一中盏，煎至六分，去滓，每于食后温服。

治眼睑肿硬，隐睛疼痛，视物不得，泻膈散。

麦门冬（去心） 川大黄（锉碎微炒） 川芒硝（各一两） 茺蔚子 车前子 黄芩（各一两半）

右件药，捣筛为散。每服三钱，以水一中盏，煎至六分，去滓，每于食后温服。

治眼睑肿硬，刺痛不开，细辛散。

细辛（半两） 人参（去芦头） 赤茯苓 车前子 藁本 赤芍药

川大黄（锉碎微炒）　玄参（各一两）　甘草（一分，炙微赤，锉）

右件药，捣筛为散。每于食后，用竹叶汤，调下二钱。

治眼摩顶膏诸方

治一切眼疾及生发，退热毒风，摩顶膏。

生油（二升）　黄牛酥（三两）　莲子草汁（一升）　淡竹叶（一握）　大青（一两半）　葳蕤（一两半）　曾青（一两，细研）　石长生（一两半）　吴蓝（一两）　槐子（一两半）　川朴硝（一两半）　青盐（二两）　栀子仁（一两半）

右件药，细锉，绵裹，于铛中，先下油酥及莲子草汁，后下诸药，以文火煎半日，即以武火煎之，候莲子草汁尽，其膏即成，去滓，更细，澄滤讫，通油瓷瓶盛，每欲用时，夜间临卧时，以铁匙取少许，涂顶上，细细以匙摩之，令稍[35]散入发孔中，顿觉清凉，轻者不过五六度，重者用膏半剂即差。摩膏之法，每隔三夜一度摩之，甚妙，并日，恐药驱风毒太急，乍有触动，其膏治肾虚眼暗，及五脏毒风，气上冲于脑，脑脂流下为内障，方书所不治者，此能疗之，遍除眼暗映翳，赤眼风毒，令热泪出，眼睛如针刺痛无不差者。摩膏后，三两月便能生发，风毒自散也。合药取莲子草汁，须是八月九月采之，其汁方浓有力，余时不堪用也。

治脑热眼睛，头旋发落，心中烦热，宜用摩顶膏。

青盐　莲子草　牛酥（各三两）　吴蓝　葳蕤　栀子仁　槐子　犀角屑　络石　玄参　川朴硝（别研）　大青　空青（细研入，以上各二两）　竹叶（两握）　石长生（一两）

右件药，以油参[36]升，先微火煎熟，次下诸药添火，煎炼三十余沸，布绞去滓，拭铛，更文火炼之，入酥及盐、朴硝、空青等末，炼如稀饧，又以绵绞内瓷器中盛，欲卧时用摩顶上。

治眼，养发补心，除顶热明目，涂顶油方。

生麻油（二升）　沉香（半两）　白檀香（半两）　木香（半两）

苏合香（一两） 蔓荆子（半两） 防风（半两，去芦头） 馀甘子（半两） 川朴硝（一两半） 甘松子（一分） 零陵香（一分） 丁香（一分） 白茅根（一分） 犀角屑（一分） 龙脑（一分，细研） 空青（三分，细研） 石膏（三两，捣研） 生铁（三两） 莲子草汁（二升）

右件药，除汁药外，细锉，以新锦裹，于不津铁器中盛，以前麻油莲子草汁浸经七日后，取涂头顶上，甚良。

治脑热风目暗涂顶油方。

麻油（二合） 硝石（一两，细研） 川朴硝（一两，细研） 莲子草汁（半合） 白蜜（半合）

右件药，同研令匀，以瓷盒中盛之，每取一匙，涂于顶上，甚良。

治眼前见花，黄黑红白不定，摩顶膏。

附子（一两，炮裂，去皮脐） 木香（一两） 朱砂（一分） 龙脑（半钱） 青盐（一两半） 牛酥（二两） 鹅脂（四两）

右件，附子木香捣罗为末，入朱砂下五味，同研令匀，以慢火熬成膏，每用少许，不计时候，顶上摩之。

治脑中热毒风，除眼中障翳，镇心明目，大食国胡商灌顶油法。

生油（二升） 故铧铁（五两，打碎择洗） 硝石（半两） 寒水石（一两） 马牙消（半两） 曾青（一两）

右件药，以绵裹，入油中浸一七日后，可用一钱，于顶上摩之及滴少许入鼻中，甚妙。

【校注】

① 赤足：抄本作“皮”，义长可从。

② 带：抄本作“蒂”，义胜。

③ 二：抄本作“一”。

④ 纸：抄本作“碎”，义长可从。

⑤ 桃杸：抄本作“桃枝”。

⑥ 摸：抄本作“换”，义长可从。

⑦ 胐：抄本作“骨”，义胜。

⑧ 黄丹：抄本作“黄连”。

⑨ 檗：据文义疑作“劈”。

⑩ 二：抄本作“三”。

⑪ 三：抄本作“二”。

⑫ 三：抄本作“二”。

⑬ 三：据文义其下当有“度”字，此处脱文。

⑭ 二：抄本作“三”。

⑮ 滞：抄本作“泄”，义长可从。

⑯ 淡升叶：抄本作“淡竹叶”，义长可从。

⑰ 光：抄本作“先”，义长可从。

⑱ 升叶：抄本作“竹叶”，义长可从。

⑲ 月：抄本作“片”，义长可从。

⑳ 塼:抄本作“砖”，义长可从。

㉑ 两：抄本作“分”。

㉒ 筒：据文义当作“箇”。

㉓ 努：据文义当作“胬”，本节下同。

㉔ 天：抄本作“生”，义长可从。

㉕ 二：抄本作“三”。

㉖ 汁溃，热歇乃差。亦可针破捏去之，凡针需翻眼皮里针之，若于外畔，恐作瘢痕，又虑风入，往往有此状也：抄本作“浓血溃，热已退，即瘥。亦可用针挑破控去浓血。凡用针须从眼皮里面刺之，若于外畔下针，恐作瘢痕，又虑风入，往往有此状也。”义胜。

㉗ 叶：抄本作“果”，义长可从。

㉘ 竹叶：抄本作“淡竹叶”。

㉙ 枰：抄本作“杵”，义长可从。

㉚ 睊（juān 涓）目：病证名。

㉛ 分：抄本作“两”。

㉜ 掷：抄本作“摊”，义胜。

㉝ 三：抄本作“二”。

㉞ 骨：其下抄本有“皮”字，此处脱文。

㉟ 稍：抄本作“消”。

㊱ 参：据文义疑作“三”。

卷第三十三

眼内障论

夫一身之有双眸，若层霄之有两曜，虽浮云暂起，不妨临照之功，而纤翳或生，便失毫厘之鉴，所以壁瑕珠纇[①]，必伤希代之珍，神水华池，须固养身之道，故眼通五脏，气贯五轮，肺管白睛，白应庚辛之位，肾关黑水，黑属壬癸之方，血应丙丁，肉轮戊己，眼归甲乙，木乃应肝，心气通而肝气和，眼无其疾，心气滞而肝气乏，目减其光，养气存神，安心惜视。体既继于父母，气悉受于阴阳，其间或处胎中，或乃生下，自幼及长，厥状多般，受疾者莫晓患由，专医者须穷病本，若能审细，无不痊除。凡病眼不痛不痒，端然渐渐昏暗，遂至失明，眼状虽如寻常，瞳仁中潜生障翳，作青白色，渐不辨人物，微见三光，名曰内障也。多从一眼先患，久后相牵，俱成此状，若不预服汤圆除其根本，不下为翳，在内肉脉相连双损故也。此皆热风冲脑，脑脂流下灌睛，亦有黑水凝结而作障也。若忽然而暗，经三五十日翳成者，则是脑脂流下所致，若三五百日之内，渐渐䀮䀮者，即是黑水凝结所成，才觉急须疗治，驻其疾势，不尔昏昧，障翳内成，非草石疗之见功，唯金针拨之乃效。又曰内障之眼，凝滑数种，异象多般，有浮有沉，或滑或涩，或形如皓雪，或状似清水，或散若梨花，或半分片月，风撮明窍，热攻翳开，缺角无垣，斜㖞有异，或翳嫩难见，或翳老粘睛，向阳色之不通，背日闪之不动，更有苍黄非等，灰色殊形，如斯异同，穷论莫尽，其中亦有不可治者。初患之时，脑痛眼疼，又有虽不痛疼，霍之不动者，名曰死翳，其翳作黄赤色，不可治也。又有翳状或作破散，或深或浅，中心垂布浓厚者，亦不可治也。凡学针开，然须审细，辨其证候，明其浅深，脱或不晓病源，未达机要，妄行针药，遂致损伤，深可戒也，傥或尽穷旨趣，洞别纤微，如启蚌以呈珠，似拨云而见日，则龙上之功，于兹可得矣。

开内障眼论

凡内障之眼，形候甚多，好恶非一，有冰，有涩，有滑，有散。冰者拨之不下，滑者闭之不牢，涩者收之稍迟，散者刮之难聚，如此之类，各有浮沉，鉴辨者绝稀，造次者尤甚，偶逢有效，以为切[②]能，忽若不痊，便言分命[③]。是以学者，必须洞明形状，细察根源，穷其是非，固不容易。翳状不少，受病多端，或浮或沉，或老或嫩，用针轻重，粗细测量，宜浅宜深，宜迟宜疾，患人或冷或热，或实或虚。若热多者，先宜服凉药，令热毒稍除，然始开之，不尔，恐气开吐逆。若有风虚者，先宜以祛风镇心之药，候四体平和，方始下针，不尔，晕闷惊悸，切在临时消息，随其虚实所宜也。又性热者，脑脂流下，其翳易老，性冷者，其翳难老，老障者可用小针，嫩薄者须用大针，障浮者，去乌珠近下针之，障沉者须远下针，翳若沉，下针近拨之，则其翳不牢，翳若浮，下针远拨之，则翳多破。若妇人有妊娠，及新产后，有斯疾者，未宜下针，直候体力安平，方可开之，不尔，则必有所损尔。凡开内障，及诸翳膜息肉等，并须候天气晴明无风，仍静处，断除喧乱，安心定意，方可行针，随眼左右，宜向小眦头下针。隔鼻开眼者，鼻碍于手，下针不妙，令患人正面坐，手捉医人腰带，勿令放手，先将钝针柱穴令定，使得眼惯，勿令转动，定呼吸气五十息，徐徐进针，勿令过重，亦不可全轻，初且须轻轻，未入，即须稍重，针头若偏，或有伤损，血则随针出，即不可止，亦不得重手按之，恐血更多，可轻轻裹之，又须缓气，徐徐用力逼之，血即自止，若血不止，必见大伤，则待血凝塞，针孔则合也，可依旧法，用药将息，转针不过子午，若针觉坚急者，则是入膜，若放手犹滑，及未得全入，若已入了，其眼觉痛，若痛且住歇少时，更渐渐进之，临欲过膜，痛即更甚，方便用意针过，待痛稍定，即可倒针向瞳仁，与瞳仁齐平，拨之向下，不得绝重手也，离瞳仁微近，开眼便见物，既见物，须捻眼合，缓缓抽针出了，停五十息，久开得明，明见物分明，即以线[4]封之，依法将息，勿令失度，稍失其宜，即翳晕却上，准前更开亦得，若拨后有动静，随状止之，若有痛处，以手随处掐之即定，若大痛不定，即以火熨之。凡欲下针，预向人说，忽[5]恐下手疾，人惊恶呕吐，亦须协药[6]止痛，以大黄、木香等为末，以醋浆水和如泥，作饼子拓之即定，或吐不定，含白梅咽津，仍预先含之，吐逆盛，即难止。凡诸药须预备拟，不可临时阙[7]也，痛久不可忍，即见损也，开眼后，绵封七日，吃豉粥仰卧，不得转动侧卧，常须人看，不得离人，勿高声呼唤，大小便缓缓扶起，勿令患人用力，及不得洗面，避风将息。七日后开封，若见物犹白色，或如霜雪，盖是眼嫩故也，亦未可全除封，看物即可时时一开，若看物甚即睛疼，必有所损。二七日后，方可除封，有物状如衣带飞虫，悬针之动，水轮未定，吃药渐渐自己。三七日外，眼忽痒，无虑也。凡开眼时，患人不得太饱，亦无令饥也，既开见物，或有痛处，随左右针之，及掐捻左右督脉颞颥风府等穴，若针痕痛二三日即自定也，一月内不用洗面，恐水入针孔有损也，宜以绵渍盐汤，微微拭之，七日内不得吃饭，恐动牙关，应著水轮，故须吃粥及软烂之物。夫治眼不论障翳，及诸杂状候之眼，皆不得当风看日，及喜怒房事，五辛酒面，炙煿毒物，并宜断之，唯须宽缓情性，慎护调摄，即无不差也，若纵恣乖违，触犯禁忌，则自贻其咎矣。

治眼内障诸方

夫眼生内障者，不疼不痛，无泪无眵，细观如薄雾之形，久视若轻烟之状，飞蝇散乱，悬蟢虚空，本因肝脏之中，停留风热，致使瞳仁之内，结聚昏朦，累日加增，经年转[8]盛，或乃心神惊恐，情绪悲愁，脑脂下结于乌轮，翳障渐生于黑水，一目先患，两眼通牵，早觉则便服汤元，无不痊退，稍缓则结成翳障，须假针开，若能专医，必获奇效也。

治肝脏风毒，上攻眼目，始即昏暗，久成内障，宜服甘菊花散方。

甘菊花（一两） 旋覆花（半两） 人参（一两，去芦头） 川升麻（三分） 防风（半两，去芦头） 车前子（半两） 石膏（一两） 羚羊角屑（半两） 黄芩（半两） 决明子（一两） 杏仁（半两，汤浸去皮尖双仁，麸炒微黄） 甘草（一分，炙微赤，锉）

右件药，捣粗罗为散，每服三钱，以水一中盏，入生姜半分，煎至六分，去滓，每于食后温服。忌炙煿、热面。

治乌风内障，昏暗不见物，宜服羚羊角散方。

羚羊角屑（一两） 防风（一两，去芦头） 芎䓖（一两） 赤芍药（一两） 黄芩（一两） 甘菊花（一两） 细辛（一两） 枳壳（一两，麸炒微黄，去瓤） 黄连（一两，去须） 石膏（二两） 甘草（半两，炙微赤，锉）

右件药，捣粗罗为散。每服三钱，以水一中盏，煎至六分，去滓，每于食后温服。

治青风内障瞳仁，虽在昏暗，渐不见物，状如青盲，宜服葳蕤散。

葳蕤（三[9]分） 羚羊角屑（一两） 蕤仁（半两，汤浸去赤皮） 蔓荆子（三分） 甘菊花（半两） 羌活（三分） 玄参（二[10]分） 芎䓖（三分） 甘草（半两，炙微赤，锉） 枳壳（三分，麸炒微黄，去瓤）

右件药，捣罗为散。每服四钱，以水一中盏，入竹叶二七片，煎至六分，去滓，每于食后温服。

治眼远视不明，常有黑花，欲成内障方。

青羊胆（一枚） 黄牛胆汁（一合） 熊胆（一分） 鲤鱼胆（三分） 乌鸡胆（五[11]枚） 牛黄（半两，细研）

右件药，先将诸胆相和，次入牛黄，调搅令匀，入银器内，以文武火熬成膏，以瓷器内盛之，每于食后，以温酒调下半钱。

治眼浮花散，渐渐昏朦，成青风内障，宜服羚羊角散方。

羚羊角屑 人参（去芦头） 羌活 玄参 地骨皮 车前子 防风（去芦头，以上各三分） 决明子（一两）

右件药，捣细罗为散。每服，食后煎竹叶汤，调下二钱。

治眼乌风内障，宜服石决明圆方。

石决明（一两，捣，细研水飞过） 茺蔚子（二两） 防风（一两，

去芦头） 车前子（一两） 细辛（一两） 桔梗（二两，去芦头） 人参（一两，去芦头） 白茯苓（一两） 薯蓣（一两）

右件药，捣罗为末，炼蜜和捣三二百杵，圆如梧桐子大。每于空心及晚食前，以盐汤下二十圆。

治眼昏暗，瞳仁不分明，成黑风内障，宜服补肾圆方。

磁石（二两，烧醋淬七遍，捣碎，细研水飞过） 菟丝子（一两，酒浸三日，曝干，别捣为末） 五味子（一两） 细辛（一两） 熟干地黄（一两半） 泽泻（一两） 茺蔚子（一两半） 薯蓣（一两） 覆盆子（一两半） 肉苁蓉（一两半，酒浸一宿，刮去皴皮，炙干） 车前子（一两）

右件药，捣罗为末，炼蜜和捣三五百杵，圆如梧桐子大。每于空心及晚食前，以盐汤下三十圆。

治黑风内障，肝肾风虚，上焦客热，昏暗不见物，宜服空青圆[12]。

空青（半两，烧过细研） 赤茯苓（二[13]两） 甘菊花（半两） 覆盆子（一两） 枸杞子（一两） 羚羊角屑（半两） 羌活（三分） 人参（二[14]分，去芦头） 槐子（三分，微炒） 车前子（三[15]分） 玄参（三分） 决明子（一两） 楮实（一两，水淘去浮者，微炒）

右件药，捣罗为末，入空青，研令匀，炼蜜和圆，如梧桐子大。每于食后，以竹叶汤下二十圆。

治绿风内障，肝肺风热壅滞，见红白黑花，头额偏疼，渐渐昏暗，不见物者，宜服羚羊角圆[16]。

羚羊角屑（一两） 石决明（二分，捣，细研水飞过） 决明子（三分） 独活（半两） 防风（半两，去芦头） 蔓荆子（半两） 甘菊花（半两） 吴蓝子（半两） 车前子（三分） 甘草（半两，炙微赤，锉） 犀角屑（三分） 栀子仁（半两）

右件药，捣罗为末，炼蜜和捣三二百杵，圆如梧桐子大。每于食后，以温浆水下二十圆。

治高风省[17]**目，渐成内障，还睛圆方。**

槐子（一两，微炒） 人参（一两，去芦头） 细辛（一两） 石决明（二两，捣，细研水飞过） 白茯苓（一两） 防风（一两，去芦头） 覆盆子（二两） 甘菊花（一两） 柏子仁（一两） 芎䓖（一两） 茺

蔚子（二两）

右捣罗为末，炼蜜和捣三二百杵，圆如梧桐子大。每于空心及晚食前，以温水下二十圆服。

治眼昏暗，渐成内障，宜服石决明圆方。

石决明（一两） 桂心（半两） 槐子（一两） 熟干地黄（一两） 阳起石（一两，酒煮半日，细研水飞过） 磁石（一两半[18]，烧醋淬七遍，细研水飞过） 菟丝子（一两，酒浸三日，曝干，别杵为末） 肉苁蓉（一两，酒浸一宿，刮去皴皮，炙令干）

右件药，捣罗为末，入研了药令匀，炼蜜和捣三二百杵，圆如梧桐子大。每于食前，以盐汤下二十圆，渐加至三十圆。

治肝肾久虚，眼目昏暗，渐成内障，宜服阳起石圆方。

阳起石（一两，酒煮半日，细研水飞过） 乌犀角屑（三分） 防风（三分，去芦头） 羚羊角屑（三分） 石决明（一两，捣，细研水飞过） 麦门冬（一两，去心焙） 虎睛（一对，酒浸一宿，微炙） 真珠（末） 甘菊花 川升麻 空青（细研） 葳蕤 细辛 车前子 蔓荆子 人参（去芦头） 芎䓖 赤芍药 青葙子 槐子（微炒） 蕤仁（汤浸，去赤皮） 黄芩 前胡（去芦头） 决明子 汉防己 黄连（去须） 茺蔚子 枳实（麸炒微黄） 川大黄（锉碎微炒） 甘草（炙微赤，锉，以上各半两）

右件药，捣罗为末，入研了药令匀，炼蜜和捣三五百杵，圆如梧桐子大。每于食后，以麦门冬汤下三十圆。

治眼因患后起早，元气虚弱，目无翳膜，视物昏暗，欲成内障，宜服磁石圆方。

磁石（二两，烧醋淬七遍，杵碎，细研水飞过） 肉苁蓉（一两，酒浸一宿，刮去皴皮，炙令干） 菟丝子（二两，酒浸三日，曝干，别杵[19]为末） 熟干地黄（一两） 石斛（一两，去根，锉） 巴戟（一两） 五味子（半两） 补骨脂（一两，微炒） 木香（半两） 桂心（半两） 远志（一两，去心） 甘草（半两，炙微赤，锉）

右件药，捣罗为末，入研了药令匀，炼蜜和捣三二百杵，圆如梧桐子大。每于食前，以温酒下三十圆。

治风内障，消翳明目及除青盲，胎风赤烂，曾青膏[20]。

曾青（一两，细研） 决明子（一两） 蕤仁（一两，汤浸去赤皮） 干姜（一两，炮裂锉） 黄芩（三分） 车前子（半两） 黄连（一两，去须） 黄柏（三分，锉） 蜜（二升）

右件药，捣碎，入蜜拌和，于铜器中盛，以油单密封，勿漏气，于五斗饭中蒸，米熟为度，以新绵绞取汁，如此二度，每度换棉，入铜瓶中盛，入曾青搅令匀，以腊纸封，七日方用，每点以铜箸取药内眦中，每日不限早晚点之。

治内障，针开后，眼经年热涩痛，及治一切眼障晕，点眼朱砂煎。

朱砂（一分，细研） 琥珀（一分，细研） 黄丹（一钱） 黄柏（一分，生） 黄连末（一分） 蕤仁（一分，汤浸去赤皮，细研） 马牙消（半两，细研）

右件药，同研如粉，后用白蜜三两，并滤去滓，入诸药更研令匀，入一竹筒盛，内重汤煮之，半日著柳杖子时时搅之，候色如紫，以绵再滤过，每日三四度以铜箸取少许点之。

治风内障，惊振针后，还睛散方。

车前子 人参（去芦头） 细辛 桔梗（去芦头） 防风（去芦头，以上各一两） 茺蔚子（二两） 芎䓖（一两） 甘菊花（一两） 熟干地黄（二两）

右件药，捣粗罗为散。每服三钱，以水一中盏，煎至六分，去滓，不计时候，温服之。

治风内障，黑水凝翳，恐绝三光，针后，宜服此通明散方。

柏子仁（二两） 防风（一两半，去芦头） 茺蔚子（一两） 车前子（二两） 前胡（一两，去芦头） 人参（一两，去芦头） 白茯苓（一两） 蔓荆子（一两） 黄芪（一两，锉） 甘草（半两，炙微赤，锉）

右件药，捣粗罗为散。每服二[21]钱，以水一中盏，煎至六分，去滓，每于食后及临卧，温服之。

治眼内障，针开后，宜服补肝安心，消翳明目，羚羊角散方。

羚羊角屑（一两） 犀角屑（一两） 胡黄连 石决明（捣，细研水飞过） 朱砂（细研水飞过） 车前子 甘草（炙微赤，锉，各半两）

右件药，捣细罗为散。入朱砂，研令匀，每于食后及临卧时，以温水调下二钱服之。

治眼内障针后，宜服坠翳决明散方。

石决明（捣，细研水飞过） 车前子 人参（去芦头） 甘菊花 槐子 熟干地黄 （以上各一两） 茺蔚子（二两） 防风（二两，去芦头）

右件药，捣细罗为散。每服，食后以粥饮调下二钱，夜临卧再服。

治眼内障，用针后，肝虚眼昏，宜服明目人参圆方。

人参（一两半，去芦头） 决明子（一两半） 枳壳（一两，麸炒微黄，去瓤） 黄芪（二两，锉） 覆盆子（二两） 菟丝子（二两，酒浸三日，曝干，别捣为末）

右件药，捣罗为末，炼蜜和捣三二百杵，圆如绿豆大。每于空心，以温酒下三十圆，服之。

治眼内障，针开后，宜服还睛明目芦荟圆[22]。

芦荟（半两） 人参（半两，去芦头） 柏子仁（一两） 羚羊角屑（二两） 细辛（一两） 茺蔚子（一两） 车前子（一两） 青葙子（一两） 干牛胆（半两，细研）

右件药，捣罗为末，入牛胆，研令匀，炼蜜和捣三五百杵，圆如梧桐子大。每于空心，以盐汤下三十圆。

治眼内障，针开后，宜服坠翳圆[23]。

石决明（一两，捣，细研水飞过） 甘菊花（一两） 细辛（半两） 熟干地黄（二两） 人参（一两，去芦头） 地肤子（一两） 五味子（一两半） 兔肝（一具，炙干） 防风（二两，去芦头）

右件药，捣罗为末，炼蜜和捣三五百杵，圆如梧桐子大。每于空心及晚食前，以盐汤下二十圆。

治眼青盲诸方

夫眼者，轻膜裹水也，其性静，其鉴明，瞻视分别，物无不瞩也。至如气清神爽，藏乃安和，稍有一脏气伤，风邪竟作，目无痛痒，卒然而失明，为肝胆风邪毒气所伤，毒气不散，上注于目，故令目青盲也。

治眼青盲，明目地肤子散方。

地肤子（一两）　石决明（一两半，捣，细研水飞过）　羚羊角屑（一两半）　芎䓖　车前子　酸枣仁（微炒，各一两）

右件药，捣细罗为散。每服一钱，以黑豆汤调下，不计时候服。

治眼青盲，真珠散方。

真珠末（三分）　胡黄连（三分）　石决明（二两，捣，细研水飞过）　地肤子（一两）　琥珀（三分）　天灵盖（三分，烧灰）　母猪肝（半两，炙干）

右件药，捣细罗为散。每服，空心，以温水调下二钱，夜临卧再服。

治眼青盲，积年不差，宜服牛肝散方。

黄牛肝（一具，细切曝干）　土瓜根（三两）　羚羊角屑（二[24]两）　蕤仁（一两，汤浸去赤皮）　细辛（一两）　车前子（二两）

右件药，捣细罗为散。每于空心，以温酒调下二钱。

治眼青盲，无所见物，地肤子圆方。

地肤子（半两）　蓝子（半两，微炒）　白蒺藜（半两，微炒，去刺）　细辛（一两）　桂心（一两）　车前子（二两）　冬瓜子（二两，微炒）　黄连（一两，去须）　青葙子（一两）　大黄（一两，锉辟[25]微炒）　决明子（一两）　茺蔚子（一两）　萤火虫（一两，微炒，去翅足）　菟丝子（二两，酒浸三日，曝干，别捣为末）

右件药，捣罗为末，炼蜜和捣三五百杵，圆如梧桐子大。每于食后，以温水下二十圆。

治青盲，明目柏叶圆方。

柏叶（一两，微炙）　夜明砂（一两，以糯米炒令黄）

右件药，捣罗为末，用牛胆汁拌和，圆如梧桐子大。每夜临卧时，以竹叶汤下二十圆，至五更初以粥饮下二十圆。

治眼青盲，不见物，多泪，宜点此方。

雄黄（一两，细研）　细辛（一两）　干姜（一分，炮裂锉）　黄连（一两，去须）　蕤仁（三十枚，汤浸去赤皮）

右件药，捣筛为散。入雄黄，拌令匀，以蜜二两和，内于瓷瓶中油单密盖，于饭甑内蒸一炊久，新绵滤过，以瓷盒子内盛，每夜卧时，取如麻子大点之。

治眼青盲，不见物，宜点真珠煎方。

真珠末（一两） 白蜜（二合）

右件药，合和，微火煎两沸，绵滤取汁，日三四度点之。

治眼青盲，鱼脑点眼方。

鲤鱼脑（一枚） 鲤鱼胆（一枚）

右件药，相和调匀，日三四度点之。

治积年失明，成青盲，神效决明散方。

决明子（三两） 蔓荆子（三两，蒸三炊久，每度晒干）

右件药，捣细罗为散。每于食后，以温水调下二钱。

治眼青盲不见物者，宜服此方。

天灵盖（二两，多年烂者，净洗了涂酥炙令黄） 龙胆（二两，去芦头） 白龙脑（一钱，细研）

右件药，捣罗为末，入龙脑研匀，取黑豆五升净淘，以水煮令豆烂，滤以[26]汁，却炼成煎拌药，圆如梧桐子大。每服，以温水下二十圆，日三服，频用新汲水洗头面，凡欲服药时，先令患人净沐浴，及剃却顶心发，静一室，泥饰不得[27]通明，令安止，自在供食，慎护将息，不计昼夜，不得见明，若供汤药及食，无[28]室内黑，看治人不见时，先以帛子系患人眼，即可点烛，候供食及药毕，便出房外，兼不得在房内吹灯烛，忌闻灯油烟气，如此忌慎一百日，若至五十日七十日，便开一明窍，试令患人看，当便见明，却闭明处，令满百日，渐看明，即已见物也，绿[29]眼气力弱，不得全似寻常看物，更能且于室内将息，直待好安甚妙。切忌羊血、杂肉及动风、壅滞、热物、喜怒、房室等。

治眼青盲，瞳子不坏者，治十得九方。

右取蔓菁子三斤，蒸之看气上，以釜中汤淋之，曝干，还蒸淋，如此三遍，曝干，捣细罗为散。每服，以温酒调下二钱，渐加至三钱，空心及晚饭后，服之。

治眼青盲方。

右取猪胆五枚，取汁，于铜器中，慢火煎令可圆，即圆如黍米大。内眼中为验。

治眼雀目诸方

夫人有昼而精明，至瞑则不见物者，世谓之为雀目，言其如鸟雀之瞑，便无所见也。

治雀目，不计大人小儿，久患不差方。

天南星（一枚，大者炮裂）　防风（半两，去芦头）　黄芩（半两）　黄连（半两，去须）　谷精草（半两）　甘草（一分，炙微赤，锉）

右件药，捣细罗为散。每服一钱半，用[30]羊子肝一片，用竹刀子劈开两处，入药末在内，于铫子中用米泔一中盏，以盏子合，候煮尽泔为度，放温食之。忌猪肉、炙煿、热面。

又方。

黄芩　谷精草　蛤粉　羚羊角屑　（以上各半两）

右件药，捣细罗为散。每于食后以温水调下一钱。

又方。

细辛　地肤子　决明子　松脂　（以上各二两）

右件药，捣细罗为散。每于食后，以竹叶汤，调下一钱。

又方。

决明子（二两）　地肤子（一两）

右件药，捣细罗为散。每于食后，以清粥饮，调下一钱。

治眼雀目，至暮无所见，宜服老柏皮散方。

老柏白皮（二两，锉）　乌梅肉（一两，微炒）　细辛（二两）　地肤子（二两）

右件药，捣细罗为散。每于食后，以温水调下二钱。

又方。

猪肝（一具，细切）

右以米泔一斗，煮令熟，置一小口器内，及热，开目就上熏之，甚效。

又方。

七月七日，九月九日，取地衣草净洗阴干，捣细罗为散。每于食后，以温酒调下二钱。

治雀目不计日月，擅[31]圣散方。

苍术（二两）

右件捣细罗为散。每服一钱，不计猪羊子肝一个，用竹刀子劈破，掺药在内，却用麻线缠定，用粟米泔一大盏，煮熟为度，令患人先熏过眼后，药气绝即吃之，每日未发前服。

治眼卒生翳膜诸方

夫眼卒生翳膜者，辨其所由，皆因脏腑壅塞，不能宣通，风邪热毒传于肝肺，攻注眼目，结成翳膜，渐侵睛也。

治眼卒生翳膜，视物昏暗及翳覆裹瞳仁，宜服决明子散方。

决明子（一两）　黄连（一两，去须）　川升麻（一两）　枳壳（一两，麸炒微黄，去瓤）　玄参（一两）　黄芩（三[32]分）　车前子（半两）　栀子仁（半两）　地肤子（半两）　人参（半两，去芦头）

右件药，捣筛为散。每服三钱，以水一中盏，煎至六分，去滓，每于食后温服。

治眼卒生白翳膜，宜服羚羊角散方。

羚羊角屑（半两）　泽泻（半两）　甘菊花（一两）　葳蕤（半两）　菟丝子（半两，酒浸三日，曝干，别捣为末）

右件药，捣粗罗为散。每服三钱，以水一中盏，煎至六分，去滓，不计时候温服。

治眼卒生赤翳膜，侵睛下垂，知母散方。

知母（三分）　川升麻（三分）　川大黄（半两，锉碎微炒）　甘草（半两，炙微赤，锉）　大青（三分）

右件药，捣粗罗为散。每服三钱，以水一中盏，煎至六分，去滓，每于食后温服。

治眼从下生赤翳膜，上黑睛，宜服旋覆花散方。

旋覆花（一两） 桑根白皮（一两，锉） 黄连（半两，去须） 羚羊角屑（一两） 赤芍药（一两） 甘草（半两，炙微赤，锉） 川升麻（三分） 黄芩（三分）

右件药，捣粗罗为散。每服三钱，以水一中盏，煎至六分，去滓，每于食后温服。忌炙煿、猪肉。

治眼卒生翳膜，侵睛不退，宜服此蛇脱皮散方。

蛇脱皮（一条，烧灰） 仙灵脾（一两，蒸过） 蝉壳（半两，微炒） 甘草（半两，炙微赤，锉） 川大黄（半两，锉碎微炒）

右件药，捣粗罗为散。每服三钱，以水一中盏，煎至六分，去滓，每于食后温服之。

治眼卒生浮翳膜，昏暗，宜服羚羊角散方。

羚羊角屑（一两） 芎䓖（半两） 车前子（半两） 黄连（半两，去须） 葳蕤（一两） 茺蔚子（半两） 石决明（一两，捣碎，细研水飞过） 甘草（半两，炙微赤，锉） 枳壳（一两，麸炒微黄，去瓤）

右件药，捣细罗为散。不计时候，以竹叶汤，调下一钱。忌炙煿、热面、猪肉。

治眼卒生翳障，疼痛，宜服车前子散方。

车前子（一两） 决明子（二分） 秦皮（三分，锉） 黄连（三分，去须） 赤芍药（三分） 芎䓖（一两半） 川大黄（二[33]分，锉碎微炒） 甘草（半两，炙微赤，锉） 栀子仁（一两）

右件药，捣细罗为散。每于食后，以竹叶汤，调下二钱。

治眼忽生翳膜，赤涩疼痛，宜服真珠散方。

真珠末（半两） 石决明（一两，捣碎，细研水飞过） 黄芩（二两） 甘菊花（一两） 青葙子（二两） 芎䓖（一两） 甘草（一两，炙微赤，锉） 人参（一两，去芦头）

右件药，捣细罗为散。每服，食后，以温浆水，调下一钱。

治眼卒生翳膜，宜点龙脑煎[34]。

白龙脑（半两） 乳香（一分） 朱砂（一分） 细辛（一分） 黄

连（一分，去须）

右件药，先将细辛、黄连，捣罗为散。以水一大盏，浸一复时，用蜜五两，并药水同煎至四分，去滓，研龙脑、乳香、朱砂，入水药内，用瓷瓶子盛，日四五度点之。

治眼虚热，目赤痛，卒生翳膜，昏暗，宜点真珠膏方。

真珠末（一两）　贝齿（五枚，烧灰）　麝香（一分）　朱砂（一分）　胡粉（一分）　鲤鱼胆（二枚）　白蜜（四两，煎滤过）

右件药，除鱼胆蜜外，都研如粉，以鱼胆汁、蜜，于铜器中调令匀，用慢火煎成稀膏，每以铜箸取少许点之，日三四上。

治眼赤痛，卒生浮白膜，宜点龙脑膏[35]。

龙脑（一分）　雄雀粪（一分）

右件药，研如粉，以人乳汁一合，相合，调匀成膏，每以铜箸取少许点之。

治眼卒生翳膜，宜点鸡子壳散方。

鸡子壳（抱子者，去膜取白壳灰[36]研，一分）　贝齿（三枚，烧灰）

右件药，同研令细，入瓷盒中盛，每取少许，日三五度点之。

又方。

乌贼鱼骨（一分）　黄丹（一分）　白矾（一分，烧灰）

右件药，同研如粉，入炼过白蜜二两，用竹筒盛之，于饭甑上蒸，候饭熟为度，以瓷瓶中盛，日三四度，取少许点之。

又方。

盐绿（半两）　盐花（一钱）　龙脑（一豆大）

右件药，研如粉，以瓷盒盛。每以半粳米大，日三度点之。

治眼卒生翳膜，遮黑睛，宜服此方。

蛇脱皮（一条，细研）

右以白面和作饼子，炙令焦黑色，捣细罗为散。每于食后及夜临卧时，以温水调下一钱。

治眼卒生翳膜方。

贝齿（一两，烧灰）　龙脑（半钱）

右件药，同细研，旋取点看翳上，日再用。

治眼热毒，卒生翳及赤白膜方。

用雄雀粪，细研，以人乳汁和点之，自消。

治眼生肤翳诸方

夫阴阳之气，皆上注于目，若风邪痰气，乘于脏腑，腑脏之气虚实不调，故气冲于目，久不能散，变生肤翳，肤翳者，眼睛上有物如蝇翅者，是也。

治眼生肤翳，宜服祛风毒消翳障，真珠散方。

真珠末（一两） 蕤仁（三分，汤浸去赤皮） 秦皮（三分，锉） 石决明（一两，细研水飞过） 车前子（一两） 细辛（三分） 枳壳（一两，麸炒微黄，去瓤） 羚羊角屑（一两） 甘草（三分，炙微赤，锉）

右件药，捣细罗为散。每于食后，以甘豆汤，调下二[37]钱。忌炙煿、油腻、热面。

治眼生肤翳，昏暗，头额疼痛，宜服石决明散方。

石决明（一两，捣碎，细研水飞过） 葳蕤（一两） 黄连（三分，去须） 菥蓂[38]子（一两） 决明子（三分） 秦皮（三分） 川升麻（三分） 犀角屑（一两） 栀子仁（三分） 甘菊花（一两） 细辛（半两） 甘草（半两，炙微赤，锉）

右件药，捣细罗为散。每于食后，以竹叶汤，调下二钱。

治眼生肤翳及消赤脉，宜点曾青散方。

曾青（一两） 贝齿（半两，烧） 乌贼鱼骨（一两） 铜绿（一分） 轻粉（一分） 蕤仁（三分，汤浸去赤皮） 龙脑（一分） 马牙消（半两）

右件药，并细研如粉，每取少许，点翳上，可二度点之。

治眼生肤翳及赤脉努肉，宜点青盐膏方。

青盐（一分） 轻粉（半两） 蕤仁（三分，汤浸去赤皮） 硇砂（一分，以浆水化，净拭青铜照子，涂硇砂水在上，却穿地作坑子，可容照子悬面向下，上以物盖，如此七日满取出之，当有青绿，刮取细研）雄鸡粪（一分） 乌贼鱼骨（半分） 贝齿（一分，烧灰） 龙脑（一分）

右件药，相和，研令极细，以牛酥调如硬膏，每用圆如黍米大。点安翳上，合目便卧，候药化尽，以盐汤洗之。

治眼生肤翳，明目龙脑膏方。

龙脑（半分） 硇砂（一大豆大） 蕤仁（三颗，汤浸去赤皮） 出子鸡子壳（一枚，以干炒土磨鸡子壳上面班点，令滑为度，去鸡子膜，用文火炙令干熟，研如粉）

右件同研令细，用牛酥和，铜箸搅匀，以瓷瓶盛，日三四度，取少许点之。

治眼生肤翳，目赤痛，痒涩，宜点石胆散方。

石胆（半两） 石盐（一两） 朱砂（一两） 盐绿（半两） 龙脑（一分） 腻粉（一钱）

右件药，同研如粉，每以铜箸头，取如小豆大。点目中，日三四度。

治眼生肤翳，目赤，时痛风泪，宜点此朱砂散方。

朱砂（半两） 贝齿（五枚，烧灰） 衣中白鱼（二七枚） 干姜（半分） 腻粉（半分）

右件药，同研如粉，每以铜箸头，取如小豆许，点目中。

治眼生肤翳，宜点贝齿煎方。

贝齿（三枚，烧灰） 豆豉（三十粒，微炒为末） 三年醋（二合）

右件药，先以前二味，同研为粉，以醋相和令匀，微火煎，稀稠得所，以瓷瓶盛，每夜卧时，以铜箸取如小麦许，点于眦头，明即以盐汤洗之，十日当愈。

治眼赤痛，后生肤翳，远视不明，痒涩，宜点珊瑚散方。

珊瑚（三分） 龙脑（半钱） 朱砂（一分）

右件药，先研珊瑚、朱砂如粉，次入龙脑，更研令匀，每以铜箸取一米许，日三四度点之。

又方。

马珂（三分） 白龙脑（半钱） 白矾灰（一钱）

右件药，同研如粉，每以铜箸取如米许，点之。

又方。

龙脑（二钱）　乌贼鱼骨（一钱）

右件药，入铜器中研如粉，每日三四度，以铜箸取少许，点之。

治眼热生淫肤赤白翳，点服方。

右取生蜗牛二枚，去其靥子，内少许朱砂末于中，微火上炙令沸，以绵捩取，以敷眦上，数敷其翳自消。

又方。

右取雀粪细研，以人乳汁和，研点着肤翳上，自消。

治眼生肤翳及积年翳不退方。

右取着风乌驴大肚内虫，三七枚，曝干，入石胆半钱，同研令细，于瓷盒内盛之，勿令见风，每日于翳上点三五上，其翳自消。

治眼生丁翳诸方

夫丁翳初发之时，眼中疼痛发歇，作时赤涩，泪出，怕见风日，忽睛上有翳，如银丁子头，故谓之丁翳。此皆风热上攻于目，致使然也，不宜钩割熨烙必有所损，唯宜服药点敷可以见效也。

治肝膈中风热，眼生丁翳，宜服升麻散方。

川升麻　黄芪（锉）　犀角屑　蕤仁（汤浸去赤皮）　玄参（各一两）　川芒硝（半两）

右件药，捣粗罗为散。每服三钱，以水一中盏，煎至五分，去滓，入竹沥半合，搅令匀，每于食后温服。忌炙煿、热面。

治眼生丁翳，风热上攻，泪出赤色，宜服羚羊角散方。

羚羊角屑　防风（去芦头）　川升麻　茯神　地骨皮　蕤仁（汤浸去赤皮）　麦门冬（去心焙）　决明子（各一两）　甘草（半两，炙微赤，锉）

右件药，捣粗罗为散。每服三钱，以水一中盏，煎至六分，去滓，每于食后温服。

治肝膈热毒，眼生丁翳，宜服决明子散方。

决明子　川升麻　地骨皮　柴胡（去苗，各一两）　蕤仁　玄参　犀

角屑　甘草（炙微赤，锉，各半两）

右件药，捣粗罗为散。每服四钱，水一中盏，煎至六分，去滓，每于食后温服。

治眼生丁翳，日月深久，宜服远志圆方。

远志（去心）　人参（去芦头）　白茯苓　柏子仁（各一两）　车前子（一两半）　石决明（二两）　细辛（半两）　茺蔚子（二两）

右件药，捣罗为末，炼蜜和捣三二百杵，圆如梧桐子大。每于空心及夜临卧时，以粥饮下二十圆。

治眼生丁翳擅圣散方。

乌贼鱼骨　马牙消　定粉（各半两）　食盐（一分）　蕤仁（一两，去赤皮，别研如膏）　白龙脑（一分）

右件药，同研令细，每以铜箸头，取如半小豆大，日三四度点之。

治眼生丁翳，久治不差，宜点琥珀煎方。

琥珀（一分）　贝齿（半分）　朱砂（半分）　龙脑（一分）　马牙消（三分，炼过青[39]）

右件药，同研如面，以水一大盏，别入白蜜一两，搅和，入通油瓷瓶子中，用重汤煮，以柳木篦搅煎取一合已来，即住，以绵滤于不津瓶子中盛之，或铜器亦得，每取少许点之。

治眼生丁翳，根脚极厚，经久不差，宜点石决明散方。

石决明（三分，捣碎，细研水飞过）　乌贼鱼骨（半两）　龙脑（一钱）　真珠末（三分）　琥珀（三分）

右件药，同研令细，每以铜箸，取如大豆大，日三度点之。

又方。

马牙消（一分）　贝齿（一两，烧灰）

右件药，同研如面，以青驴乳三合，调入铜器中，以慢火炒干，又细研，以瓷盒中盛，每取少许点之。

治眼生花翳诸方

夫花翳初发之时，眼中发歇疼痛，泪出，赤涩，睛上忽生白翳，如枣花，砌鱼鳞相似，此为肝肺积热，脏腑壅实而生，此病宜速治疗，不尔，失时，遂有所损也。

治眼生白翳，点点如花，宜服羖[40]羊角散方。

羖羊角屑（一两） 川大黄（一两，锉碎微炒） 桑根白皮（一两，锉） 黄连（一两，去须） 决明子（一两） 黄芩（一两） 甘菊花（一两） 甘草（半两，炙微赤，锉）

右件药，捣粗罗为散。每服三钱，以水一中盏，煎至六分，去滓，每于食后温服。

治眼生花翳不退，宜服黄芩散方。

黄芩 木通（锉） 黄连（去须） 羚羊角屑（各一两） 犀角屑（半两） 地肤子（三分） 葳蕤（三分） 甘草（三分，炙微赤，锉）

右件药，捣粗罗为散。每服三钱，以水一中盏，入竹叶七片，煎至六分，去滓，每于食后温服。

治眼生花翳，宜服蕤仁散方。

蕤仁（三分） 决明子（三分） 黄连（一两，去须） 柴胡（一两，去苗） 葳蕤（一两） 川大黄（三分，锉碎微炒） 黄芪（一两，锉） 甘草（半两，炙微赤，锉）

右件药，捣粗罗为散。每服三钱，以水一中盏，煎至六分，去滓，每于食后温服。

治眼生花翳侵睛，向明不得，宜点马牙消散方。

马牙消（半两） 黄连末（一两） 硇砂（半分） 芦荟末（一分） 真珠末（一分） 龙脑（半分）

右件药，同研如粉，每以铜箸取如麻子大，点之。

治眼生花翳，龙脑散方。

龙脑（一钱） 川朴硝（半两）

右件药，同研如粉，每以铜箸，取如大豆大，点之。

治眼生花翳，宜点朴硝散方。

川朴硝（半两，炒熟） 朱砂（一分，细研水飞过） 龙脑（半钱，细研） 乌贼鱼骨（半两，细研） 黄柏（一两） 黄连（一两，去须）

右件药，先取黄柏、黄连捶碎，以三盏水，煎取浓汁一盏，去滓，于日中煎令干，然以诸药相和，细研如面，每以铜箸取如绿豆大点之。

治眼生花翳，涩痛，宜点龙脑膏方。

龙脑（半钱） 麝香（半钱） 腻粉[41] 黄连末（半两） 蕤仁（一两，汤浸去赤皮，细研） 井盐（一钱，细研）

右件药，细研，先以野驰脂二两，于瓷碗内，煨令消滤过，以前药合研如膏，每以铜箸，取米粒大点之。

又方。

右取贝齿一两，烧灰，研如粉，每取少许，点翳上。

又方。

书中白鱼七枚，研令细，每取少许，点于翳上。

又方。

楮白皮，不限多少，曝干，合作一绳子，如钗服烧作灰，待冷，细研，每取少许，点于翳上，日三五度，渐渐消退。

又方。

兰香子一两捣罗为末，更研令细，每取如米大，点于眦头。

又方。

景天草捣绞取汁，日三五度点之。

又方。

人自落牙齿，烧灰，细研如粉，每取少许，点于眦头。

又方。

乌贼鱼骨细研，每取少许，日三五度点之效。

治眼远年翳障诸方

夫眼生翳障者，是风热毒气，在于脏腑，不能宣通，蕴积日久，渐上冲于目也。 初即目赤，次加涩痛，热毒之气积而不散，结成翳障，因循若不早治，其翳渐渐粘睛，久而难差也。

治眼障翳，多年不退，宜服蕤仁散方。

蕤仁（一两，汤浸去赤皮） 赤茯苓（一两半） 秦艽（一两，去苗） 柴胡（一两，去苗） 川大黄（半两，锉碎微炒） 枳壳（一两

半，麸炒微黄，去瓤）　车前子（三分）　青葙子（三分）　赤芍药（三分）

右件药，捣筛为散。每服三钱，以水一中盏，煎至六分，去滓，每于食后温服。忌炙爝、热面、毒滑、鱼肉。

治眼障翳，经年不消，远视不明，宜服石决明圆方。

石决明（半两，捣碎，细研水飞过）　决明子　酸枣仁（微炒）　葳蕤　蕤仁（汤浸去赤皮）　胡黄连　蓝叶　龙胆（去芦头）　青葙子（以上各半两）

右件药，捣罗为末，用羊胆汁，和捣百余杵，圆如梧桐子大。每于食后，以清粥饮，下二十圆。

治眼中一切障翳不消，风热毒气上攻，眼常漠漠[42]，不见物者，不计年远，翳膜厚者，此药频点极效方。

石胆（一两，细研）　波斯盐绿（一两）　石盐（半两）　硇砂（半两）　乌贼鱼骨（三分）　蕤仁（三两，汤浸去赤皮）　秦皮（三两）　细辛（一两）　决明子（二两）　石决明（一两，捣碎，细研水飞过）　防风（三两，去芦头）　铅丹（一两）　黄连（三两，去须）　贝齿（一两，烧灰）

右件药，捣罗为末，都研令匀，炼蜜和捣五七百杵，收于瓷盒中，每减少许，更用蜜调如稀饧，点黍米大于大眦头，日三两度点之。

治积年瘀肉翳障，宜点琥珀散方。

琥珀（半两）　真珠末（一两）　珊瑚（半两）　朱砂（半两）　硇砂（半两，白者）　马牙消（半两）　乌贼鱼骨（半两，先于粗石摩去其涩，用好者一钱）

右件药，都入乳钵内，研三日，令极细，每日三五上点之。

治眼久翳障不差，宜点贝齿散方。

贝齿（一分）　琥珀（一分）　朱砂（半两）　龙脑（半两）　马牙消（一分）

右件药，细研如粉，每用少许点之，磨尽翳障为度。

治眼生翳膜，经年不愈，宜点石胆散方。

石胆（半分）　朱砂（半两）　蕤仁（半两，汤浸去赤皮）　琥珀[43]　真珠末（一分）　马珂（一分）　珊瑚（一分）　紫贝（一分）　决明子

（一分）

右件药，捣细罗为散。入乳钵内，研令匀细，每用药小豆大。点大眦头，日二三度效。

治眼远年翳障，宜点决明煎方。

马蹄决明（一两） 蕤仁（汤浸去赤皮，一两半） 芦荟 秦皮（捣碎） 黄柏（去粗皮） 马珂（研） 乌贼鱼骨（研） 紫贝（烧熟研[44]，各一两） 波斯盐绿（五分，细研） 鲤鱼胆（四枚）

右件药，先将前决明等五味，以水二[45]大盏，煎至一盏，净滤，去滓，次下盐绿等五味，更煎至一小盏，于生铁器中盛，勿令泄气，每取一大豆许，以入乳钵调点之，闭目良久，令泪出，日二三度。

治眼生翳障，远年不差，风泪出痒烂及生息肉，宜点石胆圆方。

石胆（一分，细研） 硇砂（一分，细研） 石决明（半两，细研水飞过） 盐绿（一分） 乌贼鱼骨（半两） 黄连（一两，去须） 秦皮（半两，去粗皮） 细辛（半两） 干姜（一分，炮裂，锉） 决明子（三分） 龙脑（一分，细研） 鸡舌香（半两） 波斯盐（一分，细研）

右件药，捣罗为末，入研了药，更研令匀，炼蜜和圆如麻子大。夜临卧，于大眦头各一圆。

治眼翳障，年月深久，不能消散，宜点七宝散方。

珊瑚 琥珀 玉屑 曾青 紫贝 朱砂 鸡子壳（去白膜，以上各半两）

右件药，研令极细，每用时，仰卧，以铜箸取如绿豆大，点于翳上，一食久乃起，日三五上点之。

治眼生翳障，粘睛牢固，经年不愈，宜点琥珀散方。

琥珀（半两） 真珠（一两） 珊瑚（一分） 贝齿（一分，烧灰） 马珂（一分） 朱砂（一分） 蕤仁（一分，汤浸去赤皮） 决明子（一分） 龙脑（一分） 零[46]石（半两）

右件药，捣罗为末，入乳钵内，研如面，每以铜箸取少许，点之。

治眼久积顽翳，盖覆瞳仁，宜点朴硝散方。

川朴硝（一两） 硇砂（半分，通明者） 白矾（半两，通明者）

右件药，相和研为末，将小瓷瓶子，以慢火炙令热，然后抄药末，徐徐入在瓶内，旋以柳杖子搅拨不令着瓶子四边，又入药末，续续添火，候药尽，良久，断烟，以干瓦子盖口，更以大火烧经一炊久，去火候瓶冷，其药如雪轻肥便成，即埋在湿土内七日，出火毒讫，取出细研，每以铜箸，日四五度，取少许点之。

又方。

真珠（一两）　地榆（三两，锉）

右件药，以水二大盏，同煮至水尽，取出真珠，以醋浸五日后，用热水淘令无醋气，即研令极细，每以铜箸取少许点翳上，以差为度。

治眼赤脉冲贯黑睛诸方

夫眼者，肝之候，作五脏之日月，为一身之精明也。若脏腑壅滞，风热相搏，毒热之气，积而不散，攻眼上下，故生赤脉冲黑睛也。

治眼小眦生赤脉，冲贯黑睛昏暗，宜服栀子散方。

栀子仁（一两）　木通（一两，锉）　黄芩（半两）　甘草（半两，炙微赤，锉）　羚羊角屑（一两）　决明子（半两）

右件药，捣粗罗为散。每服四钱，以水一中盏，煎至六分，去滓，每于食后温服。忌炙煿、热面。

治眼大眦生赤脉，冲贯黑睛，宜服此蕤仁散方。

蕤仁（一两，汤浸去赤皮）　甘草（炙微赤，锉）　黄芩　枳壳（麸炒微黄，去瓤）　地肤子　（以上各半两）

右件药，捣粗罗为散。每服四钱，以水一中盏，煎至六分，去滓，每于食后温服。

治眼赤脉，上下冲贯黑睛，脏腑壅闷，宜服羚羊角散方。

羚羊角屑　黄连（去须）　木通（锉）　桑根白皮（锉，以上各一两）　芦根（二两）　旋覆花（三分）　川芒硝（二两）

右件药，捣粗罗为散。每服三钱，以水一中盏，入竹叶二七片，煎至六分，去滓，每于食后温服之。

治眼赤脉冲贯黑睛，热毒肿痛，心躁烦乱，宜服犀角散方。

犀角屑　黄芩　葳蕤　防风（去芦头）　地肤子　羚羊角屑　甘草（炙微赤，锉）　马牙消（以上八味各一两）　麦门冬（一两半，去心焙）　黄连（一两半，去须）

右件药，捣粗罗为散。每服三钱，以水一中盏，煎至六分，去滓，每于食后温服之。

治风热眼中生赤脉，冲贯黑睛及有花翳，宜点真珠散方。

真珠（一分）　龙脑（半分）　琥珀（一分）　朱砂（半分）　硇砂（二豆大）

右件药，同细研如粉，每日三五度，以铜箸取少许，点在眦上。

治肝脏壅热，目中生赤脉，冲贯黑睛，赤痛不止，宜点黄连煎方。

黄连（一分，捣罗为末，研）　白矾灰（一分）　腻粉（一钱）　井盐（半两，研）　硇砂（一钱，研）　胡黄连（半两，捣罗为末，研）　白龙脑（一分，细研）

右件药，以淡浆水一大盏，古字钱二十文，内瓷瓶中，封闭，悬于净舍内，经二七日，绵滤去滓，入龙脑在药中，每日三五度，以铜箸取少许点之。

治眼风热碜涩，生赤脉，冲注瞳仁，热泪疼痛，宜点蕤仁煎方。

蕤仁（一两，汤浸去赤皮，研）　青盐（三分）　黄连（一两，去须捣研）

右件药，以醋浆水一中盏，煎取一小盏，去滓，内一铜器中，别取鲤鱼胆、乌鸡胆各一枚，取汁入前药汁中，用槐枝如指大长一尺，去皮作搥，研之勿住手，白昼研至夜，以绵滤过，于瓷盒中盛，每以铜箸，取少许点眼眦中，慎风也。

治眼血灌瞳仁诸方

夫眼血灌瞳仁者，由肝心久积热毒所致也，心主血，人卧，血归于肝，若为风热伏留，胸膈壅滞，则血上行灌注于目也，亦有因用针失度，恶血不消，流溃于眼，则疼痛难忍，宜早疗之，免有所损故也。

治眼，肝心积热，血灌瞳仁，肿痛，宜服生干地黄散方。

生干地黄（一两）　蒲黄（三分）　犀角屑（三分）　黄连（三分，去须）　黄芩（一两）　玄参（一两）　川升麻（一两）　川大黄（一两，锉碎微炒）　甘草（半两，炙微赤，锉）

右件药，捣粗罗为散。每服三钱，以水一中盏，煎至六分，去滓，每于食后温服。忌炙煿、热面。

治眼，血灌瞳仁，昏涩赤痛，宜服此麦门冬散方。

麦门冬（一两半，去心焙）　川大黄（一两，锉碎微炒）　黄芩（一两）　地骨皮（一两）　玄参　葳蕤（各一两）　犀角屑（半两）　甘草（半两，炙微赤，锉）

右件药，捣粗罗为散。每服三钱，以水一中盏，煎至六分，去滓，入马牙消半钱，每于食后温服之。

治眼，血灌瞳仁，疼痛不可忍，宜服没药散方。

没药（一两半）　麒麟竭（一两）　川大黄（一两，锉碎微炒）　川芒硝（一两）　生干地黄（各一两）

右件药，捣细罗为散。每于食后，以温水调下二钱，服之。

治眼，血灌瞳仁，生障膜，宜点真珠散方。

真珠末（半两）　水精（半两）　琥珀末（半两）　朱砂（一两）　马牙消（半两）　龙脑（一分）

右件药，同研如粉，每以铜箸，取如半小豆大，点之。

又方。

生地黄（五两，细研）　川大黄（一两，捣罗为末）

右件药相和，以帛子剪作片子，如两三指长阔，匀摊药于上，以铜器中盛，仰卧搶眼，觉热即更换冷者。

又方。

右以生地黄汁，每温服一小盏，顿服，以差为度之。

治眼生珠管诸方

夫眼者，是五脏六腑之精华，宗脉之所聚，肝之外候也。肝藏血，若腑脏气血调和，则目有精彩眼净，若风热痰饮，渍于上焦，使肝藏血气蕴积，冲发于眼，则令眼津变生结聚，状如珠管也。

治眼生珠管，宜点贝齿散方。

贝齿（烧灰）　手爪甲（烧灰）　龙骨（以上三味各半两）

右件药，同研令极细，每用少许，点珠管上，日三四度，甚妙。

治眼中生肤翳，稍满瞳仁及生珠管方。

朱砂（半两）　贝齿（一枚，烧灰）

右件药，都研令极细，每日三四度，以少许点珠管上，日三四度，甚效。

治眼中生肤翳，垂生珠管，宜点龙脑煎方。

龙脑（一钱）　腻粉（一钱）　马牙消　秦皮　防风（去芦头）　黄连（去须，各一两）

右件药，先捣马牙消、秦皮、防风、黄连令碎，用新汲井水两碗，浸药两复时后，煎取一小盏，用绵滤去滓，澄清，却于瓷瓶内盛之，然后入龙脑、腻粉候一宿，每用点之。

又方。

铜青（一两）　细墨（半两）

右件药，捣罗为末，用头醋和圆，如白豆大。每用一圆，以儿乳汁少许，新汲水少许，浸化后以铜箸点之。

治眼卒生珠管，点眼方。

黄丹（半两）　鲤鱼胆（五枚，取汁）

右使药相和如膏，每日三五度，以铜箸取少许点眦中。

又方。

滑石（一分）　龙骨（一分）　手爪甲（半两，烧灰）

右件药，同研如粉，以新笔染药，点珠管上，日三五度点之。

又方。

牛膝井[47]叶（不计多少）

右捣绞取汁，日三五度点之。

治眼白睛肿胀诸方

夫眼白睛中胀起，盖覆瞳仁者，此由[48]肺脏有暴风客热故也。肺色白主于气轮，应于白睛，若肺气壅滞，肝膈不利，为邪热所乘，不得宣泄，则毒气上攻于目，故令白睛肿胀，或疼痛也，宜快利脏腑及镰去恶血及敷熁肿药，无不差也。

治眼白睛肿胀，日夜疼痛，心胸多闷，清肺利肝羚羊角散方。

羚羊角屑（一两）　赤茯苓（三分）　木通[49]　甜葶苈（半两，隔纸炒令紫色）　郁李仁（一两，汤浸去皮，微炒）　防风（三分[50]，去芦头）　桑根白皮（一[51]两，锉）　甘草（半两，炙微赤，锉）　赤芍药（三分）　黄芩（三分）　枳壳（三分，麸炒微黄，去瓤）　汉防己（一两）　川大黄（一两，锉微炒）　杏仁（三分，汤浸去皮尖双仁，麸炒微黄）

右件药，捣粗罗为散。每服三钱，以水一中盏，煎至六分，去滓，每于食后温服，夜临卧再服。忌炙煿、热面、油腻。

治眼忽然白睛肿胀，如水泡者，宜服桑根白皮散方。

桑根白皮（锉）　木通（锉）　犀角屑　黄芩　旋覆花　茯神　玄参　川大黄（锉碎微炒，以上八味各一两）　甘菊花（半两）　甘草（一分，炙微赤，锉）

右件药，捣粗罗为散。每服三钱，以水一中盏，煎至六分，去滓，每于食后温服，以差为度。

治眼白睛肿胀裹瞳仁，宜服车前子散方。

车前子　赤茯苓　玄参　防风（去芦头）　黄芩　川大黄（锉碎微炒）　犀角屑　甘草（炙微赤，锉）　栀子仁　（以上各半两）

右件药，捣粗罗为散。每服三钱，以水一中盏，煎至六分，去滓，每于食后温服，夜临卧再服。

治肝肺大热，白睛肿胀，盖覆瞳仁，疼痛，宜服大黄散方。

川大黄（锉碎微炒）　大青　羚羊角屑　栀子仁　桑根白皮（锉，各一两）　甘草（半两，炙微赤，锉）

右件药，捣粗罗为散。每服三钱，以水一中盏，煎至六分，去滓，入生地黄汁半合服之，日三四服。

治肺脏积热，白睛肿胀，遮盖瞳仁，开张不得，赤涩疼痛，宜服玄参圆方。

玄参　羚羊角屑　川升麻　汉防己　杏仁（汤浸去皮尖双仁，麸炒微黄）　沙参（去芦头）　车前子　桑根白皮（锉）　栀子仁　（以上各一两）　大麻仁（一两半）　川大黄（一两半，锉碎微炒）

右件药，捣罗为末，炼蜜和捣三五百杵，圆如梧桐子大。每于食后，以温水下二十圆，夜临卧时再服。

治眼白睛肿胀，宜服车前子圆方。

车前子　决明子　栀子仁　黄连（去须）　牵牛子（微炒）　羚羊角屑　木通（锉，以上各一两）　川大黄（一两半，锉碎微炒）

右件药，捣罗为末，以牛胆汁和匀，圆如梧桐子大。每于食后，以温水下三十圆。

治眼白睛肿胀，赤涩热痛，宜服贴熁膏。

川大黄　玄参　川朴硝　（以上各一两）

右件药，捣细罗为散。以生地黄汁调匀，令稠摊于帛上，贴之下睑。

治眼白睛肿起，赤磣痛痒，洗眼秦皮汤方。

秦皮（一两，去[52]皮）　桑根白皮（一两）　玄参（半两）　葳蕤（一两）　川大黄（半两）　竹叶（一握）　栀子仁（半两）　青盐（半两，末成汤下）

右件药，粗锉，以水二大盏，煎至一盏半，入盐滤去滓，微热淋洗，冷即再暖服之。

治眼白睛肿起，赤涩疼痛，宜点朱砂煎方。

朱砂（一分，细研）　马牙消（半两，细研）　黄连末（半两）　杏仁（一分，汤浸去皮）　青盐（一分）

右件药，都研令匀，以绵裹，用雪水三合，浸之一宿，更以绵滤过，于瓷盒中盛，每以铜箸取少许点之。

治目珠子突出诸方

夫人风热痰饮，渍于脏腑，则阴阳不和，肝气蕴积生热，热冲于目，使睛疼痛，热气冲击其珠子，故令突出也。唯宜先服冷药，泻肝，利其肠胃，然后调理，渐渐自消。凡瞳仁胀起者，水轮胀也，或如悬珠，难为卒效，疗之有据即渐微瘳，然[53]不可全差，宜用气针引之，出恶浊汁以消毒气，如再发，亦宜更针之。

治眼热毒所攻，目珠子突出，宜服羚羊角散方。

羚羊角屑　桑根白皮（锉）　木通（锉）　赤茯苓　旋覆花　蕤蕤　川升麻　川芒硝　（以上各一两半）　甘草（半两，炙微赤，锉）

右件药，捣粗罗为散。每服三钱，以水一中盏，煎至六分，去滓，食后温服，临卧时再服。

治眼黑睛突出，风热壅滞，上攻疼痛，宜服葳蕤散方。

葳蕤（一两半）　麦门冬（一两半，去心焙）　桔梗（去芦头）　羚羊角屑　木通（锉）　子芩　黄芪（锉）　栀子仁　（以上各一两）　甘草（半两，炙微赤，锉）

右件药，捣粗罗为散。每服四钱，以水一中盏，煎至六分，去滓，入朴硝一钱，食后温服，临卧再服。

治眼忽然突出睛高，宜服玄参散方。

玄参（一两半）　桔梗（去芦头）　川大黄（锉碎微炒）　羚羊角屑　赤芍药　防风（去芦头）　黄芩　（以上各一两）　茺蔚子（二两）　甘草（半两，炙微赤，锉）

右件药，捣粗罗为散。每服四钱，以水一中盏，煎至六分，去滓，食后温服，临卧再服之。

治热毒攻眼，目珠子肿，突出，宜服黄连圆方。

黄连（去须）　犀角屑　地肤子　决明子　黄芩　苦参（锉）　玄参　车前子　（以上各一两）　川朴硝（二两）　龙胆（二两，去芦头）

右件药，捣罗为末，炼蜜和捣三五百杵，圆如梧桐子大。每服，食后以温水，下二十圆，临卧再服之。

治眼睛，无故突出一二寸者方。

右急以冷水灌[54]注目上，数数易水，须臾睛当自入，平复如故。

治蟹目诸方

夫蟹目者，由脏腑壅滞，肝有积热，上冲于目，令目痛甚，当黑睛上生黑珠子，如蟹之目，故以为名尔，或有如豆者，名曰损翳，极是难治，不可钩割及敷诸毒药，石胆铜青之类，益加为害，唯宜服药，宣其热毒，若得热退，即便差矣。

治眼生蟹目黑睛，疼痛，宜服羚羊角散方。

羚羊角屑（一两半） 黄连（一两，去须） 赤芍药（一两） 芦根（一两半，锉） 木通（一两半，锉） 旋覆花（一两半） 桑根白皮（一两半） 川大黄（一两，锉碎微炒） 甘草（半两，炙微赤，锉）

右件药，捣粗罗为散。每服三钱，以水一中盏，入竹叶七片，煎至六分，去滓，食后温服，临卧再服之。

治眼生蟹目，宜服黄芩散方。

黄芩 栀子仁 黄连（去须） 葳蕤 川升麻 蕤仁（汤浸去赤皮） 甘草（炙微赤，锉，各一两） 犀角屑（半两）

右件药，捣粗罗为散。每服四钱，以水一中盏，煎至六分，去滓，食后温服，临卧再服之。

治蟹睛疼痛，泻肝补胆防风散。

防风（一两半，去芦头） 远志（去心） 人参（去芦头） 桔梗（去芦头） 细辛 赤芍药 羚羊角屑 （以上各一两） 甘草（半两，炙微赤，锉） 黄芩（半两）

右件药，捣粗罗为散。每服三钱，以水一中盏，煎至六分，去滓，每于食后温服。

治眼中生蟹目及胬肉，日夜难开，疼痛，宜点此方。

豮猪胆（干者如枣大） 杏仁（七枚，汤浸去皮） 成炼朴硝（一钱） 龙脑（二钱）

右件药，先将杏仁入乳钵中研令细，次下诸药同研，以瓷盒盛，每以铜箸取如黍米大。点目眦中，即眼中冷泪出，十日后自差，其药密覆，勿令见风。

治眼偏视诸方

夫人肝气虚，风邪入于目，而瞳子被风所射，睛不正则偏视，此患亦有从少而得之者，亦有长大方病之者，皆由目之精气虚，为风邪所牵，故令偏视也。

治眼偏视，风邪攻肝，牵射瞳仁，致目不正，宜服独活散。

独活　防风（去芦头）　羚羊角屑　酸枣仁（微炒）　茯神　（以上各一两）　细辛　甘菊花　蔓荆子　决明子　前胡（去芦头）　桑根白皮（锉，以上各三分）　甘草（半两，炙微赤，锉）

右件药，捣粗罗为散。每服三钱，以水一中盏，煎至六分，去滓，每于食后温服。忌毒鱼肉。

治风邪入目，致瞳子不正，眼常偏视，宜服甘菊花散。

甘菊花　赤箭　酸枣仁（微炒，各一两）　旋覆花　犀角屑　防风（去芦头）　白鲜皮　白芷　细辛　沙参（去芦头）　羌活　甘草　（以上各三分）

右件药，捣粗罗为散。每服三钱，以水一中盏，煎至六分，去滓，每于食后温服之。

治心肝脏风热，致眼偏视，宜服牛黄散方。

牛黄（一钱，细研）　朱砂（一分，细研）　龙脑（一钱，细研）　甘草（一分，炙微赤，锉）　犀角屑　甘菊花　天麻　槐子　人参（去芦头）　芎䓖　防风（去芦头）　车前子　决明子　黄芪（锉）　蔓荆子　羚羊角屑　（以上各半两）

右件药，捣细罗为散。入研了药，同研令匀，每于食后，以竹叶汤，调下一钱，临卧再服之。

治眼偏视，宜服归睛散方。

防风（一两，去芦头）　青葙子（一两）　细辛（半两）　决明子（一两）　独活（一两）　芎䓖（半两）　赤茯苓（三分）　车前子（一两）　黄连（一两，去须）　地肤子（一两）　蕤仁（一两，汤浸去赤皮）　赤芍药（半两）　甘菊花（半两）　茺蔚子（半两）　生干地黄（半两）　槐子（半两）　甘草（半两，炙微赤，锉）

右件药，捣细罗为散。每于食后，以竹叶汤，调下一钱，临卧再服之。

治眼风邪所攻，瞳仁不正，顾视常偏，宜服羚羊角散方。

羚羊角屑（一两半）　犀角屑（一两）　龙胆（一分，细研）　牛黄

（一分，细研） 朱砂（半两，细研） 赤芍药 甘菊花 细辛 防风（去芦头） 酸枣仁（微炒） 沙参（去芦头） 蔓荆子 玄参 人参（去芦头） 蕤仁（去赤皮，各三两） 天竹黄（半两，细研） 密蒙花（一两） 甘草（半两，炙微赤，锉）

右件药，捣细罗为散。入研了药，更研令匀，每于食后，以竹沥汤，调下二钱。

治肝虚风邪所攻，致目偏视，宜服此槐子圆方。

槐子仁（二两） 覆盆子 酸枣仁（微炒） 柏子仁 车前子 蔓荆子 茺蔚子 牛蒡子（微炒） 蒺藜子（微炒，以上各一两）

右件药，捣罗为末，炼蜜和圆，如梧桐子大。每日空心，以温酒下三十圆，晚食前再服之。

治坠睛诸方

夫坠睛眼者，由眼中贼风所吹故也，风寒入贯瞳仁，攻于眼带，则瞳仁牵拽向下，名曰坠睛也。眼为五脏之候，头为众阳之府，若阴阳不和，风邪所搏，则令眼有斯疾，若日数渐多，即拽破瞳仁，两眼俱陷无津液精华者，不见物也。

治坠睛眼，风热牵瞳仁向下，宜服此细辛散方。

细辛（一两） 赤茯苓（一两） 黄芩（一两） 麦门冬（一两半，去心焙） 木通（一两半） 黄连（一两半，去须） 川大黄（二两，锉碎微炒） 蕤仁（一两半） 甘草（半两，炙微赤，锉）

右件药，捣粗罗为散。每服四钱，以水一盏，煎至六分，去滓，食后温服，临卧再服。忌炙爆、油腻、毒滑、鱼肉。

治坠睛，风毒牵瞳仁向下，眼带紧急，视物不明，宜服菊花散。

甘菊花（一两） 旋覆花（三分） 生干地黄（半两） 羚羊角屑（一两） 海桐皮（半两） 秦艽（半两，去苗） 白附子（半两，炮裂） 防风（二分，去芦头） 蔓荆子（三分） 决明子（半两） 芎藭（半两）

右件药，捣粗罗为散。每服三钱，以水一中盏，煎至六分，去滓，食后温服，临卧再服之。

治坠睛眼失明，眼睛牵陷，或时发疼，视物散乱，宜服犀角散。

犀角屑（半两） 羚羊角屑（半两） 车前子（一两） 枸杞子（一两） 槐子 五味子 青葙子 牛蒡子（微炒） 茺蔚子 胡黄连 （以上各三分） 兔肝（一具，微炙）

右件药，捣细罗为散。每于食后煎槐子汤调下二钱，临卧再服。

治坠睛久不差，宜服羌活散。

羌活（二两） 秦艽（去苗） 防风（去芦头） 桂心 牛蒡子（微炒） 胡黄连 茯神 （以上各一两） 白附子（炮裂） 犀角屑 酸枣仁（微炒，各三分） 龙脑（一分，细研）

右件药，捣细罗为散。每于空心，以盐汤调下二钱，晚食前，煎麦门冬熟水，再调服之。

治眼风邪所攻，坠睛向下，渐渐失明，宜服槐子圆方。

槐子 天麻 独活 地肤子 沙参（去芦头） 人参（去芦头） 羚羊角屑 （以上各一两半） 决明子（二两） 防风（一两，去芦头） 甘菊花（一两） 枳壳（一两，麸炒微黄，去瓤）

右件药，捣罗为末，炼蜜和捣三五百杵，圆如梧桐子大。每日空心，以温浆水下三十圆，夜临卧再服。

治坠睛风热所攻，宜用此点眼药方。

猪肝（一具） 黑豆花（曝干） 槐花（曝干） 地黄花（曝干，以上各一两）

右件药，除猪肝外，捣细罗为散，和猪肝内铛中，以水二斗，缓火煎，候上有凝脂，似酥片子，此是药矣，已[55]物，掠尽为度，以瓷盒中盛，每以铜箸取黍米大，点眦中，日三四度。

治眼脓漏诸方

夫目是肝之外候，上液之道，风热客于睑眦之间，热搏于血液，令眦内结聚，津液乘之下上，故成脓，血汁不尽谓脓漏，俗呼为漏睛是也。又有眼因患疮，出脓血后，大眦头常有脓涎，亦名漏睛，若不早治，日久眼生黑点，微有点色，侵损于目，即难治也。

治眼脓漏不止，宜服黄芪散方。

黄芪（锉） 防风（去芦头） 子芩 川大黄（锉碎微炒，各二两） 地骨皮 远志（去心） 人参（去芦头） 赤茯苓 漏芦 （以上各一两）

右件药，捣粗罗为散。每服三钱，以水一中盏，煎至六分，去滓，食后温服，临卧再服。忌炙煿、油腻、毒滑、鱼肉。

治眼脓漏，眦头赤痒，日夜出脓水不止，宜服玄参圆方。

玄参 决明子 黄芪（锉） 黄连（去须） 青葙子 露蜂房（微炒） 漏芦 羚羊角屑 （以上各一两） 蕤仁（一两半，汤浸去赤皮） 真珠粉 雄黄（细研） 朱砂（细研，以上各半两）

右件药，捣罗为末，入研了药，一时研令匀，炼蜜和捣三二百杵，圆如梧桐子大。每于食后，以温浆水，下二十圆，临卧再服之。

治眼脓漏，视物不明，点眼方。

雄黄（细研） 石决明（捣碎，细研水飞过） 马牙消（细研，以上各一两） 青盐（半两，细研） 蜜（三合） 青羊胆（三枚）

右件药，用生绢袋盛，以蜜并羊胆汁中，浸两复时，捩取汁，于瓷盒内盛，点之，不用更掠。

治眼脓漏久不止，宜点白矾煎方。

白矾（一[56]分，烧灰） 黄柏末（三分） 黄连末（一分） 雄黄（一分） 熊胆（一钱） 朱砂（一分）

右件药，都细研令匀，以水二大盏，调令匀，内瓷瓶中，以重汤煮一日，药成待冷，用绵滤过，每以铜箸取少许点眦头。

治漏睛脓汁出，经年不绝，熨眼方。

马齿苋子（半两） 人苋子（半合）

右件药，捣罗为散。入铜器中，于饭甑上蒸，以绵裹熨眼大眦头，泪孔有脓水出处，凡熨眼之时，须药热熨，透睛三五十度，脓水自绝。

治斑豆疮入眼诸方

夫斑疮入眼者，由因患伤寒时行热病，毒气蒸眼，其眼涩痛，或有片片黄赤，如玳瑁色，上似粟颗疮生是也，不可便点药，入眼则使眼烂，其眼当枯也。又豆子疮入眼者，眼中有疱，疼痛，眼肿不开，亦忌点药，候疮子出，眼即渐差，唯宜利脾肺，解热毒，平和凉药，稍稍服之，亦可于眼睑上下，贴熁药，以散毒气，脱或不明斯理，点诸眼药，则睛疱破，脓血俱出，便令双损，候疮子退后，点药无妨也。

治斑豆疮入眼，赤涩肿痛，或生翳渐长，宜服真珠散方。

真珠末（一分） 琥珀（一分，细研） 牛黄（一分，细研） 龙脑（二钱，细研） 天竺黄（半两，细研） 羚羊角屑（一分） 犀角屑（半两） 人参（半两，去芦头） 川升麻（三分） 赤茯苓（半两） 车前子（半两） 赤芍药（三分） 决明子（半两） 甘草（三分，炙微赤，锉）

右件药，捣细罗为散，入研了药，拌令匀。每于食后，煎竹叶汤，调下一钱。忌炙熧、热面。

治斑豆疮入眼，疼痛壮热，口干烦渴，宜服柴胡散方。

柴胡（去苗） 黄芩 栀子仁 赤芍药 川升麻 麦门冬（去心） 甘草（炙微赤，锉） 玄参 （以上各一两）

右件药，捣筛为散。每服四钱，以水一中盏，入淡竹叶二七片，煎至六分，去滓，每于食后温服之。

治斑豆疮入眼，口干心烦，宜服黄芩散方。

黄芩 栀子仁 黄连（去须） 葳蕤 川升麻 蕤仁（汤浸去赤皮） 甘草（炙微赤，锉，各一两）

右件药，捣筛为散。每服三钱，以水一中盏，煎至六分，去滓，每于食后温服之。

治斑豆疮入眼，体热心烦，少得睡卧，宜服防风圆方。

防风（一两，去芦头） 黄芩（一两） 茺蔚（三分） 玄参（三

分） 川大黄（半两，锉碎微炒） 知母（三分） 人参（半两，去芦头） 赤茯苓（三分） 甘草（三分，炙微赤，锉）

右件药，捣罗为末，炼蜜和捣三二百杵，圆如梧桐子大。每于食后，煎竹叶汤下二十圆。

治斑豆疮入眼，疼痛难开，宜服郁金圆。

郁金 栀子仁 黄连（去须） 川大黄（锉碎微炒，各一两） 石决明（一两，捣碎，细研水飞过） 蛇脱皮灰（三钱）

右件药，捣罗为末，炼蜜和圆，如绿豆大。每服不计时候，以温水下十圆。

治斑豆疮入眼不退，宜用蛴螬点眼方。

蛴螬（五枚，捣绞取汁） 曾青（一钱） 朱砂（二钱）

右件药，先研曾青、朱砂如粉，后入蛴螬汁同调，令稀稠得所，每点少许，极妙。

治斑豆疮入眼，宜外点[57]黄药散方。

黄药（一两） 木香（一两） 川大黄（三两，锉）

右件药，捣细罗为散。每用好浆水，调为膏，摊生绢上，贴眼睑上下，不得入眼，干即易之。

治眼䀮䀮[58]诸方

夫脏腑虚损，风邪痰热所乘，传注于肝，上冲于目，故令瞻视不分明也。皆由肝气不足，心气虚伤，胸膈风痰，劳热所攻，则不能远视，视物昏暗，故谓之䀮䀮也。

治腑脏中痰实[59]热毒冲眼，远视䀮䀮，宜服川升麻散方。

川升麻（一两） 半夏（半两，汤洗七遍，去滑） 赤茯苓（三分） 枳壳（一两，麸炒微黄，去瓤） 黄芩（一两） 杏仁（半两，汤浸去皮尖双仁，麸炒微黄） 细辛（半两） 羚羊角屑（半两） 生干地黄（一两） 甘草（三分，炙微赤，锉）

右件药，捣粗罗为散。每服三钱，以水一中盏，入生姜半分、苦竹叶二七片，煎至六分，去滓，每于食后温服。

治肝藏风虚，眼目昏暗䀮䀮，视物不明，宜服薯蓣散方。

薯蓣　防风（去芦头）　山茱萸　枳壳（麸炒微黄，去瓤）　人参（去芦头）　枸杞子　茯神　芎䓖　覆盆子　（以上各一两）　甘菊花（三分）　细辛（三[60]分）　甘草（半两，炙微赤，锉）

右件药，捣细罗为散。每服，空心以枣汤调下二钱，夜临卧再服。

治肝气虚乏，视物䀮䀮，欲成青盲，面目青，眼中多泪，调肝细辛散方。

细辛（一两）　蕤仁（二两，汤浸去赤皮）　柏子仁（一[61]两，微炒）　甘草（一两，炙微赤，锉）　羊子肝（二具，细切炙干）

右件药，捣细罗为散。每服，空心以温酒调下二钱，晚食前再服。

治眼视物䀮䀮，青羊肝散方。

青羊肝（一具，去胆膜切）　决明子（五[62]两，微炒）　蓼子（一[63]两，微炒）

右件药，先将羊肝，于新瓦盆中，慢火上焙干，同诸药，捣细为散。每服，食前以粥饮调下二钱，夜临卧再服。

治肝脏风热，两目䀮䀮，视物不明，宜服蓝实圆方。

蓝实　决明子　青葙子　枳壳（麸炒微黄，去瓤）　黄连（去须）　地肤子　川大黄（锉碎微炒）　甘菊花　甘草（炙微赤，锉）　茺蔚子　车前子　蕤仁（汤浸去赤皮）　羚羊角屑　防风（去芦头）　生干地黄　细辛　赤茯苓　（以上各半两）　兔肝（一具，曝干）　鲤鱼胆（七枚，曝干）

右件药，捣罗为末，炼蜜和捣三二百杵，圆如梧桐子大。每于食后，以清粥饮下二十圆。

治风热壅滞，眼不得见日，泪出䀮䀮，不见物，宜服青葙子圆方。

青葙子　决明子　甜葶苈（隔纸炒令紫色）　车前子　细辛　五味子（以上各半两）　麦门冬（去心焙，一两）　生干地黄　枸杞子　茺蔚子　防风（去芦头）　泽泻　地肤子　桂心　菟丝子（酒浸三日，曝干，别捣为末，以上各半两）　兔肝（一具，炙干）

右件药，捣罗为末，炼蜜和捣三二百杵，圆如梧桐子大。每于食后，以粥饮下二十圆。

治眼视物漠漠，似隔绢看物，宜服石决明圆方。

石决明（一两，捣碎，细研水飞过）　黄连（三分，去须）　秦皮

（三分）　细辛（半两）　菥蓂子（一两）　蕤仁（三分，汤浸去赤皮）　车前子（三分）　甘草（炙微赤，锉，半两）　羚羊角屑（三分）

右件药，捣罗为末，炼蜜和捣三二百杵，圆如梧桐子大。每于食后，以温水下二十圆。

治眼晾晾昏暗，赤涩怕日，泪出难开，宜点龙脑煎方。

龙脑　雄黄　蕤仁（汤浸去赤皮）　铜绿　青盐　腻粉　（以上各一分）　黄丹（半两）

右件药，都研三两日，可用，然后取白蜜半斤，搅令匀，内于一细长项瓷瓶内，以重汤煮一复时，候冷取出，每以铜箸取药如绿豆大，每一只眼内点三点，相次用热盐汤洗掠之。

治眼晾晾不明，点眼方。

右取乌鸡胆汁夜临卧点之。

又方。

右取生兔肝，研绞取汁，以绵裹，入乳汁中，清[64]滴目中。

又方。

右以鼠胆汁点之。

又方。

右以空青或曾青，水渍露一宿，以水点之效。

治眼见黑花诸方

夫眼见黑花，皆起于脏腑，为阳气不实，阴气竞生故也。凡人阴阳安和，精气上注于目，故能令目明也，若肝胆劳伤，气血不足，而更注目强视，看读细书，劳动所伤，承虚致患，或有因患起早，荣卫气虚，恣食五辛，而伤正气，摄养既已失度，眼目于此患生，睹物或如飞蝇，或如乱发，因兹岁久，渐变多般，黑白象龙蛇之形，远近如烟雾看物，针药宜补于五脏，保养须在于十全，不值良医，疾状弥笃，立成内障也。

治眼见黑花，或眼暗后，变为青盲，宜服羚羊角散方。

羚羊角屑（三分）　羌活（半两）　黄芩（半两）　人参（半两，去芦头）　决明子（半两）　车前子（三分）　防风（三分，去芦头）　玄参（半两）　细辛（三分）　甘菊花（半两）　甘草（半两，炙微赤，锉）

右件药，捣筛为散。每服三钱，以水一中盏，煎至六分，去滓，每于食后温服之。

治眼中见黑花者，从肾虚而起，诊右手尺脉，当沉而数者，是其候也，宜服熟干地黄圆[65]。

熟干地黄　石斛（去根）　菟丝子（酒浸三日，曝干，别捣为末）　防风（去芦头）　黄芪（锉）　车前子　茺蔚子　覆盆子　肉苁蓉（酒浸一宿，刮去皴皮，炙干）　磁石（烧醋淬七遍，捣碎，细研水飞过）　地肤子　（以上各一两）　兔肝（一两半，炙干）

右件药，捣罗为末，炼蜜和捣三五百杵，圆如梧桐子大。每于空心，以盐酒下三十圆，晚食前再服之。

治肝肾风虚攻上，眼见黑花不散，宜服决明子散方。

决明子（一两）　甘菊花（一两）　生干地黄（三分）　车前子　防风（去芦头）　蔓荆子　芎䓖　栀子仁　细辛　白茯苓　玄参　薯蓣（以上各半两）

右件药，捣罗为末，炼蜜和捣三二百杵，圆如梧桐子大。每于食后，煎桑枝汤下二十圆服。

治眼昏，翳赤涩，远视似有黑花及内障不见物，宜服肉苁蓉圆。

肉苁蓉（酒浸一宿，刮去皴皮，炙干）　磁石（烧醋淬七遍，细研水飞过）　神曲（炒微黄）　青盐　（以上各一两）　雀儿（十个，去毛嘴爪翅足，存肠胃去骨烂研）　菟丝子（二两，酒浸三日，曝干，别捣为末）

右件药，捣罗为末，以好酒二升，入少炼熟蜜，入雀肉及盐，研令极烂成膏，和诸药，圆如梧桐子大。每于空心及晚食前，以温酒下二十圆。

治眼见黑花，冲风泪出，远视不明，宜服磁石圆方。

磁石（二两，烧醋淬七遍，细研水飞过）　柏子仁（一两）　黄芪（一两，锉）　防风（三两，去芦头）　干姜（半两，炮裂，锉）　白茯苓（一两）　远志（二分，去心）　桂心（三分）　附子（一两，炮裂，去皮脐）　地骨皮（半两）　巴戟（一两）　牛膝（一两，去苗）　熟干

地黄（一两） 覆盆子（二两） 鹿茸（二两，去毛，涂酥炙微黄） 肉苁蓉（一两，酒浸一宿，锉[66]去皴皮，炙干）

右件药，捣罗为末，入磁石研令匀，炼蜜和捣三五百杵，圆如梧桐子大。每于空心及晚食前，以温酒下三十圆服。

治肝肾风虚，眼生黑花，宜服此方。

磁石（二两，烧醋淬七遍，捣碎，细研水飞过） 神曲（四两，微炒） 朱砂（一两，细研水飞过）

右件药，捣罗为末，研令匀，炼蜜和捣一二百杵，圆如梧桐子大。每于食后，以温酒下二十圆，粥饮下亦得。

治眼昏暗诸方

夫眼者，五脏六腑阴阳之气，皆上注于目，若血气充实，则瞻视分明，若血气虚竭，则风邪所侵，故令昏暗不明也。

治肝脏风热，眼目昏暗，并加涩痛，宜服决明子[67]圆方。

决明子 甘菊花 青葙子 羚羊角屑 芎䓖 犀角屑 玄参 黄芩 茯神 栀子仁 （以上各一两） 甘草（半两，炙微赤，锉）

右件药，捣筛为散。每服四钱，水一中盏，入竹叶七片，煎至六分，去滓，食后温服之。

治眼昏暗，漠漠不明，宜服冬瓜子散方。

冬瓜子（一两） 青葙子 牡荆子 地肤子 蔓荆子 决明子 车前子 茺蔚子 白蒺藜（微炒，去刺） 松子仁 桂心 蘡薁[68]根 蕤仁（汤浸，去赤皮） 菟丝子（酒浸三日，曝干，别捣为末） 细辛 （以上各三分）

右件药，捣细罗为散。不计时候，以温水调下一钱。

治眼昏暗，祛风止泪，决明子散方。

决明子 地肤子 细辛 白芷 桂心 车前子（六味各三两） 柏子仁（二两） 防风（二两，去芦头） 川椒（四两，去目及闭口者，微炒去汁）

右件药，捣细罗为散。每于空心及晚食前，以温酒调下二钱。

治肝肾风虚，眼昏暗，久视无力，宜服兔肝圆方。

兔肝（二两，炙干） 防风（一两，去芦头） 玄参（一两） 决明子（三[69]分） 车前子（一两） 茯神（一两） 地骨皮（三分） 枳壳（半两，麸炒微黄，去瓤） 龙齿（一两） 甘菊花（半两） 苦参（半两） 川大黄（二两半，锉碎微炒） 麦门冬（一两半，去心焙）

右件药，捣罗为末，炼蜜和捣三二百杵，圆如梧桐子大。每于食后，以温浆水下二十圆。

治肝风多泪，眼目昏暗，宜服青葙子圆方。

青葙子 甜瓜子仁 菟丝子（酒浸三日，曝干，别杵为末） 白蒺藜（微炒去刺） 面曲（炒令微黄） 乌梅肉（微炒） 桂心 蔓菁子 决明子 牡荆子 茺蔚子 枸杞子 萤火虫（微炒，去翅足） 地肤子 柏子仁（各一两） 川大黄（一两，锉碎微炒） 蕤仁（二两，汤浸去赤皮） 细辛（二两）

右件药，捣罗为末，炼蜜和捣三五百杵，圆如梧桐子大。每服，不计时候，以温酒下二十圆。

治眼补肝祛暗明目，能令远视，地肤子圆方。

地肤子（三分） 蓝子（一分） 白蒺藜（三分，微炒去刺） 车前子（半两） 甜瓜子（半两） 茺蔚子（一分） 青葙子（三分） 细辛（半两） 萤火虫（一分，微炒，去翅足） 决明子（三分） 黄连（三分，去须） 覆盆子（三分） 生干地黄（一两） 菟丝子（三分，酒浸三宿，曝干，别捣为末）

右件药，捣罗为末，炼蜜和捣三二百杵，圆如梧桐子大。每服不计时候，以温酒下二十圆。

治肝明目，祛风除暗，决明子圆方。

决明子 槐子 覆盆子 青葙子 地肤子 车前子 （以上各一两）

右件药，捣罗为末，炼蜜和捣三二百杵，圆如梧桐子大。每服，空心以温酒下二十圆，晚食前再服之。

治眼昏暗，不能远视，蔓菁子圆方。

蔓菁子 五味子 枸杞子 地肤子 青葙子 决明子 楮实（水淘去浮者，微炒） 茺蔚子 菟丝子（酒浸三日曝干，别捣为末，各一两）

右件药，捣罗为末，炼蜜和捣三二百杵，圆如梧桐子大。每于空心，以温酒下二十圆，晚食前再服之。

治肝肾风虚，眼目昏暗，四肢无力，宜服磁石圆方。

磁石（三两，烧赤醋淬七遍，捣碎，细研水飞过） 菟丝子（二两，酒浸三日，曝干，别捣为末） 桂心 黄芪（锉） 羚羊角屑 车前子 薯蓣 （以上各一两） 细辛（半两） 熟干地黄（一两半）

右件药，捣罗为末，炼蜜和圆，如梧桐子大。每日空心，以温酒下三十圆，加至四十圆。

治眼目昏暗，宜服补肝明目，车前子圆方。

车前子 羚羊角屑 防风（去芦头） 菟丝子（酒浸三日，曝干，别捣为末，以上各一两） 决明子（一两半）

右件药，捣罗为末，炼蜜和捣三二百杵，圆如梧桐子大。每于食前，以温水下三十圆，夜临卧再服。

治肝肾俱虚，眼常昏暗，宜服驻景圆方。

菟丝子（五两，酒浸三日，曝干，别捣为末） 车前子（三[70]两） 熟干地黄（三两）

右件药，捣罗为末，炼蜜和捣，圆如梧桐子大。每于空心，以温酒下三十圆，晚食前再服。

治肝虚目昏，补肝地肤子散方。

地肤子（二[71]斤，阴干，捣罗为末） 生地黄（五斤，净洗，捣绞取汁）

右件药，相拌，日中曝干，捣细罗为散。每服，空心以温酒调下二钱，夜临卧，以温水调再服之。

治眼昏暗，能令彻视见远，朱砂圆方。

朱砂（半两，细研） 青羊胆（一枚）

右以朱砂末，入胆中，悬屋西北角，阴干，百日取出，圆如小豆大。每于食后，以粥饮下十圆。

治眼补肝气明目，延年益寿，蔓菁子散方。

蔓菁子（一斤，以水淘净） 黄精（二斤，和蔓菁子九蒸九曝干）

右件药，捣细罗为散。每服，空心以粥饮调下二钱，日午晚食后，以温水再调服。

治眼补肝除暗，明目，决明子散方。

决明子（一升）　蔓菁子（一升，用好酒五升煮酒尽，曝干）

右件药，捣细罗为散。每服，以温水调下二钱，食后及临卧服。

治眼热目暗，明目槐子圆。

槐子　黄连（去须，以上各二两）

右件药，捣罗为末，炼蜜和圆如梧桐子大。每于食后，以温浆水下二十圆，夜临卧再服。

又方。

地肤子　枸杞子[72]　营实　（以上各一两）

右件药，捣细罗为散。每服，不计时候，以温酒调下二钱。

治劳伤肝气，眼目昏暗，宜服此方。

地肤子（五两末）　生地黄汁（一中盏）

右件药，相和，却曝令干，再捣，细罗为散。每服不计时候，以温酒调下一钱。

治劳伤肝气目暗，明目方。

萤火虫（二七[73]枚）　白犬胆（一枚）

右件药，阴干，捣细罗为散。每取如黍米大点之。

又方。

萤火虫（二七枚）

右用鲤鱼胆二枚，内萤火于胆中，阴干，百日，捣罗为末，每用少许点之，极妙。

又方。

右以白瓜子一升，绢袋盛，于沸汤中蘸三遍，曝干，却以醋五升，渍三宿，又曝干，捣细罗为散。每服，不计时候，以温酒调下一钱。

又方。

蔓菁子（二升，淘令净，蒸曝三五遍）

右件药，捣细罗为散。每服，以清粥饮调下一钱，日三四服。

又方。

右以黑豆紧小者，净择，布擦，内于牛胆中，系缚，悬净室，令阴干，每日食后，温水下三七粒。

又方。

车前子（十两）

右捣细罗为散。用蜜调和，蒸令香熟，每于食后，以清粥饮调下小弹子大。

又方。

菟丝子（三两，酒浸三日曝干）

右捣罗为末，用鸡子白和，圆如梧桐子大。每服，空心以温酒下三十圆。

又方。

鹰眼睛（一对，炙干捣末）

右研令极细，以人乳汁再研，每以铜箸取少许，点于瞳仁上，日夜三度，可以夜见物，或取腊月鸲鹆[74]眼睛，依上法用效。

又方。

右以槐子，内牛胆中令满，阴干，百日，每于食后，吞一枚，二十日觉体轻，三十日白发黑，夜可细。

又方。

右以决明子，每日空心，以粥饮下三十粒，渐加至四十粒，取意久服，不限多少。

治眼被物撞打着诸方

夫眼忽被物撞打着，睛出眼带未断，当时内入睑中，但勿惊触，可四畔摩膏，及以生地黄，细捣厚敷之，无令外风侵击，若内有恶血，以针引之，自出，眼中亦不用敷药，若骨及睛血出，亦依此将理，至差后，长服治风热药，镇养五脏，不尔，则热冲生[75]，如眼带断，睛损，即不可治也。

治眼撞打着疼痛，宜服赤芍药散方。

赤芍药（一两）　茺蔚子（一两）　防风（去芦头）　芎䓖　藁本　桂心　黄芪（锉）　枳壳（麸炒微黄，去瓤）　白芷　（以上各三分）

右件药，捣粗罗为散。每服三钱，以水一中盏，煎至六分，去滓，不计时候温服。

治眼忽被撞打着，瞳涩疼痛，宜服生干地黄散方。

生干地黄　芎䓖　羚羊角屑　川大黄（锉碎微炒，以上各一两）　赤芍药　枳壳（麸炒微黄，去瓤）　木香　（以上各三分）

右件药，捣罗为散。每服三钱，以水一中盏，煎至六分，去滓，不计时候温服。

治眼撞打着，瞳仁不损，白睛有瘀血不散，疼痛不可忍，宜服琥珀散方。

琥珀（细研）　当归（锉微炒）　川大黄（锉碎微炒，各一两）　赤芍药　桃仁（汤浸去皮尖双仁，麸炒微黄）　羚羊角屑　突厥白　生干地黄　藁本　（以上各三分[76]）

右件药，捣细罗为散。每服不计时候，以温水调二钱。

治眼为他物所伤，三胆点眼方。

羊胆（一枚）　鸡胆（三枚）　鲤鱼胆（二枚）

右件药，摘破调合令匀，频频点之。

治眼为物所伤，或肉努，宜用此方。

生地肤苗（五两，净洗）

右捣绞取汁，瓷盒中盛，以铜箸频点目中，冬月煮干者，取汁点之。

又方。

右以杏仁烂研，以人乳汁浸，频频点。

治眯目诸方

夫眯目者，是飞飏诸物，尘埃之类，入于眼中，粘睛不出，遂令疼痛难开也。

治眯目涩痛不明方。

右捶羊鹿筋擘之如被弓法，内筋口中，熟嚼，细擘眼内着瞳子睑上，以手当睑上轻挼之，若有眯者，挼二七过便出之，视眯当着筋出来即止，未出者复为之，如此法，恒以平旦，日未出时为之，以差为度，出讫，当以好蜜注四眦头，鲤鱼胆亦佳，若数挼目痛，可间日挼之。

治稻麦芒入目方。

右以生蛴螬，取新布覆目上，将蛴螬于布上摩之，芒即自出着布。

治麦芒入目不出方。

右煮大麦汁，洗注目中良。

治物落眼内不出者，取好清水，研细墨，以铜箸点之，即出。

治砂草眯目中方。

右用书中白鱼，以乳汁和，研，注眼中良。

治一切物眯目中，妨痛不可忍方。

右取猪脂，去筋膜，于水中煮，待有浮上如油者，掠取，贮于别器中，又煮，依前法再取之，仰卧去枕，点于鼻中，不过三两度，其脂自入眼角中，流出眯物即差。

治杂物眯目不出方。

右取桑根白皮一片，新者，如箸大。削一头令薄，捶令软滑，渐渐令入于目中，粘之，须臾自出。

又方。

豆豉三七粒，着水中浸洗，目视之即出。

又方。

酥少许，内鼻中，随目左右，垂头卧，令流入目中，有泪，即眯物当随泪出，

又方。

鲍鱼头二枚，地肤子半合，以水煮令烂，取汁，以注目中，即出。

又方。

鸡肝血注目中，神效。

又方。

白蘘荷根，捣绞取汁，注目中，即出。

又方。

东墙头马齿苋，烧灰，少少点眦头，即出。

又方。

甑带烧灰，水调一钱。

又方。

蘧麦（一分）　干姜（一分，炮裂，锉）

右件药，捣细罗为散。每服，以井华水调下二钱。

又方。

蚕沙一枚，以水吞之，即出。

【校注】

① 纇（lèi 类）：缺点；毛病。

② 切：日本抄本为“功”。

③ 命：日本抄本为“人力”。

④ 线：日本抄本为“绵”，义胜。

⑤ 忽：日本抄本为“应”。

⑥ 协药：协同药力。

⑦ 阙：通“缺”。

⑧ 转：日本抄本为“较”。

⑨ 三：日本抄本为“一”。

⑩ 二：日本抄本为“三”。

⑪ 五：日本抄本为“三”。

⑫ 圆：日本抄本其下有“方”字。

⑬ 二：日本抄本为“一”。

⑭ 二：日本抄本为“三”。

⑮ 三：日本抄本为“二”。

⑯ 圆：日本抄本其下有“方”字。

⑰ 省：日本抄本为“雀”字，义长可从。

⑱ 一两半：日本抄本为“二两半”。

⑲ 杵：日本抄本为“捣”字。

⑳ 膏：日本抄本其下有“方”字。

㉑ 二：日本抄本为“三”。

㉒ 圆：日本抄本其下有“方”字。

㉓ 圆：日本抄本其下有“方”字。

㉔ 二：日本抄本为“一”。

㉕ 辟：日本抄本为“碎”字。

㉖ 以：日本抄本为“取”字，义长可从。

㉗ 得：日本抄本为“可”字。

㉘ 无：日本抄本为“恐”字，义胜。

㉙ 绿：日本抄本为“缘”字，义长可从。

㉚ 用：日本抄本为“以”字。

㉛ 擅：日本抄本为“柽”，人卫本为“抵”。

㉜ 三：日本抄本为“一”。

㉝ 二：日本抄本为“三”。

㉞ 龙脑煎：其下日本抄本有“方”字。

㉟ 龙脑膏：其下日本抄本有“方”字。

㊱ 灰：日本抄本为“皮”。

㊲ 二：日本抄本为“三”。

㊳ 菥蓂（xīmì 息密）：一年生草本植物，直立茎，叶呈长椭圆形，总状花序，开白色小花。植株均可入药，有清热解毒作用，种子有祛风除湿作用。

㊴ 青：日本抄本为“者”字，义长可从。

㊵ 羖（gǔ 古）：黑色的公羊。日本抄本为“羚”字。

㊶ 腻粉：其下日本抄本有“二钱”二字，此处脱文。

㊷ 漠漠：迷蒙。

㊸ 琥珀：日本抄本其下有“一分”二字，此处

脱文。

㊹ 研：日本抄本为“碎”字。

㊺ 二：日本抄本为“三”。

㊻ 零：日本抄本为“云”字。

㊼ 井：据文义，当为“茎”字。

㊽ 由：日本抄本为“因”字。

㊾ 木通：日本抄本其下有“三分锉”，三字，此处脱文。

㊿ 三分：日本抄本为“二两”。

51 一：日本抄本为“二”。

52 去：其下日本抄本有“粗”，此处脱文。

53 然：日本抄本为“终”字。

54 灌：日本抄本为“浇”字。

55 已：日本抄本为“上”字。

56 一：日本抄本为“二”。

57 点：日本抄本为“贴”字，义长可从。

58 晄晄（huānghuāng 荒荒）：视物模糊。晄，为“睆”的伪字。

59 实：日本抄本为“气”。

60 三：日本抄本为“二”。

61 一：日本抄本为“二”。

62 五：日本抄本为“二”。

63 一：日本抄本为“二”。

64 清：日本抄本为“渍”字，义胜。

65 圆：日本抄本其下有“方”字。

66 锉：日本抄本为“刮”。

67 子：日本抄本其下有“散”字。

68 蘡薁（yīngyú 樱萸）：性味为酸、甘、涩，平。具有清热解毒，祛风除湿之效。

69 三：日本抄本为“二”。

70 三：日本抄本为“一”。

71 二：日本抄本为“一”。

72 枸杞子：日本抄本为“枇杷子”。

73 二七：日本抄本为“七”。

74 鸲鹆（qúyù 渠俞）：亦作“鸜鵒”，鸟名，俗称八哥。

75 生：日本抄本为“上”字，义胜。

76 分：日本抄本为“两”字。

卷第三十四

口齿论

夫口齿者，为腑脏之门户，呼吸之机关，纳滋味以充胃肠，通津液以润经脉，故口为脾之应候，齿作骨之荣华，在乎一身，实为大要，是以黄庭经云，口为玉池，太和宫，漱咽灵液，灾不干齿，治之坚牢白净，即津液美而无病矣。或揩洗无方[①]，招风致病，性为疏嫩，不能矜持，滋蔓既深，损蠹朽尤甚。又经曰，唇为飞门，齿为户门，宣发五音，摧伏诸谷，凡为病起，因口所成，含恶气以咽津，益痰澼而在膈，使心胸壅滞，毒气攻蒸，久而熏之，焉得不损，究其病本，实有多般，且疳䘌者，其齿断[②]虚软而无脓血。又口䘌者，其齿龈触著即脓血出，又口疳，其龈不触，自然脓血出，又风疳者，其齿龈上腭[③]，有小孔形如蜂窠之状，又齿疳，其齿骨脆烂，又齿龈，唇口忽变白色或作青黑色者，是急疳之状也，死不过旬日，宜急治之，先看唇颊里，有紫赤或青黑脉处，即须针去恶血，不然烙之亦好，附齿有黄黑色物，似烂骨之状者，名为齿牀[④]，凡治齿者，先看有此物，即须用疳刀掠去之，附齿有物如蝉翼，或如鸡子膜，或如丝缠着齿根，亦须用疳刀掠去之，不尔，则齿龈永不附着齿根也。

治牙齿疼痛诸方

夫牙齿疼痛者，是牙齿相[⑤]引痛，牙齿是骨之余，髓之所养，手阳明之支脉，入于齿，若髓气不足，则阳明虚，不能荣于牙齿，为风冷所伤，故疼痛也。

治牙齿疼痛升麻散方。

川升麻（半两） 莽草（一分） 桑寄生（一分） 地骨皮（半两） 槐白皮（半两，锉） 防风（半两，去芦头） 藁本（一分） 柳枝（一握，锉）

右件药，捣筛为散。每服五钱，以水二大盏，入盐末一钱，荆芥五穗，煎至一盏，去滓，热含冷吐，日三用之。

治牙齿发歇，疼痛不止，细辛散方。

细辛（一两） 芎䓖（一两） 当归（一两） 甘草（炙微赤，锉，以上各一两） 独活（一两半） 荜茇（半两） 鸡舌香（半两）

右件药，捣粗罗为散。每用半两，以水二大盏，煎至一盏，去滓，热含冷吐。

治牙齿连颊骨，相引疼痛，地骨皮散方。

地骨皮（一两） 独活（一两） 莽草（半两） 细辛（半两） 附子（一枚，生用，去皮脐） 杏仁（半两，汤浸去皮尖双仁，麸炒微黄）

右件药，捣粗罗为散。每用半两，以酒二升，浸一宿，于铜器中，慢火煎之，稍热含之，冷吐，勿咽，日三用之。

治牙齿风毒所攻，疼痛不止，鸡舌香散方。

鸡舌香⑥ 细辛（半两） 附子（生用，去皮脐） 独活（各半两） 川椒（一分，去目及闭口者，微炒去汗） 麝香（半分，细研）

右件药，捣罗为末，绵裹如枣核大。含之，有涎即旋旋吐却，含三五度差。

治牙齿疼痛，麝香圆方。

麝香（半钱⑦） 胡椒（一分） 甘松香（一分） 雄黄（半分，细研）

右件药，捣罗为末，都研令匀，以木蜜和圆，如梧桐子大。每以新绵裹一圆，安在患处咬之，立效也。

治牙齿疼痛方。

槐白皮（一握） 荆芥穗（半两）

右件药，以醋一升，煎至五合，入盐少许，热含冷吐，以差为度。

又方。

防风（一两，去芦头） 附子（一两半，生用，去皮脐） 莽草（半两） 川椒（一两，去目闭口者，微炒去汗）

右件药，捣筛为散。每服三钱，以酒一大盏，煎三五沸，去滓，热含冷吐。

治牙齿疼痛不可忍方。

芎䓖（一两） 细辛（一两） 防风（去芦头） 附子（生用，去皮脐） 藜芦（去芦头） 莽草 （以上各一两）

右件药，捣筛为散。以绵裹，热酒浸，熨所患处，兼绵裹豇豆大咬之，勿咽其汁。

又方。

猪牙皂荚（一梃，炙去皮子） 川椒（七粒，去目及闭口者）

右件药，捣罗为散。每用一钱，以绵裹，于痛处咬之，有涎吐却。

治牙疼诸方

夫牙齿者，肾之所主也，若经络充实，骨髓强盛，则牙齿无病也，若气血不足，风邪所乘，则令断颊浮肿，成虫蚀其间，疼痛不可忍，故谓之牙疼也。

治牙疼连颊肿，宜用莽草散方。

莽草（一两） 细辛（一两） 枳壳（半两，去瓤） 附子（一两，生用，去皮脐） 川椒（一分，去目及闭口者，微炒去汗）

右件药，捣筛，每用半两，以水二大盏，煎至一盏，去滓，热含冷吐，不得咽之。

治牙疼掣痛不止方。

地骨皮（一分） 硇砂（一分） 细辛（一分） 生地黄（一分）

右件药，捣，以水二盏，煎至一盏，去滓，入硇砂末，热含冷吐。

治牙疼不可忍，经效蟾酥圆方。

蟾酥（一字）　生附子角（二豆大）　巴豆（一枚，去皮研）　麝香（少许）

右件药，都研令匀，用蒸饼和圆如黍米大。以新绵裹一圆咬之，有涎即吐却。

治牙疼啄木舌散方。

啄木舌（一枚）　巴豆（一枚）

右件药，先捣啄木舌为末，入巴豆同研为散。用猪鬃一茎，点药于牙根下立差也。

治牙疼插耳皂荚圆方。

皂荚（一梃）　豉（一合）　蒜一头（去皮）　巴豆（七枚，去皮，麸炒微黄）

右件药，捣研为散。每用一字绵裹如梧桐子大。随病左右内耳中立验。

治牙疼胡椒圆方。

胡椒末（一钱）　蟾酥（一字大，浸过）

右件药，同研令相得，圆如麻子大。以绵裹于痛处咬之，有涎即吐却。

治牙疼砒霜圆方。

砒霜（半钱）　干地龙（三钱，末）　巴豆（六枚，去壳）

右件药，同研令细，以猪胆汁和圆如麻子大。绵裹一圆，于病处咬之，有涎即吐。

治牙疼地龙圆方。

干地龙（一分，末）　麝香（一分）

右件药，细研，以黄蜡消汁，圆如粟米大。每用一圆，于蚛[8]孔中，咽津无妨。

治牙疼麝香圆方。

麝香（大豆许）　巴豆（一粒子）　细辛末（半钱[9]）

右件药，同研令细，以枣瓤和圆，如粟米大。以新绵裹一圆，于痛处咬之，有涎即吐却，有蚛孔即内一圆，立止。

治牙疼，湿生虫圆方。

胡椒（十颗）　湿生虫（一枚）　巴豆（一枚，去壳）

右件药，先研胡椒令细，次下巴豆、湿生虫等，研令匀，用软饭和圆，如绿豆大。以绵裹一圆咬之，有涎即吐却，立效。

治牙疼，白芥子吹鼻散方。

白芥子　舶上莳罗　芸苔子（各一两）

右件药，捣细罗为散。每用一字，如患左边疼，即吹右鼻中，如患右边，即吹左鼻中，仍先净洗鼻中，吹药即验。

治牙疼塞鼻，阿魏圆方。

阿魏　臭黄　砒黄（各一分）　雄黄（一字[10]）

右件药，细研为散。以端午日粽子和圆，如梧桐子大。如牙疼在右边，即内左边鼻中，以纸撚子塞之，合口闭气，良久即定，如是蚛牙，内一圆，有涎即吐却。

治牙疼，草乌头圆方。

草乌头（半两，炮裂）　踯躅花（二钱）

右件药，捣罗为末，以黄蜡消汁，和圆如绿豆大。绵裹一圆，于痛处咬之，有涎即吐却。

治牙疼，附子圆方。

附子（半两，生用）　马夜眼（一枚，炙令干）

右件药，捣罗为末，以糯米饭和圆，如绿豆大。绵裹一圆，于痛处咬之，有涎吐却。

治牙疼，乌头圆方。

川乌头（一分，生用）　附子（一分，生用）

右件药，捣罗为末，用面糊和圆，如小豆大。以绵裹一圆，于痛处咬之，以差为度。

又方。

蟾酥（一字，汤浸，研）　麝香（一字）

右件药，和研为圆，如麻子大。每用一圆，以绵裹于痛处咬之，有涎即吐却。

又方。

阿魏　臭豆（各一分）

右件药，同研如粉，以面糊和圆，如绿豆大。每用一圆，绵裹随患处左右，插在耳门内，立效。

又方。

右以巴豆一粒，煨至黄熟，去壳，用蒜一瓣，切一头作盖，剜去中心，可安巴豆在内，以盖子合之，用新绵裹随患处左右塞耳中。

又方。

右以萝卜子二七粒，去赤皮，细研，以人乳和，左边牙痛，即于右鼻中点少许，如右边牙疼即左鼻中点之，立效。

治齿疼诸方

夫手阳明之支脉，入于齿，齿是骨之余，体之所养，若风冷客于经络，伤于骨，冷气入齿根则齿疼也。虫若蚀齿而疼者，须敷药，虫死则痛止也。

治齿疼川椒散方。

川椒（一分）　盐（一分）　露蜂房（一分）

右件药，捣罗为散。以水一大盏，入葱白三寸，拍破，煎五六沸，去滓，热含冷吐。

治齿疼白杨皮散方。

白杨树皮（一[11]握）　细辛（半两）　露蜂房（半两）

右件药，捣筛为散。每用三钱，以水一大盏，浸一宿，煎令三五沸，去滓，热含冷吐。

治齿疼及风痛，松脂散方。

松脂　颗盐（各一分[12]）　皂荚（一挺[13]，不蚛者去皮子，炙令黄色）

右件药，捣筛为散。每用三钱，以水一大盏，煎五七沸，去滓，热含冷吐。

治齿疼立效方。

生附子角（十枚，为末）　蟾酥（绿豆大）　麝香（一字）

右件药，都研令细，用粳米饭和圆，如黍米大。以绵裹一圆，于痛处咬之，有涎即吐却。

又方。

右以独头蒜，煨热，刀切头少许，熨痛处，冷即易之，亦治虫痛，以差为度。

又方

右以川椒一两去目，捣罗为末，以好白面，溲[14]圆如皂角子大。烧令热，于所痛处咬之，不过三五度即差。

又方。

右以皂角子为末，以帛裹如弹圆大，于醶醋[15]中煮热彻，即于齿痛处咬之，冷即易之，神效。

又方。

右以烂棘针二百枚，以水二大盏，煎至一盏，去滓，热含冷吐。

又方。

右以白马尿，热暖，随病左右，含浸齿根，冷即吐之，神效。

又方。

鸡粪白烧灰，敷齿根良。

又方。

牛膝根，捣罗为末，绵裹含之。

又方。

莽草一两细锉，以水一大盏，煎至七分，去滓，热含冷吐。

治齿风疼痛诸方

夫手阳明之支脉入于齿，齿是骨之所终，髓之所养，若风冷客于经络，伤于骨髓，冷气入齿根，则齿痛也。若虫蚀齿而痛者，齿根有孔穴，虫在其间，则针灸不差，若敷药则虫死，其痛乃止也。

治齿风疼痛极效方。

川升麻　防风（去芦头）　细辛　芎䓖　当归　白芷　地骨皮　独活　木香　（以上各一两）　甘草（半两）

右件药，捣粗罗为散。每用五钱，以水二大盏，煎至一盏，去滓，热含冷吐。

治齿风疼痛及口臭，芎䓖散方。

芎䓖（一两）　当归（一两）　独活（二两）　细辛（半两）　白芷（半两）

右件药，都捣粗罗为散。每用药半两，以水二大盏，煎至一盏，去滓，热含冷吐。

治头面风，口齿疼痛，不可忍方。

川椒（一分，去目及闭口者，微炒去汗）　莽草（十片，微炙）　李根皮（半两）　独活（半两）　芎䓖（半两）　细辛（一分）　防风（一分，去芦头）

右件药，捣粗罗为散。每用五钱，以酒一大盏，煎五七沸，去滓，热含冷吐，勿咽。如齿龈血出，用生雀血涂之便愈。

治齿风及蚛牙，疼痛不可忍方。

狼牙草根（半两）　槐枝（半两）　柳蚛屑（一两）　皂荚（一分，去黑皮，炙令焦黄）　莨菪子（半分，水淘去浮者，炒黄黑色）

右件药，细锉和匀，分为三度，每度以浆水二大盏，煎至一盏，去滓，热含冷吐。

治齿风，疼痛不可忍，蛇蜕皮散[16]。

蛇蜕皮（半两，炙黄）　吴茱萸（半两，洗三遍）　蚕沙（微炒）　柳枝　槐枝（各一两[17]）

右件药，细锉，每用五钱，以水一大盏，煎至七分，净盥漱，稍热含之，冷即吐之，神效。

治风齿疼痛，乌头散[18]。

川乌头（半两，炮裂，锉）　独活（一两）　郁李根白皮（四两，锉）

右件药，捣筛为散。每用五钱，以绵裹，用酒一升，浸一宿后，煎五七沸，去滓，热含冷吐。无问风虫齿痛皆验。

治齿风，疼痛不止，槐白皮散方。

槐白皮　地骨皮（各一两）　松节（二[19]两，锉）

右件药，捣筛为散。每用五钱，以浆水二[20]中盏，煎五七沸，去滓，热含冷吐。

治齿风蚛，疼痛不可忍，皂荚散方。

皂荚（炙黄焦）　荆芥　胡椒（各一两）

右件药，捣筛为末，每用三钱，以水一大盏，煎至七分，去滓，热含冷吐。

治齿风痛，露蜂房散方。

露蜂房（炙黄）　荆芥　川椒（去目及闭口者，微炒去汗）　地骨皮　松节（锉）　青盐　白矾灰（各一分）

右件药，捣细罗为散。每用半钱，以绵裹于痛处咬之，有涎即吐却。

治齿风痛，或虫痛不可忍，根下有孔，皂荚圆方。

猪牙皂荚（三枚，去皮子）　汉椒（七枚，去目）　莽草（半两）

右件药，捣罗为末，以枣肉和圆，如芥子大。每用一圆，内蚛孔中，有涎即吐却。

治牙齿风，连面疼痛不可忍方。

细辛（一两）　白芷　芎䓖　露蜂房（各一分）

右件药，捣碎，以水一碗[21]，煎十[22]余沸，去滓，热含冷吐。

治齿风，连面疼痛不可忍方。

细辛（一两）　黑豆（一合）

右熬黑豆令熟，然后以好酒二[23]大盏同煎，至一盏，去滓，热含冷吐。

治齿风宣露，川升麻散方。

川升麻　白附子（炮裂，各一两）

右件药，捣细罗为散。以生地黄汁调，贴在齿根，立效。

又方。

独活（一两）

右锉碎，以水二大盏，煎至一盏，去滓，热含冷吐。

又方。

鼠粘子（一合[24]）

右件药，烂捣，以水二大盏，煎至一盏，去滓，热含冷吐。

治牙齿蚛孔有虫诸方

夫牙齿虫者，是虫蚀于牙齿，而令疼痛也，皆牙齿根有孔穴，虫居其内，蚀一牙齿尽，又度蚀余牙齿也。

治牙齿蚛孔内有虫，疼痛不可忍方。

露蜂房（一枚，新者）　川椒（五十粒，去目）　盐（一分）

右件药捣碎，以醋浆水二大盏，煎至一盏，去滓，热含冷吐。

治牙齿蚛孔内有虫，疼痛及齿龈肿痒方。

肥松节（三两，锉）　皂荚（一梃，不蚛者，去黑皮，炙焦黄）　石盐（一分）

右件药，捣筛为散。每用半两，以水二大盏，煎至一盏，去滓，热含冷吐。

治牙齿蚛孔疼痛，兼有虫方。

李树根白皮（三两，锉）　细辛（三两）　盐（半合）

右件药，捣筛为散。每用半两，以水二大盏，煎至一盏，去滓，热含冷吐。

治牙齿虫蚀，蚛孔疼痛，不能食，面肿，莽草散方。

莽草（一分）　楮椒根皮（半两）

右件药，锉，以浆水二中盏，煎十余沸，去滓，热含冷吐。

治牙齿疼痛，露蜂房散方。

露蜂房（半两）　川椒（半两，去目及闭口者，微炒去汗）　白盐（一钱）

右件药，捣筛为散。每用五钱，以醋浆水二大盏，煎十余沸，去滓，热含冷吐。

治牙齿虫蚀，有蚛孔，莽草散方。

莽草（半两）　山椒皮（一握）

右件药，捣粗罗，每用三钱，以酒水各半盏，煎五七沸，去滓，热含冷吐。

治牙齿蚛痛有虫，虾蟆散方。

虾蟆（端午日者，一枚，烧灰）　青黛（半两，细研）　柑子皮（半两，微炙）　干姜（半两，末）　麝香（一分，细研）　薰黄（半两，细研）

右件药，都研令细，每用绵裹，可虫孔大小，内蚛孔中，以差为度。

治牙齿蚛痛，日夜不止，藜芦散方。

藜芦（一分） 川椒（半两，去目及闭口者，微炒去汗） 麝香（一分，细研） 附子（半两，去皮生用）

右件药，捣罗为末，消黄蜡和圆，如粟米大。每用一圆，内虫孔中，有津即吐却。

治牙齿蚛痛，日夜不止，齿龈烂臭，麝香散方。

麝香 雄黄 白矾（烧灰） 石胆 川升麻（各一分）

右件药，捣细罗为散。绵裹一字，内蚛孔中，并以乳汁调少许，涂齿龈烂处。

治牙齿虫蚀有蚛孔，疼痛不可忍，巴豆圆方。

巴豆（一枚，醋煮令熟，去皮） 硫黄（一字） 干姜末（一字） 麝香（一字）

右件药，都研令匀，消黄蜡和圆，如粟米大。绵裹一圆，内蚛孔中。

治牙齿被虫蚀，有蚛孔疼痛，牙齿根朽烂，白矾圆方。

白矾灰 黄丹（各一钱） 蝙蝠粪（二十粒） 巴豆（一粒，麸炒微黄）

右件药，同细研，以软粟米饭和圆，如粟米大，晒干，凡有蛀蚛孔疼痛不可忍者，以一圆于痛处咬之，立定。

治牙齿，有蚛虫疼痛甚者，韭子圆方。

韭子（一两） 乳香（一分） 臭黄（一分） 干蝎（半两）

右件药，捣罗为末，消黄蜡成汁，和圆如弹子大，即以瓷瓶子内，先著灰火烧一圆，用纸盖，以笔管引烟出，熏牙蚛孔处，其虫尽出，或将药瓶于水碗中安著，其虫尽下，扑在水中。

治牙被虫蚀，有蚛孔，痛不可忍方。

猪牙皂荚（一梃） 川椒（一七粒） 莽草叶（七片）

右件药，捣罗为末，以枣肉和圆，如黍米粒，每用一圆，以绵裹内蚛孔中，痛定后去药。

治牙齿蚛孔有虫，疼痛不可忍方。

硇砂 雄黄 石灰（炒令黄色） 虾蟆头（烧灰，以上四味各一分） 巴豆（五粒，去皮心，纸裹压去油）

右件药，先研巴豆如面糊，次入诸药细研，以水浸蒸饼，和圆如绿豆大。有蚛孔者，以新绵裹一粒，致于蚛孔中，有涎即吐却，其痛立止。如要牙落者，轻以刀子拨破牙根，令血出，取圆子二粒研揩在齿根下，一宿即落也。

又方。

乳香　白矾（烧灰，各一分）

右件细研，饭和圆如绿豆大。每用一圆，以绵裹内蚛孔中。

治牙齿蚛孔，疼痛不可忍，兼有虫方。

干地龙　麝香（细研，以上各一分）　蜡（一两）

右件药，捣罗为末，化蜡和圆，如梧桐子大。用一圆按在蚛孔中，痛甚者便止。

又方。

右莽草捣罗为末，以绵裹内蚛孔中，或于痛处咬之，伭[25]头吐津，勿咽之，其疼痛便定。

治牙齿被虫蚀，有蚛孔疼痛方。

附子（半两，生，去皮脐）

右捣罗为末，炼蜜和圆，有疼痛时，看蚛孔大小著之，如有涎，即旋旋吐却。

又方。

雄黄末（一两）

右以枣瓤和，用少许塞于蚛孔中，更以枣瓤泥塞蚛孔子上，以铁箸烙令热，便愈。

又方。

右以石胆细研，以人乳汁和，敷齿根蚛痛处，日三五度敷之，即差。

又方。

右以藜芦为末，以松脂和如粟米大。每用一圆，内虫蚛孔中，立差。

又方。

右以薰陆香少许，嚼咽津即差。

又方。

右取松脂，捏令头尖，注齿虫孔中，有虫出即效。

又方。

右以莨菪子，内蚛孔中，以蜡塞之，立愈。

又方。

右以蜘蛛壳一枚，绵裹安痛处咬之，有涎即吐却。

又方。

右以马夜眼如米许大。绵裹内蚛孔中，立差。

又方。

右以湿生虫一枚，绵裹于蚛疼处咬之，勿令患人知，立差。

又方。

右以蜂窠蒂，绵裹于疼处咬之。

又方。

右以啄木鸟舌尖，绵裹于疼处咬之。

治齿䘌诸方

夫手阳明支脉入于齿，足太阳脉入于颊，遍于齿，若其经虚，风气客之，结搏齿间，与血气相乘，则龈肿，热气加之，则脓出而臭，侵蚀齿龈，谓之䘌齿也。

治䘌齿龈肿出脓汁，白矾散方。

白矾（一分，烧灰）　蟾酥（半分）　干虾蟆（一枚，焚灰）　雄黄（半分）　麝香（半分）　熊胆（一分）

右同研令细，每用半钱，敷牙齿根。

治䘌齿疼痛，虾蟆散方。

干虾蟆（一枚，炙焦）　青黛（一分，细研）　柑子皮（半两）　细辛（半两）　白鸡粪（一分，烧灰）　麝香（半分，细研）　干姜（一分，炮裂，锉）　薰黄（一分，细研）

右件药，捣细罗为散。同研令匀，绵裹如黍米大。内虫孔中，无虫孔者，以一字敷于患处，有涎即吐却。

又方。

川椒（半两，去目）　白矾（半两，烧令汁尽）

右件药，以水三盏，煮取二盏，去椒，含吐之。

又方。

葫芦子（半升）

右以水五升，煮取三升，去滓，含漱[26]，吐之，茎叶亦可用，神良，不过二剂差。

又方。

白附子（生用）　莽草　细辛　芎䓖　高良姜（各一分，锉）

右件药，捣细罗为散。以绵裹少许，著龋齿上，有汁勿咽。

治龋齿方。

牛膝（一两，烧为灰）

右细研为末，以少许着齿间，含之。

治龋齿痛有蚛孔方。

雄雀粪

右以绵裹塞于蚛孔中，日二易之。

治龋齿虫腐方。

棘针（三两，朽烂者）

右捣碎，每用半两，以水二大盏，煎至一盏，去滓，热含冷吐。

又方。

右取郁李根一[27]握，切，以水一大盏，煎至六分，去滓，热含之，当吐出虫，长六七分，皆黑头，虫出即差。

又方。

莨菪子三合，于瓶子内盛，将青铜钱七文，烧令通赤，投于瓶中，候烧莨菪子作声，有烟出，以笔管引烟气于蚛痛处，有虫出痛止即差。

治齿䘌诸方

夫齿䘌者，由人饮食甘肥，不能揩理，宿食在于齿根，腐臭之气，淹渍于齿也。而又脏腑壅滞，上焦积热，久而不散，毒气熏蒸，则令齿根宣露坏烂，虫蚀疼痛，故谓之齿䘌也。

治齿䘌，蔷薇根膏方。

蔷薇根（二[28]两）　地骨皮　葱根　胡粉（各二[29]两）　蜡（一分）

右件药，前三味都锉，以水二大盏，煎至半盏，以重抄纸半张浸之，曝干更浸，汁尽为度，干了，以粉蜡涂之，于上剪作条子，夜卧贴之，神效。

治齿䘌齿根腐烂，细辛散方。

细辛　川升麻　地骨皮　角蒿（各二两）　牛膝（三两，去苗）　生地黄（五两）

右件药，都烧为灰，细研，每夜临卧，敷齿根，或以蜡纸上贴之，至旦即去之。

治齿䘌，日夜疼痛不止，青黛散方。

青黛　柑子皮（各一两）　干虾蟆（一枚，五月五日者，烧灰）

右件捣细罗为散。以生地黄汁，调贴断[30]上，日二换之。

治齿䘌熨烙方。

臭黄（半两，细研）　猪脂（一两）　槐枝（五茎）

右件药，煎猪脂入臭黄末，及热，以绵裹槐枝，点取药，熨烙齿断[31]缝上。

治齿龈疳䘌方。

芦荟末（半两）

右以少许盐，同研匀揩齿，或夜卧时，用少许敷之良。

治齿䘌宣露，宜用此方。

角蒿灰　胡桐律（各一两）　麝香（一钱）

右都细研令匀，夜后敷于齿根令满，来日早，以盐汤漱口。

治齿䘌，揩齿药方。

硫黄（一分）　白矾（一两）

右件药相和，铫子中熬令黄烟尽，研为末，每日未洗面，先捻少许揩齿，含著，洗面毕即漱口。

又方。

猪牙皂荚（一两，烧灰）　麝香（一钱，细研）

右件药，相和细研，将用揩齿，夜卧时即贴于龈上。

治齿䘌作孔有虫疼痛，莨菪子散方。

莨菪子（一分，水淘去浮者，微炒）　细辛　鲫鱼（烧灰）　黄连（各一分）　人粪灰（一两）　干虾蟆（半两，炒灰）　石胆（半两，细研）　甘草（半两）　麝香（半分，细研）

右件药，捣罗为散。每取少许，以绵裹内蚛孔中，日三度换之，即差。

治齿䘌葶苈煎方。

苦葶苈末　地龙末（各一分）　麝香（半钱，细研）　腊月猪脂（三两）

右件药，先煎猪脂令化，去滓，次入诸药，煎十余沸，于瓷盒中盛，以柳枝点药，于火上炙令热，烙牙齿缝中，十余度，日三五遍，如此烙之，即差。

治齿䘌，龈肿有脓血出，白矾散方。

白矾灰　杏仁（二十枚，汤浸去皮尖，研）　蚺蛇胆（一钱[32]）

右细研，先以生布揩齿龈令血出，嗍令血尽，即用散药，掺于湿纸上，可患处贴之，日三两上，以差为度。

治齿䘌臭黄煎方。

臭黄（半两）　猪脂（二两，腊月者）

右件药，先煎猪脂，去滓，入臭黄末，以绵裹槐枝，点取热药，熨烙齿断[33]缝中，十余度即差。

治齿䘌生疮，硫黄烙方。

右以硫黄一分，以旧铁铧头一枚，于炭火中烧令赤，捻硫黄著上，更入少许猪脂相和，熬令沸，以柳枝子绵裹头，搵药，乘热烙之齿缝，三五遍即愈。

治齿䘌并有虫方。

右取蜗牛壳三十枚，烧灰细研，每用揩齿即差。

治齿䘌方。

苦参（三两，锉）

右件药，以水三中盏，煎至一盏，去滓，热含冷吐。

治牙齿风疳诸方

夫风疳者，由脏腑壅滞，久积风热，脾肺不利，心胸痰饮，邪毒之气，冲注上焦，熏蒸牙齿，则令齿龈浮肿，动摇脱落，损烂，脓血俱出，虫蚀齿根，口内常臭，面色青黄，唇颊肿痛者，则是风疳之候也。

治牙齿风疳，疼痛颊肿，䘌腐口臭方。

附子（炮裂，去皮脐）　莽草　当归　独活　芎䓖　防风（去芦头）　细辛　李树根皮（各半两）　川椒（一百粒，去目）

右件药，细锉和匀，每用半两，以水二大盏，煎至一盏，去滓，热含冷吐。

治牙齿风疳，疼痛不止，宜用此方。

李树根白皮　柳枝（各二两）　川椒（去目）　棠梨枝　郁李仁　槐枝（各一两）

右细锉和匀，分为八度，每度用水二碗，煎至一碗，去滓，热含冷吐。

治齿风疳，根与肉离，疼痛，吃食不得方。

枸杞根　东引槐枝　东引柳枝（各三两）　黑豆（半升，炒热，和皮使[34]）

右件药，细锉，入于铜铛中，微火炒令黄，下炒了黑豆相和，以水三大盏，煎十余沸后，入酒一升，更煎一二沸，滤取汁，热含冷吐。

治牙齿风疳，龈烂齿痛，雄黄散方。

雄黄（细研）　麝香（细研）　熊胆　天雄（生，去皮脐）　细辛　当归　附子（生，去皮脐）　干姜（锉）　苦参（锉）　生干地黄　芦荟　甘草（锉，以上各一分）

右件药，捣细罗为散。同研令匀，以绵裹一钱，安于齿根含之，有汁勿咽。

治牙齿风疳及有蚛孔，疼痛不止，宜用此方。

藜芦（一分，去芦根[35]）　山椒（半两，去目）　附子（半分，生，去

皮脐）　麝香（细研）　雄黄（细研，各半两）

右件药，捣细罗为散。敷于龈上，若有蚛孔疼痛，即绵裹内于孔上。

治牙齿风疳及一切疳虫，朱砂散方。

朱砂（半两，细研）　雄黄（半两，细研）　干姜（一分，炮裂，锉）　晚蚕子纸（一张）　莨菪子（一两，炒令黑黄色）　甘草（半两）　蜘蛛（七枚，干者）　麝香（半两）　猪脂（如鸡子大，炼了者）　麻仁脂（二合）　犁铧上铁皮（为末，半两）

右件药，除脂油外，捣罗为末，后用猪脂油等和匀，旋取涂于疮上，一宿即差，一月不得食醋，又有内疳者，夜含半枣大细细咽之。

治牙齿风疳，及齿龈朽烂欲尽，根出有虫，疼痛不可忍，青黛散方。

青黛　细辛　棘针（微炒）　当归　香附子　木香　青葙子（各半两）　菖蒲　干姜（炮裂，锉）　胡桐律　麝香（细研，各一分）

右件药，捣罗细为散。每用半钱，以绵裹含，日四五度，夜二度，此无毒，兼宜以温水调一钱服之。

治牙齿风疳，血出疼痛，牙齿浮虚，揩齿散方。

细辛　白蒺藜（微炒，去刺）　露蜂房（微炙）　川升麻　白矾（一半烧令汁[36]尽，一半生用，研令细）　黄柏（锉，各半两）　槐柳枝（各用粗者长二寸，各三七茎，烧勿令过火）

右件药，捣细罗为散。研令匀，分瓷盒盛，使时，先以热盐水，漱口三五度后，一如揩齿药用之，揩龈上，微觉痛即止，有津即吐之。

治牙齿风疳，骨槽风及口气，砒霜散方。

砒霜（一钱）　麝香　川升麻（末）　诃黎勒皮（末）　干虾蟆皮[37]（各半钱）

右件药，细研，以皂荚五梃，水浸，挼取汁，熬成膏，调散子，涂于纸上，剪作片子贴之，吐下恶涎立效。

治牙齿风疳，齿龈宣露，谷精草散方。

谷精草（一分，烧灰）　白矾灰（一分）　蟾酥（一片，炙）　麝香（少许）

右件药，同研为散。每取少许，敷于患处。

治牙齿风疳，脓血出，牙根有虫，鹤虱散方。

鹤虱　细辛　露蜂房（烧灰，各半两）　腻粉　麝香（细研，各一

分）

右件捣罗为散，入研了药令匀，临卧时，以湿帛上掺药半钱，可[38]患处贴之。

又方。

干蟾（一枚，烧灰）　胡桃（十枚，烧灰）　砒霜（一分）　荞麦面（三合，烧灰）

右件药，同研令细，每用一字，于患处掺。

又方。

皂荚去黑皮，涂酥炙为末，每用半钱敷患处，入少麝香亦得。

又方。

右以蚺蛇胆敷之效。

又方。

右以砒黄三钱，用浆水三大盏，于石锅内，煎如稀饧，入黑[39]汁三合，滴搅，匀摊向好纸上，净漱口，夜后剪作片子贴之。

治牙齿急疳诸方

夫急疳者，由风热蕴积，脾肺壅滞，邪毒之气，冲注口齿，遂成疳也。其候，唇口忽变青白，齿龈肿满，脓血俱出，朽烂疼痛，唇颊边有赤白色，或有黑脉，即须针却恶血，不然烙之，若不早疗，死于旬日，故名急疳也。

治急疳蚀齿龈，唇口坏烂肿痛，黄矾散方。

黄矾　青矾　白矾（烧令汁尽）　白狗粪灰　莽草　雄黄（细研，各半两）　石胆（细研）　莨菪子（炒令黑色）　干地龙（微炒）　人粪灰（各一分）　麝香（一钱，细研）

右件药，捣罗为末，都研令匀，先以盐浆水漱口，三两度，于上贴之，日三用，有涎勿咽。

治急疳，唇口赤疮出者，用石胆散方。

石胆（半两）　鲫鱼（一枚，长三寸者，开肚满填盐烧鱼焦）　雄黄

（一分）

右都研如面，先以泔汤洗口及疮上，用散贴之，每日三五上，夜后漱口复贴之，其疮便愈。

治急疳，齿龈肿痛有虫，齿根朽烂疼痛，宜用虾蟆灰散方。

虾蟆灰（细研） 青黛（细研） 柑子皮 细辛 白鸡粪 麝香（细研） 干姜 薰陆香 （以上各一分）

右件药，捣罗为末，都研令匀，以绵裹如杏仁大。安于肿痛处，日三换之，神效，有涎旋旋吐却。

治急疳，齿根，唇颊，腭上，疮出渐多，宜用雄黄散方。

雄黄（一分） 石胆（半两） 乱发（半两，烧灰） 人粪灰（一分） 麝香（一钱） 鲫鱼（三寸，鱼肚内满者盐，烧灰）

右都细研为散。先用盐汤漱三五口，后于疮上贴之，有涎即旋旋吐却。

治急疳，虫蚀牙齿，连牙床骨，损坏疼痛，地龙散方。

干地龙（烧灰） 黄矾 白矾（烧令汁尽） 青矾 巴豆（去皮心研，纸压去油） 石胆 人粪灰（细研，各一分）

右件都研细为散。以绵裹少许，内于蚛孔中，如孔子小，以针内药，一日一度换之，待恶物碎骨出尽为度。

治急疳，口中及齿龈肿，并口鼻有疮，麝香散方。

麝香（一分，细研） 雄黄（一分，细研） 人乳（一合） 白矾（半两，烧令汁尽） 石胆（□子大，细研） 川升麻（一分末）

右件药，都研令匀，以绵裹如杏仁大含之，如有肿烂处涂之。

治急疳，虫蚀牙齿彻骨碎，宜用青矾散方。

青矾 黄矾 石胆 干地龙（烧灰，各一分）

右件药，都研为末，以绵裹内在蚛孔中，每日一度换，得恶血及碎骨，出尽为度。

治牙齿急疳，蚀颊骨，疼痛不可忍，宜用青黛散方。

青黛（二两，细研） 雄黄（细研） 青矾 黄矾 白矾 莨菪子（炒为[40]黑色） 附子（生，去皮脐） 苦参（锉） 甘草（锉） 细辛 藜芦（去芦头，各一两） 麝香（一分，细研）

右件药，捣罗为末，都入乳钵内，研令匀，每取一小豆许，点于齿疳上，有汁勿咽。

治牙齿急疳，出脓血不止，角蒿散方。

角蒿　细辛　川升麻（各半两）　地骨皮　牛膝（去苗，各一分）

右件捣罗为散。每用半钱，掺于湿纸片上贴之，以差为度。

治牙齿急疳疼痛，齿龈生疮，石胆散方。

石胆（三分，细研）　雄黄　乱发灰　人粪灰（各一分）　鲫鱼（一枚，长三寸者，开腹内盐烧为灰）

右件捣细罗为散，先以甘草汤洗疮后，即敷此药半钱于疮上，日三四度，有涎即吐却。

治走马疳，蚀落牙齿，龈肿有脓水，宜用药绵方。

麝香（一钱）　砒霜（少许）　莽草末（半钱）　蛤粉（一两）　蟾酥（一字）　螺子青黛（一字）

右件药，都研为末，别用故绵半分，剪长一寸，碎擘，以药掺在绵内，时入水少许相和，揉令匀，阴干，有患者，用盐浆水揩漱三五度，用少许药绵，塞在牙根，以针按绵子，入齿缝中，三两度即差。

治牙齿走马疳，干蟾散方。

干蟾（一枚，烧灰）　龙柏花　地骨皮　没药（各一分）　麝香（一钱）

右件药，捣细罗为散。每有口齿疳疮蚀破者，先以硝石少许掺之，相次以此药半钱，敷于患处，日三两度。

治急疳三矾散方。

青矾　黄矾（各半两）　白矾灰（一分）　麝香（一钱）

右件药，同研如粉，每用半钱，敷于疮上，有涎即吐却。

又方。

牛膝（烧灰）　石胆　麝香（各一分）

右件药，同研如粉，临卧时，先漱口，后掺药于牙缝上，不过三两上效。

又方。

天灵盖（一分，末）　羊齐花（一分，干者捣为末）

右件药，同研令细，先以绵拭去脓水，然后以散掺之，以差为度。

又方。

右用砒霜半两，以醋调稀如糊，于茶碗子内，慢火熬搅令不著底，待醋干，即刮下，每用如粟米大，用绵裹安齿缝内。

治齿漏疳诸方

夫手阳明支脉入于齿，风邪客于经脉，流滞齿根，肿脓汁出，愈而更发，谓之齿漏疳也。

治齿漏疳，脓血出，齿龈宣露，气臭，不能饮食，棘刺散。

棘刺（半两，烧灰） 青葙子（三两） 当归 干姜（炮裂，锉） 菖蒲 香附子 鸡舌香 细辛 川升麻 （以上各一两）

右件药，捣细罗为散。每用半钱，以绵裹于患处咬之，咽津，以差为度。

治齿漏疳，龈上生疮肿痛，胡桐泪散方。

胡桐泪（一两，烧赤，细研） 石胆（一两，细研） 黄矾（一两，烧灰，研） 芦荟（一两，细研） 光明砂（半两，细研） 麝香（一分，细研） 川升麻（一两） 细辛（三分） 乱发灰（一分） 当归（半两） 牛膝（半两，去苗） 芎䓖（半两）

右件药，捣细罗为散。入研了药，更研令匀，每用，先以甘草汤，洗漱令净，后用药敷之，有涎即吐却，日三度即差。

治齿漏疳，出脓水不止，青黛散方。

青黛（半两） 虾蟆（一枚，烧灰） 胡桐泪（半两） 麝香（一分） 胡黄连（半两） 芦荟（半两）

右件药，于乳钵内同研为散。每用半钱，敷于患处。

治齿漏疳，虫蚀齿龈臭烂，麝香散方。

麝香 青矾（烧赤） 黄矾（烧赤） 白矾（烧灰，各一分） 芦荟（半分[41]） 虾蟆灰（半两）

右件药，同于乳钵内，细研为散。先以绵，拭龈上恶血出，即用湿纸片子，掺药贴。

治齿漏疳，宣露及骨槽风，脓血不止，丁香散方。

丁香（一分） 生地黄（五两，以竹刀子切，放铜器内炒令黑色） 干虾蟆（一分，炙） 莨菪子（半两，炒黑） 麝香（一钱，细研）

右件药，捣细罗为散。每至夜间，用湿纸片子，上掺药，可齿龈患处大小，贴之，有涎即吐，以差为度。

治齿漏疳，铜青散方。

铜青末（两字） 谷精草末（两钱） 砒霜（半钱） 马齿苋灰（两字）

右件药，都于乳钵内，研令细，临卧时，先以热浆水漱口三五度，后以手指取药少许，揩于齿龈上，便合口，候良久，满口津即吐之，依前漱三五度又揩药，每日夜三五度用之，以差为度。

治齿漏疳，虫蚀齿疼痛，出脓水不绝，盐绿散方。

盐绿 麝香（细研） 黄连（去须，各一分） 石胆（一钱）

右件药，同于乳钵内，细研为散。每用一字，掺于湿纸片子上贴之，日三两度，不过十日即差，忽患口疮者绵裹半钱含。

治齿漏疳宣露，脓血出，鲫鱼散方。

大鲫鱼（一枚） 砒霜（一分） 干地黄末（一两）

右件药，先割破鲫鱼腹，去肠，入砒霜及地黄末，以纸裹鱼，入火烧，烟绝，取出，去其纸灰更入白矾灰，麝香少许，细研为散，每用半钱，掺湿纸片子上贴患处。

治牙齿历蠹诸方

夫牙齿者，是骨之所养也，手阳明足太阳之脉，皆入于齿，风冷乘之，其经脉虚，则髓骨血损不能荣润于牙齿，故令牙齿黯黑，历蠹也。

治牙齿历蠹，齿根黯[42]黑，独活圆方。

独活 防风（去芦头） 芎䓖 细辛 当归 沉香 生干地黄（各一两） 鸡舌香 零陵香 川升麻 甘草（炙微赤，锉，各半两）

右件药，捣罗为末，以化了蜡，和圆如豇豆大。绵裹常含一圆，咽津。

治牙齿历蠹黯黑，皂荚散方。

皂荚（一梃，去皮，炙令赤色）　川升麻　白矾（烧灰）　甘松香　细辛（洗去苗土，各一分）　槐白皮（半两）　盐花（半两）

右件药，捣罗为散。以盐揩齿后，用散半钱匀敷之，以差为度。

治牙齿历蠹，谷精草散方。

谷精草（一两，烧灰）　马齿苋（半两，干者）　甜瓜蔓苗（半两）　川升麻（半两）　白矾（一分，烧灰）　干漆（一分）　猪牙皂荚（一两）　干虾蟆（三两，烧灰）

右件药，捣细罗为散。更入钵，细研令匀，每用半钱，敷于患处，有涎即吐却，日三度用之。

治牙齿历蠹色黑，宜用黄丹散方。

黄丹（半两）　白矾（一两）　川升麻（一分，末）　细辛（一分末）　麝香（一钱，细研）

右件药，先研白矾、黄丹令细，于生铁铫子内，炒如火色，取出，于地上，用纸一重衬，以物盖之，出火毒一宿后，入川升麻等三味，同细研为散。每用半钱，掺于患处效。

治牙齿历蠹，齿根黯黑，川升麻揩齿散方。

川升麻（半两）　白附子（一分，炮裂）　密陀僧（一分）　露蜂房（一分）　槐枝灰（半两）

右件药，捣罗为末，别入地黄汁一合，拌令匀，每用揩齿神效。

又方。

胡桐泪（一两）　朱砂（半两）　麝香（一分[43]）

右件药，于乳钵内，同研为末，每用揩齿，不过三五度，光白。

又方。

硫黄（一分）　白矾（一分）

右件药相和，于铫子中，熬令黄烟尽为度，细研为散。每日早晨及夜卧时，贴少许揩齿，有涎即吐却，后以暖水漱口，以差为度。

又方。

右烧腐棘，取沥涂之，十遍后，以雄黄末贴之，即愈。

又方。

右以松节烧灰揩之，神效。

治齿黄黑诸方

夫齿者骨之所终，髓之所养，若肾气虚，风邪冷气，客于经络，髓虚血弱，不能荣养，故骨枯燥无润泽，令齿黄黑也。

治齿黄黑枯燥无光泽，地骨皮散方。

地骨皮（一两）　郁李仁（一两，汤浸去皮尖，微炒）　生干地黄（一两）　川升麻（一两半）　藁本（半两）　露蜂房（半两）　杏仁（一两，汤浸去皮尖双仁，麸炒微黄）

右件药，捣细罗为散。每用一钱，以绵裹，常含咽津。

治齿黄黑，龙花蕊散方。

龙花蕊（二两，出安南者）　川升麻　郁李根（切）　生干地黄　地骨皮　白蒺藜　杏仁（汤浸去皮尖双仁，麸炒微黄，以上各一两）　细辛（半两）　龙脑（半钱，细研）　麝香（半钱，细研）

右件药，捣细罗为散，入研了药令匀，每欲贴时，先以柳枝净揩齿，以新汲水漱口，更以盐花于齿龈内外揩之，有涎即吐却，不要漱口，便取白薄纸剪作片子，阔如薤叶，以水蘸纸，掺药末少许，贴齿龈上，便闭口勿语，有药汁咽之。

治齿黄黑令白净，揩齿朱砂散方。

朱砂（一两，细研）　海蛤（二两，细研）　石膏（一两）　细辛　川升麻　防风（去芦头，各二两）　寒水石（三两）　芎䓖（一两）　槟榔（二[44]两）　生干地黄（二两半）

右件药，捣罗为散，都研令匀，每日早晨，夜临卧时，先以暖水漱口三五度，用药揩齿，或以薄纸贴药于龈上，便睡不用漱口，甚佳。

又方。

盐（四两，烧过）　杏仁（一两，汤浸去皮尖双仁）

右件药，都研成膏，每用揩齿甚佳。

又方。

右取桑根白皮，擘作片子，如指大。以醋浸三日，常用两头揩齿，甚效。

治牙齿动摇诸方

夫手阳明支脉入于齿，足太阳之脉，又遍于齿，为骨之所终，髓之所养。若经脉虚，风邪乘之，血气损少，不能荣润，故令动摇也。

治齿根出露，摇动疼痛，宜含柳枝汤方。

柳枝（一握，切） 地骨皮 细辛 防风（去芦头） 杏仁（汤浸去皮尖双仁） 蔓荆子 （以上各一两） 盐（半两） 生地黄（一升，切）

右件药，都细锉和匀，每用一两，以水一大盏，酒一盏，同煎至一盏，去滓，热含就于患处良久，倦即吐之，含尽为度，日二，尽此一剂永差。

治风冲牙齿动摇方。

李根白皮（三两） 苍耳子（三合）

右件药，捣碎，分为五度用，每度用水二大盏，煎至一盏，去滓，热含冷吐之。

治牙齿动摇疼痛，芎䓖散方。

芎䓖 薏苡仁（各二两） 细辛 防风（去芦头） 地骨皮 柳枝（锉，各一两）

右件药，捣筛为散。每用半两，以水二大盏，煎至一盏，去滓，热含冷吐之。

治牙齿动摇疼痛，齿龈宣露，咬物不得，宜用此方。

细辛（二[45]两） 柳枝皮（四两）

右件药，细切，于铛中炒令黄，内大豆一升，和柳皮更炒，候爆声绝，于瓷器中盛，用好酒五升，浸经一宿，暖一大盏，热含冷吐，以差为度。

治齿风动摇，捍齿牢牙方。

腊月猪脂（三两） 朱砂（一两，细研） 青矾（一两） 绿矾（一两） 白矾（一两，烧令汁尽） 马牙消（一两） 防风（去芦头，一两） 细辛（一两） 蜡（二两） 松脂（二两） 黄芪（二两，锉） 当归（一两） 麻油（三合）

右件药，捣罗为末，先煎油令沸，次下猪脂及蜡，次下药末，煎三上三下止，每夜卧时，厚贴于患处。

治牙齿动摇，吃食不稳，地骨皮散方。

地骨皮（一两） 当归（半两） 川升麻（半两） 寒水石（半两） 桂心（半两） 芎䓖（半两） 黄药（一两） 沉香（一两） 麝香（一分，细研）

右件药，捣罗为末，用贴齿根，重者以绵裹含如弹子大，日二三圆。

治牙齿疼痛，摇动欲落，疳虫脓血，臭气黑恶，不能食，细辛散方。

细辛 莽草（微炙） 曲头棘针 墙衣（烧灰，各一两） 盐花（一两半） 荞麦面（三两）

右件药，捣罗为末，以酽醋和荞麦面，裹上件药，以炭火烧令赤，又以醋淋，更烧如此三遍止，研令极细，每日将用揩齿，如根动摇，揩不得者，即以绵裹贴齿根上，咽津无妨，用十日后齿牢，患十季者皆效。

治牙齿风毒动摇，宜用牢牙驻齿，五灵膏方。

五灵脂（半两） 松脂（一两） 黄蜡（一两） 黄丹（一分） 蟾酥（少许）

右件药，同于瓷器中，以慢火煎成膏，用白熟绢上摊，候冷，剪作片子，每夜贴于龈上，吐咽无妨。

治牙齿根摇动宣露，生肌胡桐泪散方。

胡桐泪（一两） 波斯盐绿（一分） 石胆（半两） 丁香（一两） 生干地黄（二两）

右件药，捣细罗为散。每服一字，涂敷齿根下，神效。

治牙齿挺出诸方

夫手阳明支脉，入于齿头面，有风冷传入其脉，令齿间津液化为脓汁，血气虚竭，不能荣于齿，故齿根露而挺出也。

治齿根宣露挺出，皆由风热所为，宜服郁李根皮圆方。

郁李根白皮　熟干地黄（各二两）　防风（去芦头）　独活　青葙子（各一两）

右件药，捣罗为末，炼蜜和圆，如梧桐子大。每于食后，以粥饮下三十圆。

治牙齿宣露挺出，皆由风热毒气所为，疼痛不可忍，宜用此方。

蔓荆子　桑寄生　郁李根白皮（锉）　生干地黄　防风（去芦头，各二两）　独活　青葙子　当归（各一两）

右件药，捣粗罗为散。每用半两，以水二大盏，入盐一钱，煎至一盏，去滓，热含冷吐，日二用之。

治牙齿龈宣露，脓血口臭，枸杞根散方。

枸杞根　槐白皮（各二两）　胡桐泪　细辛（各一两）　川椒（一分，去目及闭口者，微炒去汗）

右件药，捣筛为散。每用半两，以水二大盏，煎至一盏，去滓，热含冷吐。

治牙齿宣露，挺出齿龈，肿痒，当归散方。

当归　细辛　川升麻（各半两）　防风（去芦头）　藁本　莽草　芎䓖（各一分）　白杨枝（一两）

右件药，捣筛为散。每用五钱，以水一大盏，煎至七分，去滓，热含冷吐。

治牙齿根宣露挺出，皆是积热风毒所为，蔓荆子散方。

蔓荆子　生干地黄　地骨皮　角蒿（各一两）　郁李根皮（二两）

右件药，捣粗罗为散。每用半两，以水二大盏，煎至一盏，去滓，热含冷吐。

治牙齿根宣露挺出，脓血口气方。

枸杞根（一升切）　胡桐泪（一两）

右件药，和匀，分为五度用，每度以水二大盏，煎至一盏，去滓，热含冷吐。

治牙齿宣露，齿根挺出，疼痛痛𧏾，藜芦散方。

藜芦（半两，去芦头）　细辛（半两）　莽草（半两）　青盐（一

两） 生地黄（一两） 牛膝（一两） 曲头棘针（四十九枚）

右件药，捣罗为末，用荞面溲作饼子，可药求[46]裹之，烧令通赤，于醋中略淬，过漉出后，曝干研为细散。每用，以纸片子，可牙齿患处大小，水中蘸过，掺药末贴之，有涎即吐却，后用热水漱口，日三四度用之。

治牙齿根宣露挺出，烂肉，黑血不止，疼痛摇动，臭气，欲脱落，龙齿散方。

龙齿 黄矾 白石脂（各二两） 桂心（一分） 芎䓖（半两） 皂荚刺（一两，锉，微炒）

右件药，捣罗为末，不津器中盛之，每食后，用少许贴之，甚效，有津勿咽。

治牙齿宣露，齿根挺，时出脓血不止，地黄膏方。

生地黄（一斤，取汁） 胡桐泪（半两，细研） 麝香（一分，细研） 白矾（半两，烧灰细研）

右件药，先于银器中煎地黄汁，欲凝，下诸药，搅勿住手，膏成，于瓷盒内盛，每用少许涂齿根下。

治牙齿挺出，齿龈宣露，痒痛不止方。

牛膝（一两，去苗） 细辛（半两）

右件药，捣罗为散，以化了蜡和圆，如莲子大。以绵裹一圆，于痛处咬之。

治牙齿宣露挺出方。

生地黄一斤，木臼捣碎，入盐二合和之，上用白面裹，可厚半寸以来，于煻火中烧，断烟始成，去焦面，入麝香一分，同研为末，每用少许贴于齿根上。

又方。

干地龙（一分，为末） 麝香（半钱，细研）

右件同研令匀，每取一字，掺于齿根下。

治齿龈肿痛诸方

夫手阳明支脉，入于齿，若头面有风，风气流入于阳明之脉，与龈间血气相搏，故成肿也。

治齿龈疼肿，白杨皮散方。

白杨皮（一握）　地骨皮　苍耳子　细辛（各一两）　川椒（一分，去目及闭口者，微炒去汗）　盐（半合）　生地黄（二两）　杏仁（一分，汤浸去皮尖双仁，麸炒微黄）

右件药，捣筛为散。每用半两，以水二大盏，煎至一盏，去滓，热含冷吐。

治齿龈肿痛不可忍，川椒散方。

川椒（三十粒，去目及闭口者，微炒去汗）　莽草　细辛　菖蒲　牛膝（去苗）　枳壳根皮（各半两）

右件药，捣筛为散。每用半两，以水二大盏，煎至一盏，去滓，热含冷吐。

治骨槽疼痛，龈肿齿疏，胡桐泪散方。

胡桐泪（一两）　槐树根　白蔷薇根　垂柳梢　李树根（各五两）

右件药，捣粗罗为散。每用半两，以水二大盏，煎至一盏，去滓，热含冷吐。

治齿龈疼痛，肿痒宣露，松节散方。

肥松节（一两，锉）　细辛（半两）　胡桐泪（一两）　蜀椒（一分，去目及闭口者，微炒去汗）

右件药，捣碎，分为五度用，每度以酒二盏，煎十余沸，去滓，热含冷吐。余者再煎含之。

治齿龈风，连腮肿痛，槐白皮散方。

槐白皮（二两）　枸杞根　附子（炮裂）　防风（去芦头）　芎䓖（各一两）　川椒（一百粒，去目及闭口者，微炒去汗）

右件药，捣筛为散。每用三钱，以水一大盏，煎至七分，去滓，热含冷吐。

治齿龈风肿，去齿根下热毒，柳豆散方。

赤小豆（二合，炒熟）　黑豆（二合，炒熟）　柳枝（一握，锉）　地骨皮（一两）　柳蠹末（半合）

右件药，捣筛为散。每用四钱，以水一大盏，煎至七分，去滓，热含冷吐。

治齿龈肿痛宣露，郁李根散方。

郁李根（一两）　川椒（一分）　柳枝（二两，锉）　槐枝（二两，锉）　莨菪子（半两）　蔷薇根（二两，锉）

右件药，捣筛为散。每用四钱，以水一大盏，煎至七分，去滓，热含冷吐。

治齿龈肿，连耳脑肿疼，柳枝汤方。

垂柳枝　槐白皮　桑白皮　白杨皮（各一握）

右件药，细锉，每用半两，以水一大盏，煎至七分，去滓，入盐一钱，搅令匀，热含冷吐。

治齿龈连颔肿疼，频发动无时，细辛散方。

细辛（半两）　露蜂房（半两）　槐枝（二两，细锉）　盐花（一两）

右件药，捣筛为散。每用五钱，以水一大盏，煎至七分，去滓，热含冷吐。

又方。

莽草　独活（各一两）

右件药，细锉，分为五度，每用水一大盏，煎至一盏，去滓，热含冷吐。

又方。

细辛（一两）　芎䓖（二两）　附子（一两，炮裂，去皮脐）

右件药，捣筛为散。每用一两，以水二大盏，煎至一盏，去滓，热含冷吐。

治热毒风攻头面，齿龈肿痛不可忍，生地黄散方。

生地黄汁（五合）　当归　白芷　细辛　盐花（各一分）

右件药，捣细罗为散，相和令匀，于银器中，都煎成膏，临时以药于牙龈上厚涂，有津即咽之。日三夜二用。

又方。

牛蒡根一斤，熟捣绞取汁，入盐花一钱，于银器中熬成膏，每用涂齿根下，重者不过三五度。

又方。

右取露蜂房，稍大者一枚，每孔中著椒一颗及盐少许，即以手按令相入，以浶[47]浆水一大碗，煎至强半，去滓，热含冷吐，甚妙。

治龈间血出诸方

夫手阳明支脉，入于齿，头面间有风，而阳明脉虚，风挟热乘虚入于齿龈，搏于血，故血出也。

治牙齿缝忽然出血，当归散方。

当归　桂心　甘草（各半两）　白矾（一两，烧令汁尽）

右件药，都捣粗罗，分为三度用，每度以浆水二大盏，煎至一盏，去滓，热含冷吐。

治齿龈血出，地黄汤方。

生地黄（二两，切）　柳枝（锉，一合）　黑豆（二合）

右件药，将豆及柳枝炒令焦，以无灰酒二盏沃之，即下地黄，更煎五六沸，去滓，热含冷吐，以差为度。

治齿龈间血出，吃食不得，黄连散方。

黄连　白龙骨　马牙消（各一两）　白矾（一分）　龙脑（一钱）

右件药，捣细罗为散，研入龙脑令匀，每用半钱，敷齿根下。

治齿根血出，白矾散。

白矾（三分，烧灰）　蚺蛇胆（一钱）

右件药，细研为散，先以布揩齿，令血尽，每用半钱，以湿纸上掺药，可[48]患处贴之。

治齿龈血出不止方。

干地龙末（一钱）　白矾灰（一钱）　麝香末（半钱）

右件药同研令匀，于湿布上涂药，贴于患处。

治齿龈血出不止，龙骨散。

白龙骨（一两）　生干地黄（一两）　干姜（半两，炮裂，锉）　曲头棘针（一分）　白矾（一分，烧灰）

右件药，捣罗为末，每用半钱，揩敷齿龈下，即差。

治齿缝忽然血出不止方。

胡桐泪半两，研罗为末，用贴齿缝，如血出不定，再贴神效。

治无故口齿间血出不止方。

右以竹叶浓煎汤，热含冷吐。

治齿浮动，龈肿出血方。

右以屋下尘煤，细罗为散。揩敷齿根下。

又方。

右以白矾一两，烧研为末，每用半钱，敷齿根下。

又方。

右烧铜箸烙血出处，以白矾灰敷之。

治牙齿脱落牢牙诸方

夫牙齿脱落者，由肾气虚弱，骨髓衰损，不能荣润也，而又风邪之气，搏于经络，上注于齿间，故令摇动而脱落也。

治牙齿非时脱落，令牢定铜末散。

熟铜末（一两）　当归　地骨皮　细辛　防风（去芦头，各一分）

右件药，捣罗为末，和铜末同研如粉，以封齿，日夜三度，三五日后牢定，一月内不得咬著硬物。

治疳齿虫蚀，不觉片片自落，齿痒痛，盐绿散。

盐绿　黄连　麝香（细研，各一分）　石胆（半分）

右件药，都研为散，绵裹，当齿痛处咬之。

治牙齿动摇，终不牢固者，宜用出牙齿乌头散。

川乌头（一分）　巴豆（一七枚，去皮）　大硼砂（一字）　硇砂（一字）　大蜘蛛（一枚，炙干）　腻粉（半钱）

右件药，捣细罗为散。研入巴豆令匀，每用少许著牙根，一食间牙即自出。

治牢牙齿痛，胡桐泪散。

胡桐泪（一分）　川升麻（一分）　白矾灰（一分）　细辛　独活

麝香（细研）　当归　附子（炮裂，去皮脐）　白芷（各半分）

右件药，捣细罗为散。夜临卧时，先揩齿，漱口令净，用少许贴之。

治牙齿脱落，牢牙散。

颗盐　白矾（各半两）

右都炒令干，为末，每以槐枝点药敷齿上，有涎即吐之。

治牙齿动摇欲落，牢牙散。

五倍子　干地龙（微炒，各半两）

右件药，捣罗为末，先用生姜揩牙根，后以药末敷之。

治牙齿动摇，却令坚固，贴齿方。

右以皂荚，不限多少，烧为灰，研令细，然后以生地黄汁，溲团如鸡子，又烧令通赤，候冷，捣罗为末，又以生地黄汁溲，又烧，如此三遍，入乳钵中研令细，每用湿纸片子掺药贴齿，神效。

治齿痛及落方。

石胆一分，右以人乳汁研如膏后，净漱口敷药，当便觉差。凡治齿，先须除却食床，用针刺尽黑血，然后涂雄黄末入齿缝中，细看之，齿根下若虚软，即以小针热通齿根下，若痛，即出却恶物，然后敷膏，膏乃行也，少年即易治，老者难痊。

治牙齿动摇不稳，须出牙神验方。

右取马齿菜粗大者，烧作灰，研为末，入少砒霜同研入[49]匀，每用少许，着齿根下，问患人觉热，即令轻漱，便动以手拈出，后敷止血药，神效。

治牙齿不生诸方

夫牙齿皆是骨之所终，髓之所养，手阳明足太阳之脉，并入于齿，若血气充实，则骨髓强盛，其齿损落，犹能更生，若虚弱者，血气衰耗，风冷乘之，致令齿或龋或虫，落者不能复生也。

治牙齿久不生，十数年未出者，贴此药，无不便生方。

雌鸡粪（一分，头圆者是）　雄鸡粪（一分，头尖者是）

右同细研，于齿不生处，先以针刺破，令血出，贴药于上，老人二十日，少者十日当出。

治牙齿不生方。

牛粪中黑豆，烧为灰，细研

右先以针刺齿不生处，令血出，即以灰涂之，神效。

又方。

雄鼠粪（三七枚） 麝香（半钱）

右件药合研令细，用之揩齿，勿食酸咸物效。

又方。

右取路傍遗却稻粒，于齿落处点二七下，其齿自生。

治龂[50]齿诸方

夫龂齿者，是睡中而齿相切也。皆由血气虚，风邪客于牙车筋脉之间，故因喘息，而风邪动引其筋脉，故上下齿相切也。

治睡中龂齿，宜服羌活散方。

羌活 地骨皮 防风（去芦头） 酸枣仁 蔓荆子 杏仁（汤浸，去皮尖，以上各一两） 生地黄（三两）

右件药，捣筛为散。每用半两，以水一大盏，酒一盏，煎至一盏，去滓，食后温服。

治风邪客于牙车，睡中龂齿，升麻散。

川升麻（一两） 当归（半两） 防风（半两，去芦头） 藁本（半两） 杏仁（一分，汤浸去皮尖双仁，麸炒微黄） 酸枣仁（一分） 细辛（一分） 白芷（一分） 芎䓖（一分）

右件药，捣细罗为散。每用一钱，以绵裹，常含咽津。

治睡中龂齿方。

右密取患人卧荐下尘一捻，内口中，勿令知之，即止。

揩齿令白净诸方

揩齿令白净，朱砂散方。

朱砂（细研） 丁香皮 藿香 茅香（锉） 香附子 甘松 白芷 川升麻 黄丹 （以上各一两） 白檀香（半两，锉） 猪牙皂荚（二两） 石膏（四两） 寒水石（半斤[51]） 零陵香（半两）

右件药，捣罗为散。都研令匀，每日常用揩齿，甚佳。

揩齿令白净，七宝散方。

海蛤 琥珀 真珠 白石英 玛瑙 光明砂（各一两） 麝香（一分）

右件药，捣为散，于乳钵内，重研令细，每日取柳枝打碎一头，点药揩齿，甚良。

揩齿龙脑散方。

龙脑（一分，细研） 寒水石（一两） 盐花（半两） 石膏（一两，细研） 藁本（半两） 白芷（半两） 芎䓖（半两） 川升麻（一两） 细辛（半两） 龙花蕊（半两）

右件药，捣细罗为散。于乳钵中，研入龙脑，以瓷器中盛，别用生地黄肥好者三斤，以竹刀子细切，晒干，入盐花水拌过，于铜器中炒令黑色，又取巨胜子三两，炒令黑色，猪牙皂荚半斤，以盐水浸一宿，炙黑色，次用胡桐泪半两，牛膝三两，并捣罗为散，入前散药中，搅令匀，每日早晨及夜临卧揩齿，益牙齿甚效。

揩齿去风令白净，槐枝散方。

槐枝 巨胜子（炒令黑色） 青盐 生干地黄（各一两） 皂荚（一梃，长一尺不蚛者）

右件药，并细锉，入一新瓷瓶中盛，固济于瓶口上，只留一窍，如钱孔大，然后以文火烧，候瓶内药烟绝为度，便取出，捣细罗为散，每用揩齿甚良。

揩齿常令光润白净，桑椹散方。

干桑椹子　川升麻　皂荚（盐水中浸一宿，焙干）　生干地黄　槐白皮　（以上各一两）

右件药，细锉，用糯米饭，溲为团，以炭火烧令通赤，候冷，入麝香一分，都研令细，每日早晨及夜临卧，先以浆水漱口后揩齿。

揩齿令光白，贝齿散方。

贝齿　文蛤　海蛤　石决明（各一两）　光明砂（半两）　龙脑（一分）

右件药，捣细罗为散，于乳钵中，研入龙脑令匀，每日早晨及夜卧，常用揩齿，去口气，益牙齿甚验。

揩齿去风，辟口气，令白净，升麻散方。

川升麻（三分）　吴白芷　藁木　细辛　沉香　石膏　贝齿　麝香（各一分）　寒水石（一两）

右件药，捣细罗为散，研入麝香令匀，每用揩齿。

揩齿令光白，寒水石散方。

寒水石　白石英　石膏（各二两）　细辛（半两）　川升麻（一两）朱砂（半两，细研）　麝香（一分，细研）　丁香（一分）　沉香（半两）　钟乳（一两，细研）

右件药，捣细罗为散。入研了药令匀，每早晨夜间，常用揩齿。

揩齿龙花蕊散方。

龙花蕊（二两）　寒水石（四两）　生干地黄（二两）

右件药，捣细罗为散，常用揩齿甚佳。

【校注】

① 无方：日本抄本作“所劳”。

② 断：日本抄本作“龂”。

③ 腭：日本抄本作“龈齿”。

④ 状：日本抄本作“状”。

⑤ 相：日本抄本作“根”。

⑥ 鸡舌香：其下日本抄本有“半两”二字，此处脱文。

⑦ 半钱：其下日本抄本有“细研”二字。

⑧ 蚛：虫咬；被虫咬坏的。

⑨ 钱：日本抄本作“两”。

⑩ 字：日本抄本作“分”。

⑪ 一：日本抄本作“四”。

⑫ 分：日本抄本作"两"。

⑬ 挺：日本抄本作"梃"字。义胜。

⑭ 滚：日本抄本作"滚"字。义胜。

⑮ 醶醋：浓醋。醶，古同"酽"。

⑯ 散：其下日本抄本有"方"。

⑰ 两：日本抄本作"分"。

⑱ 散：其下日本抄本有"方"字。

⑲ 二：日本抄本作"一"。

⑳ 二：日本抄本作"一"。

㉑ 碗：日本抄本作"杯"字。

㉒ 十：日本抄本作"一"字。

㉓ 二：日本抄本作"一"字。

㉔ 合：日本抄本作"分"字。

㉕ 伭：日本抄本作"低"，义长可从。

㉖ 漱：其下日本抄本有"口"字。

㉗ 一：日本抄本作"七"字。

㉘ 二：日本抄本作"三"字。

㉙ 二：日本抄本作"一"字。

㉚ 断：日本抄本作"龂"字，义长可从。

㉛ 断：日本抄本作"龂"字，义长可从。

㉜ 钱：日本抄本作"分"字。

㉝ 断：日本抄本作"龈"字，义长可从。

㉞ 和皮使：日本抄本作"锉皮候"三字。

㉟ 根：日本抄本作"头"字。

㊱ 汁：日本抄本作"汗"字。

㊲ 螟皮：日本抄本作"螟灰"字。

㊳ 可：日本抄本作"本"字。义胜。

㊴ 黑：日本抄本作"墨"字。义胜。

㊵ 为：日本抄本作"令"字，义胜。

㊶ 分：日本抄本作"两"字。

㊷ 赜：日本抄本作"點"。

㊸ 分：日本抄本作"两"字。

㊹ 二：日本抄本作"一"字。

㊺ 二：日本抄本作"一"字。

㊻ 求：日本抄本作"末"字。义胜。

㊼ 浸：日本抄本作"淡"字。

㊽ 可：日本抄本作"于"字。

㊾ 入：日本抄本作"令"字。

㊿ 齘（xiè 械）：牙齿相磨切。

51 斤：日本抄本作"两"。

卷第三十五

咽喉论

夫咽喉者，生于肺胃之气也，咽者嚥也，空可嚥物，又谓之嗌，主通利水谷，胃气之道路，故为胃之系[①]，咽重十两，广二寸半，至胃长一尺六寸也。喉咙者，空虚也，言其中空虚，可以通于气息，呼吸出入，主肺气之流通，故为肺之系。喉咙重十二两，广二寸，长一尺二寸，有九节，故知咽门与喉咙并行，其实两异也，若脏热则喉咙肿，塞气不能通，若腑寒则哽哽如有物，恒欲痛痒，多涎唾，是以热则通之，寒则补之，不热不寒，依经调之，寒热和平，病不生矣。

治咽喉闭塞不通诸方

夫咽喉者，气之流行，通于上下，五脏六腑，呼吸之道路，若脏腑充实，脾肺壅滞，风邪热毒，积蓄在内，搏于经络，攻于上焦，则气道否涩，不得宣畅，故令咽喉闭塞不通也。

治咽喉闭塞不通，疼痛，饮食不得，宜服川升麻散方。

川升麻（半两） 络石（一两） 当归（半两） 射干（半两） 犀角屑（半两） 甘草（半两，炙微赤，锉） 杏仁（半两，汤浸去皮尖双仁，麸炒微黄） 木通（半两，锉）

右件药，捣筛为散。每服四钱，以水一中盏，煎至六分，去滓，不计时候，温服之。

治咽喉闭塞不通，含化射干圆方。

射干（一两） 川升麻（一两） 豆豉（半两） 芎䓖（半两） 杏仁（半两，汤浸去皮尖双仁，麸炒微黄） 甘草（半两，炙微赤，锉）

右件药，捣罗为末，炼蜜和圆，如半枣大。每日四五度，以新绵裹一圆，含咽津。

治咽喉闭塞不通，含咽犀角圆方。

犀角屑（半两） 羚羊角屑（半两） 川升麻（半两） 生干地黄（半两） 黄芪（半两，锉） 甘草（半两，炙微赤，锉） 马兜铃根（半两） 马牙消（一两）

右件药，捣罗为末，炼蜜和圆，如楝实大。每日四五度，以薄绵裹一圆，咽津。

又方。

牛蒡子（半两） 马牙消（半两） 甘草（半两，生锉）

右件药，捣罗为末，炼蜜和圆如半枣大。日四五度，以新绵裹一圆，含咽津。

治咽喉闭塞疼痛，宜服龙脑散方。

龙脑（一分） 石膏（二两，细研水飞过） 滑石（半两） 朱砂（一分） 硼砂（一分）

右件药，都细研为散。每服不计时候，以新汲水调下半钱，绵裹，含咽津亦得。

治咽喉闭塞，附子散方。

附子（一两，炮裂去皮脐，切四片，涂蜜，炙令黄） 马蔺子（一两） 牛蒡子（一两）

右件药，捣细罗为散。每服以温水调下一钱，日四五服。

治咽喉闭塞，津液不通，宜服升麻圆方。

川升麻（半两） 马蔺子（一分） 白矾（一分） 马牙消（一分） 玄参（一分）

右件药，捣罗为末，炼蜜和圆，如楝子大。用薄绵裹常含一圆咽津。

治咽喉闭塞肿闷，宜点皂荚煎方。

皂荚（七挺，不蚛者）　四字古钱（二十文）　捋麻根（一大握）　天剑根（一握，洗净）　白兰[②]刺根（一大握）　硝石（一两，细研）　白盐（一两）　硇砂（一两，细研）

右件药，先以皂荚搥碎，以水二升，浸一宿，热挼滤过，以煎诸草根及古钱，至一升，滤去滓，却下硝石等末，煎待汁稍稠，便入饧一两，更煎，候如稀饧，放冷，以箸头及鸡翎频频点于咽门肿处。

治咽喉闭不通，蛇蜕皮散方。

蛇蜕皮（一分）　白梅肉（一分，微炒）　牛蒡子（半两）　甘草（一分，生用）

右件药，捣细罗为散。每用绵裹一钱，汤浸少时，含咽津。

又方。

硇砂　马牙消（等分）

右件药，细研令匀，用铜箸头，于水中蘸令湿，温[③]药末，点于咽喉中。

又方。

射干（二两）　当归（一两）

右件药，细锉，以水二大盏，煎至一大盏，去滓，细含咽之。

又方。

马蔺花（一两）　蔓荆子（一两）

右件药，捣细罗为散。每服不计时候，以暖水调下一钱。

又方。

赤马粪汁（一合）　生姜汁（一合）　童子小便（一合）

右件药，相和，搅令匀，徐徐灌入喉中，即立通。

治咽喉闭塞不通，须臾欲死，宜服此方。

右取马蔺根汁饮之，若无煎，刷汁亦得。

又方。

马蔺子（四十九粒）

右捣罗为末，以水调服之，立愈。

又方。

右取红蓝花，捣绞取汁一升，渐渐服，以差为度，如冬月无湿花，可浸干者，浓绞取汁，如前服之。

又方。

滑石（一两）

右研令细，以绵裹如枣核大。塞鼻中，患左边塞右边，右亦如之，重者须臾即脓血出，轻者便自消。

又方。

右以葛根烧为灰，细研，每服以水调下二钱。

治咽喉闭塞及噎，汤水下难，宜服此方。

牛涎一大盏，入盐少许，搅和顿服，立差。

治咽喉闭塞，不通甚者，宜用此方。

巴豆（一枚，去大皮）

右钻中心，绵裹，令有出气处，内于鼻中，随肿[④]左右，时时吸气令入喉中，立效。

又方。

芥子（三两）

右捣，细罗为散。以水蜜调为膏，涂于外喉下熥之，干即易之。

又方。

右取无槵子皮半两，含之，微微咽汁，即立差。

治咽喉闭塞肿痛，水米不通方。

右取蜗牛虫一枚，绵裹，水浸，食[⑤]之，须臾便通。

又方。

右取蛇蜕皮一条，瓶子内，缓火烧令烟出，即以笔管引烟入喉中，熏之，差。

又方。

蛇蜕皮一寸，裹白梅肉，含咽津。

又方。

马勃，浓煎汁灌之，即通。

又方。

白矾如棋子大，含之，须臾便通。

治咽喉闭塞，喘息不通，须臾欲绝方。

右以地龙一条，烂研，内鸡子白相和，搅令匀，便泻入口，即通。

又方。

右以猪牙皂荚三挺，涂酥炙令黄，捣罗为末。每服，以蜜水调下半钱。

又方。

蛴螬二枚，研绞取汁，点于喉中，即开。

治喉闭垂命不辨人方。

右以铜黄如杏核大，以熟汤研化灌之，立愈。

治咽喉肿痛诸方

夫咽喉者，为脾胃之候，气所上下，脾胃有热，则热气上冲，致咽喉肿痛，夫生肿痛者，皆挟热所为也。若风毒结于喉间，其热盛，则肿塞不通，而水浆不入，便能杀人，脏腑气微，热气上冲，咽喉亦能肿痛，若不早治，即渐至闭塞也。

治咽喉肿痛结毒，气冲其胸心，宜服桔梗散方。

桔梗（一两，去芦头）　犀角屑（一两）　羚羊角屑（一两）　赤芍药（一两）　川升麻（二两）　栀子仁（一两）　甘草（一两，炙微赤，锉）　杏仁（一两，汤浸去皮尖双仁，麸炒微黄）

右件药，捣粗罗为散。每服四钱，以水一中盏，煎至六分，去滓，不计时候温服。

治咽喉肿痛，热毒气在于胸心，及一切风热，宜服络石散方。

络石（一两半）　木通（一两，锉）　川升麻（一两）　射干（一两）　犀角屑（一两）　玄参（一两）　栀子仁（半两）　桔梗（一两，去芦头）　赤芍药（一两）　马牙消（二两）

右件药，捣筛为散。每服三钱，以水一中盏，入青竹茹一分，煎至六分，去滓，不计时候温服。

治咽喉肿痛，诸恶气结塞，宜服五香散方。

沉香（一两） 木香（一两） 鸡舌香（一两） 薰陆香（一两） 麝香（三分，细研）

右件药，捣细罗为散，入麝香研令匀。每服二钱，以水一中盏，煎至六分，不计时候温服。

治咽喉肿痛，风热上攻胸膈，心神烦热，宜服铅霜散方。

铅霜（一分，细研） 磁药（一两，细研） 马牙消（一两，细研） 龙脑（一分，细研） 羚羊角屑（一两[6]） 黄芪（一两，锉） 黄芩（二两） 甘草（三分，炙微赤，锉）

右件药，捣细罗为散，都研令匀。每服不计时候，以冷水调下一钱。

治咽喉肿痛，热毒在肺脾，上焦壅带[7]，心神烦闷，宜服含化升麻圆方。

川升麻（一分） 川大黄（一分，锉，微炒） 玄参（一分） 甘草（半两，炙微赤，锉） 射干（一分） 马牙消（三分） 杏仁（半两，汤浸去皮尖双仁，麸炒微黄）

右件药，捣罗为末，炼蜜蜡和圆，如杏核大。每服以绵裹一圆，含咽津，日五六服。

治咽喉肿痛，祛热毒，利胸膈，地黄煎方。

生地黄（一斤，研取汁） 白蜜（五两） 马牙消（三两，细研）

右件药，先将地黄汁蜜，入于石锅内，慢火熬成膏，去却火，次下马牙消，搅令匀，用瓷盒盛，不计时候，抄一杏核大，含咽津，冷水调下亦得。

治咽喉肿痛，立效龙脑圆方。

龙脑（一分） 白药（一两，捣罗为末）

右件药，同研令匀，炼蜜和圆，如鸡头实大，常含一圆咽津。

治咽喉肿痛，咽物不得方。

蛇蜕皮（一条，烧令烟尽） 马勃（一分）

右件药，细研为散。以绵裹一钱，含咽津。

治咽喉卒肿，不下食方。

白颈地龙（二七枚）

右烂捣涂于喉外，以帛系之。

又方。

右取牛蒡子捣碎，以绵裹二钱，热水浸过，含咽津，立差。

又方。

右取地龙一条，着盐淹，令化为水，取蜜少许，调匀服之。

又方。

右取鲩鱼胆，滴入喉中，如喉咙痛，以胆涂喉咙外肿痛处，极妙。

又方。

右取马牙消细研，以竹筒子吹入喉中，立差。

治喉痹诸方

夫喉痹者，为喉里肿塞痹痛，水浆不得入也。人阴阳之气出于肺，循喉咙而上下也，风毒客于喉间，气结蕴而生热，故喉肿塞而痹痛也。其脉沉者为阴，浮者为阳，若右手关上脉，阴阳俱实者，是喉痹之候也，亦令人壮热而恶寒，若七八日不治，必至危殆也。

治喉痹，心胸气闷，咽喉妨塞不通，宜服木通散方。

木通（二两，锉） 赤茯苓（二两） 羚羊角屑（一两半） 川升麻（一两半） 马蔺根（一两） 川大黄（一两半，锉碎，微炒） 川芒硝（二两） 前胡（二两，去芦头） 桑根白皮（二两，锉）

右件药，捣粗罗为散。每服三钱，以水一中盏，煎至六分，去滓，不计时候温服。

治喉痹气隔，胸满咽肿，宜服犀角散方。

犀角屑（一两） 射干（一两半） 马蔺根（一两） 枳壳（一两，麸炒微黄，去瓤） 马牙消（一两半） 甘草（一两，生用）

右件药，捣筛为散。每服三钱，以水一中盏，入竹叶二七片，煎至六分，去滓，不计时候，稍温含咽。

治喉痹肿痛，饮食不下，宜服此方。

桔梗（一两，去芦头） 甘草（一两，生用）

右件药，都锉，以水二大盏，煎至一大盏，去滓，分为二服，服后有脓出，即消。

治喉痹咽喉肿痛，上焦风热，痰唾不利，宜服此方。

川升麻（一两半） 射干（三分） 白药（三分） 络石（一两） 白矾灰（半两） 甘草（一两，生锉） 黄药（一两） 天竹黄（二两，细研） 马牙消（二两，细研）

右件药，捣细罗为散，同研令匀。每服，以新绵裹二钱，含咽津，立通。

又方。

乌蛇皮（一分，烧灰） 白梅（一分，微炒） 甘草（一分，生锉） 桂心（半分）

右件药，捣细罗为散。每服，以新绵裹二钱，含咽津，立通。

又方。

白矾灰（一两） 白附子（一两，炮制[⑧]）

右件药，捣细罗为散。涂在舌上，勿咽津，有涎即吐之。

又方。

白僵蚕（一分，微炒） 玄参（一分） 白矾灰（一分） 甘草（一分，炙微赤，锉）

右件药，捣罗为末，用鲩鱼胆和圆，如小豆大。每服，以冷姜汤下十圆，日三四服。

治喉痹气闷，白矾散方。

白矾（半两） 硇砂（半两） 马牙消（半两）

右件药，于瓷盒子内盛，用盐泥固济，候干，以炭火煅令通赤，取出，细研，用纸两重匀摊，置于湿地上，以物盖之，一宿，出火毒后，再细研为散。每服半钱，内竹管中，吹入喉内，须臾即通，如是咽门肿，只以篦[⑨]子抄药，点于肿处，咽津，即差。

治喉痹气欲绝，马牙消散方。

马牙消 硝石 硼砂（以上各半两）

右件药，以瓷瓶子内盛，用盐泥固济，候干，以慢火煅成汁，良久，取出，候冷，于地坑子内，先以甘草水洒，后用纸三重裹药，以土盖之，三宿，出火毒后，取出，细研为散。每服半钱，用筦子抄内咽中，咽津，更以竹管吹入喉中，差。

治喉痹肿热痛闷，升麻散方。

川升麻（一两）　马蔺子（二两）

右件药，捣细罗为散。每服，以蜜水调下一钱。

治喉痹热毒气盛，痛肿不已，宜点硝石散方。

硝石　白矾　砒霜（以上各半两）

右件药，同细研，于瓷盒中盛，盐泥固济，候干，炭火中烧令通赤，取出，向地坑中三日，出火毒，细研如粉，咽喉肿闭处，点少许便破。

治喉痹立效方。

蜗牛（七枚）　白梅（三枚，取肉）

右件药，同烂研，绵裹如枣核大，含咽津，即通。

又方。

右取地龙一条，细研，用白梅去核，以皮裹之，重著薄绵再裹，含咽津，立效。

又方。

白僵蚕（微炒）

右件捣细罗为散。每服，以生姜汁调下二钱。

又方。

右取盐麸子，捣罗为末，以赤糖和圆，如半枣大，含咽津。

又方。

右以附子炮裂，去皮脐，涂蜜炙干，复涂之复炙，至数遍，令蜜通彻，放冷含之，微微咽津。

治咽喉不利诸方

夫脏腑冷热不调，气行上下，哽涩结搏于喉间，吞吐不利，或寒或壅，故咽喉不利也。

治心胸气涩，咽喉噎塞，妨闷不利，宜服木通散方。

木通（一两，锉） 赤茯苓（一两） 羚羊角屑（一两） 川升麻（一两半） 马蔺花（半两） 前胡（一两，去芦头） 桑根白皮（一两，锉） 川大黄（一两，锉碎，微炒）

右件药，捣筛为散。每服五钱，以水一大盏，煎至五分，去滓，不计时候温服。

治咽喉毒气所攻，气息不利，心胸烦闷，宜服犀角散方。

犀角屑（一两） 川升麻（一两） 木通（一两，锉） 射干（一两） 前胡（一两半，去芦头） 川大黄（一两，锉碎，微炒）

右件药，捣粗罗为散。每服二钱，以水一中盏，入竹叶二七片，煎至六分，去滓，更入朴硝末一钱，搅令匀，不计时候温服。

治脾肺壅毒，咽喉不利，肿痛烦热，宜服生干地黄散方。

生干地黄（一两半） 鸡苏苗（三分） 赤茯苓（三分） 射干（三分） 犀角屑（三分） 麦门冬（一两半，去心，焙） 玄参（一两） 甘草（半两，炙微赤，锉）

右件药，捣粗罗为散。每服三钱，以水一中盏，入竹叶二七片，煎至六分，去滓，不计时候温服。

治脾肺壅热，咽喉不利，宜服通津液，利咽喉，龙脑圆方。

龙脑（一钱，细研） 牛黄（一钱，细研） 朱砂（半两，细研，水飞过） 人参（一两，去芦头） 赤茯苓（一两） 羚羊角屑（半两） 犀角屑（半两） 麦门冬（一两半，去心，焙）

右件药，捣罗为末，入研了药令匀，炼蜜和圆，如梧桐子大。每服，不计时候，以温水下十圆。

治咽喉风热不利，疼痛，咽干舌涩，宜服射干煎方。

射干（一两） 川升麻（一两） 犀角屑（一两） 当归（一两） 杏仁（一两，汤浸去皮尖双仁，麸炒微黄） 甘草（半两，炙微赤，锉）

右件药，捣罗为末，以猪脂半斤，微火煎三上三下，去滓，入白蜜四两，搅令匀，以瓷盒盛。每取杏子大，绵裹含咽津，以利为度。

治上焦壅滞，风冷伤肺，气道痞塞，咽喉不利，宜服含化杏仁圆方。

杏仁（一两，汤浸去皮尖双仁，麸炒微黄） 射干（一[10]两） 人参

（一两，去芦头） 附子（半两，炮裂，去皮脐） 桂心（半两）

右件药，捣罗为末，炼蜜和圆，如鸡头实大。以新绵裹一圆，含咽津，以利为度。

又方。

随所患左右，刺手小指甲，令血出，效。

治咽喉不利，肿塞，气道不通，宜用此方。

右以生艾叶捣烂，敷肿上，随手即消，冬月以熟艾，和水捣汁，涂之亦佳。

治咽喉风毒肿痛诸方

夫咽喉者，气液之通流，肺脾之道路，呼吸出入，水谷往来，莫不由[11]于咽喉也，若阴阳不调，肺脾壅滞，风邪搏于经络，伏留于上焦，攻注咽喉，结聚肿痛，故名风肿也。

治咽喉肿痛，皆因风热在于肺脾，邪毒壅滞，心胸不利，宜服犀角散方。

犀角屑（一两） 射干（二两） 赤芍药（一两） 杏仁（二两，汤浸去皮尖双仁，麸炒微黄） 羚羊角屑（一两） 甘草（一两，炙微赤，锉） 栀子仁（半两） 川升麻（一两半） 汉防己（一[12]两）

右件药，捣粗罗为散。每服三钱，以水一大盏，入豉半合，同煎至五分，去滓，不计时候温服。

治风毒攻咽喉，肿痛，水浆不下，宜服射干散方。

射干（二[13]两） 赤芍药（一两） 川升麻（二两） 杏仁（一两半，汤浸去皮尖双仁，麸炒微黄） 牛蒡子（一两） 枫香（一两） 葛根（二两，锉） 麻黄（一两，去根节） 甘草（二两，炙微赤，锉）

右件药，捣粗罗为散。每服三钱，以水一中盏，煎至六分，去滓，不计时候温服。

治咽喉风毒，肿塞疼痛，牛黄散方。

牛黄（一两，微炒） 龙脑（一分，细研） 真珠末（三分） 金箔

（五十片） 铅霜（一分） 犀角末（三分） 太阴玄精（三两，烧熟）

右件药，都研令细。每服，以新汲水半盏，调下一钱，日五七服，若干含半钱，咽津亦得。

治咽喉风毒，及急喉闭肿痛，下汤饮不得，宜用龙脑圆方。

龙脑（半两） 朱砂（半两） 牛黄（半两） 硇砂（半两） 麝香（一钱） 马牙消（一分）

右件药，都细研，用大羊胆一枚，取汁和圆，如梧桐子大。铺于纸上令干，收于瓷器中。如患者，将一圆摩[14]为两片，安在两边鼻内，良久，吐出恶物，即差。

治咽喉风毒肿痛，烦热不止，四肢不利，宜服含化马牙消圆方。

马牙消（三分，细研） 犀角屑（一分） 川升麻（半两） 甘草（一分，炙微赤，锉） 真珠末（一分） 黄药（一分） 硼砂（一分，细研） 牛黄（半两，细研）

右件药，捣罗为末，入研了药令匀，炼蜜和圆，如鸡头实大。每服一圆，含化，咽津。

治肺脾风毒上攻，咽喉肿热不通方。

射干（二两） 川升麻（一两半） 木通（一两） 羚羊角屑（一两） 赤芍药（一两） 蔷薇根（二两） 艾叶（半分） 猪膏（二斤） 生地黄汁（三合）

右件药，细锉，以绵裹，用醋一升，淹渍一宿，内地黄汁猪膏中，微火煎取，醋尽膏不鸣为度，去滓，用薄绵裹，如杏核大，含咽津甚良。

治风毒攻咽喉，及头面肿痛方。

杏仁（三两，汤浸去皮尖双仁）

右以鸡子黄拌和，捣令乳入敷之，帛裹，干即易之，日七八度，差。

治咽喉卒肿痛诸方

夫咽喉卒肿痛者，由人脏腑充实，脾肺暴热之所致也，或有服饵丹石，毒气在脏，熏蒸上焦，而又多食炙煿热酒，冲于脾肺，致胸膈壅滞，气道否涩，热毒之气，不得宣通，故令咽喉卒肿痛也。

治咽喉卒肿痛，热毒在胸膈，宜服马蔺根散方。

马蔺根（二两） 川升麻（一两） 射干（一两半） 犀角屑（一[15]两） 玄参（一两半） 木通（一两半） 蘧麦（一两） 甘草（半两，生用）

右件药，捣粗罗为散。每服三钱，以水一中盏，煎至六分，去滓，不计时候温服。

治咽喉卒肿痛，络石散方。

络石（半两） 细辛（一分） 玄参（半两） 黄药（三分） 甘草（半两，生锉） 赤芍药（半两） 川大黄（三分，锉碎，微炒）

右件药，捣粗罗为散。每服三钱，以水一中盏，入竹叶二七片，煎至六分，去滓，不计时候温服。

治咽喉内卒肿痛，龙脑散方。

龙脑（一分，细研） 朱砂（三分，细研） 犀角屑（三分） 真珠末（半两，研） 白药（三[16]分） 马牙消（一两，细研） 黄芪（半两，锉） 甘草（半两，生锉）

右件药，捣细罗为散，都研令匀。每服，不计时候，以新汲水调下二钱。

又方。

牛蒡子（半两，微炒） 川升麻（半两） 甘草（一分，生锉） 陈橘皮（一分，汤浸去白瓤，焙） 白药（半两） 川芒硝（三分）

右件药，捣罗为末，化赤饧汁和圆，如鸡头实大。每服，以绵裹一圆，含咽津。

又方。

马兜铃根（一两） 甘草（一分，生锉）

右件药，捣粗罗为散。每服二钱，以水一中盏，煎至六分，去滓，不计时候温服。

又方。

右以商陆根，烂捣微炒，帛裹熨之，冷即易之。

治咽喉疼痛诸方

夫咽喉者，气之所通流，呼吸之道路，若风邪热气，搏于脾肺，则经络否涩，气不通利，邪热攻冲，上焦壅滞，故令咽喉疼痛也。

治咽喉毒气结塞疼痛，不下汤水，宜服犀角散方。

犀角屑（一两） 沉香（一两） 木香（半两） 马牙消（一两） 鸡舌香（一两） 薰陆香（半两） 川升麻（三分） 射干（三分） 甘草（半两，生用） 黄芩（半两） 麝香（一分，细研）

右件药，捣粗罗为散。每服二钱，以水一中盏，入竹叶二七片，煎至六分，去滓，不计时候温服。

治脾肺壅热，咽喉疼痛，胸膈壅滞，心烦颊赤，四肢不利，宜服射干散方。

射干（二两） 川升麻（一两） 羚羊角屑（半两） 木通[17]（半两，锉） 赤芍药（半两） 络石（一两） 川大黄（一两，锉碎，微炒）

右件药，捣粗罗为散。每服三钱，以水一中盏，入生地黄一分，煎至六分，去滓温服，如人行五七里再服，以利为度。

治咽喉疼痛，喘息急闷，马兜铃散方。

马兜铃（一两） 黄芪（一两，锉） 甘草（半两，生[18]锉） 杏仁（半两，汤浸去皮尖双仁，麸炒微黄） 玄参（一两） 络石（一两）

右件药，捣粗罗为散。每服三钱，以水一中盏，煎至六分，去滓，不计时候温服。

治咽喉疼痛，四肢寒热，痰涎壅滞，烦躁头疼，宜服犀角散方。

犀角屑（三分） 马牙消（一两） 白矾（一分） 川升麻（三分） 甘草（半两，生锉） 桔梗（半两，去芦头） 细辛（一分） 石膏（一两） 前胡（三分，去芦头）

右件药，捣粗罗为散。每服三钱，以水一中盏，煎至六分，去滓，不计时候温服。

治咽喉疼痛，含咽圆方。

黄药 白药 栝楼根 牛蒡子 马勃 （以上各一两） 玄参（一两

半）　砂糖（三两）　蜜（三两）

右件药，前六味捣罗为末，熬蜜并糖，和圆如弹圆大。不计时候，含一圆咽津。

治咽喉闭塞，胸膈热毒所攻，疼痛，宜服此方。

射干　川升麻　川朴硝　（以上各二两）

右件药，捣粗罗为散。每服三钱，以水一中盏，煎至六分，去滓，放温，细细咽之，以咽喉利为度。

治咽喉风热，肿塞疼痛，宜服此方。

牛黄（一分）　龙脑（一钱）　石膏（一两）　马牙消（一两）　羚羊角屑（半两）　寒水石（半两）

右件药，都研如粉。每服不计时候，以新汲水调下一钱。

治咽喉干痛诸方

夫咽喉者，气液之往来，水谷之道路，若风邪结热居于脾，邪蕴积在脏，不能消散，则上焦烦热，故令咽喉干痛也。

治咽喉热毒干痛，心膈烦躁，宜服此方。

犀角屑（一两）　川升麻（一两）　栀子仁（三分）　蓝叶（半两）　木通（一两，锉）　麦门冬（一两半，去心，焙）　枳壳（半两，麸炒微黄，去瓤）　甘草（三分，生用）　生干地黄（三分）

右件药，捣粗罗为散。每服三钱，以水一中盏，煎至六分，去滓，不计时候温服。

治咽喉干痛，咽唾不利，宜服此方。

桔梗（一两，去芦头）　甘草（一两[19]）　牛蒡子（一两[20]）

右件药，捣粗罗为散。每服三钱，以水一中盏，入竹茹一分，煎至六分，去滓，不计时候温服。

治咽喉热毒上攻，干燥疼痛，宜含化升麻散方。

川升麻（一两半）　射干（一两）　白矾（半两，烧灰，细研）　络石（一两）　甘草（三分，生锉）　白药（三分）　黄药（一两）　天竹

黄（二两，细研）　犀角屑（三分）　白龙脑（三分，细研）　马牙消（一两，细研）

右件药，捣细罗为散。入前件药令匀，于瓷盒中盛。每服一钱，以绵裹，含化，咽津。

治咽喉干燥热疼，宜服络石煎圆方。

络石（半两）　射干（半两）　川大黄（一分）　木通（一分，锉）　白药（一分）　川升麻（半两）　牛蒡子（一分）　玄参（一分）　甘草（半两）　白蜜（二两）　白蒺藜（一分）　马牙消（一分）　黄药（一分）　地黄汁（半升）

右件药，除药汁外，捣罗为末，先以地黄汁及蜜，于银锅中，以慢火煎成膏，后入诸药末，相和令匀，圆如小弹子大。用绵裹一圆，含咽津。

治风热上攻，咽喉干痛，如欲生疮，心胸壅闷，犀角圆方。

犀角屑（一两）　川升麻（一两）　川大黄（一两，锉碎，微炒）　黄芩（半两）　玄参（一两）　人参（一两，去芦头）　黄芪（半两，锉）　甘草（半两，生用）　蓝叶（半两）　桔梗（半两，去芦头）　杏仁（一两，汤浸去皮尖双仁，麸炒微黄，别研入）

右件药，捣罗为散，炼蜜和捣三二百杵，圆如梧桐子大。每于食后，以温水下二十圆。

治咽喉内生疮诸方

夫咽喉者，脾胃之候也，由脾胃间热，其气上冲咽喉，所以生疮，其疮白头或赤根，皆由热毒所致也。

治咽喉内生疮疼痛，宜服黄芪散方。

黄芪（半两，锉）　甘草（半两，生锉）　栀子仁（半两）　黄芩（三分）　玄参（一两）　赤茯苓（半两）　槟榔（半两）　川升麻（三分）　紫菀（半两，洗去苗土）　麦门冬（一两，去心，焙）　牛蒡子（半两）

右件药，捣粗罗为散。每服二钱，以水一中盏，煎至六分，去滓，不计时候温服。

治咽喉内生疮唾血，不下食，宜服生干地黄散方。

生干地黄（一两半） 鸡苏苗（一两） 赤茯苓（一两） 麦门冬（一两半，去心，焙） 玄参[21] 甘草（半两，生用）

右件药，捣粗罗为散。每服三钱，以水一中盏，入竹茹一分，煎至六分，去滓，不计时候温服。

治咽喉肿痛，上焦实热，口舌生疮，宜服大青圆方。

大青（一两） 黄芩（半两） 蚤休（半两） 黄药（半两，锉） 黄连（半两，去须） 蔷薇根皮（一两，锉） 川升麻（半两） 栝楼根（半两） 知母（半两） 石膏（半两，细研） 马牙消（一两）

右件药，捣罗为末，炼蜜和捣三二百杵，圆如酸枣大。绵裹一圆，含咽津。

治咽喉内热毒所攻，生疮肿痛，宜服此方。

牛蒡子（一两，微炒） 干浮萍草（半两） 川升麻（半两） 玄参（半两） 黄柏（半两，锉） 甘草（半两，生用）

右件药，捣罗为末，炼蜜和圆，如小弹子大。常含一圆，咽津。

治咽喉中生疮肿痛，白药圆方。

白药 黄药 玄参 射干 甘草 桔梗（去芦头，以上各半两）

右件药，捣罗为末，炼沙糖和圆，如弹子大。以绵裹一圆，常含，咽津。

治咽喉内生疮疼痛，宜服此方。

龙脑（二钱，细研） 蜜（八两） 黄丹（二两） 麝香（一钱，细研）

右件药，先于银锅内化蜜，用绵滤过，再于锅中以慢火熬，次下黄丹，煎成膏，候冷热得所，内龙脑麝香，搅令匀，入于瓷盒中盛。每服一圆，如杏仁大，绵裹含，咽津，日五服。

治咽喉闭塞口噤诸方

夫脾肺之气，通于咽喉，三阴三阳，筋夹于口颊，若脾肺二脏，积蓄风热，则经络不利，气道壅涩，邪毒之气攻于咽喉，及于口颊，故令咽喉闭塞口噤也。

治咽喉闭塞，疼痛口噤，宜服升麻散方。

川升麻（一两） 防风（半两，去芦头） 黄芪（半两，锉） 甘草（半两，炙微赤，锉） 细辛（一分） 黄芩（三分） 杏仁（三分，汤浸去皮尖双仁，麸炒微黄） 羚羊角屑（半两） 羌活（半两）

右件药，捣粗罗为散。每服三钱，以水一中盏，煎至六分，去滓，不计时候，温温即灌之。

治心脾风热，咽喉闭塞口噤，宜服半夏散方。

半夏（一两，汤洗七遍，去滑） 玄参（一两） 川升麻（一两半） 犀角屑（一两） 黑豆皮（一两） 牛蒡子（一两，微炒） 甘草（一两，炙微赤，锉） 木香（半两） 枳壳（半两，麸炒微黄，去瓤）

右件药，捣粗罗为散。每服三钱，以水一中盏，入生姜半分，煎至六分，去滓，不计时候，温温灌之。

治热毒伏在心脾，攻于咽喉，心胸胀满，口噤[22]，宜服玄参散方。

玄参（一两） 牛蒡子（一两，微炒） 川升麻（一两） 木香（半两） 犀角屑（一两） 甘草（一两，炙微赤，锉） 桑根白皮（一两，锉） 黑豆皮（半两）

右件药，捣粗罗为散。每服四钱，以水一中盏，煎至六分，去滓，不计时候，温温灌之。

治咽喉闭塞口噤方。

皂荚针（一两，锉） 楸白皮（半两，锉） 芎䓖（三分） 羌活（二分） 桂心（三分）

右件药，捣粗罗为散。每服三钱，以水一中盏，煎至六分，去滓，拗口温温灌之。

又方。

羌活（三两，细锉） 牛蒡子（一两，杵罗为末）

右件药，先以水三大盏，煎羌活，取一大盏半，去滓，入白矾灰一分，搅令匀，每取一小盏，调下牛蒡子末二钱，每服仍先以木尺格牙，拨开口灌之，得吐为效。

又方。

桂心（一两）　羌活（一两）　石膏（二两）　甘草（半两，生锉）　川升麻（半两）　羚羊角屑（半两）

右件药，捣粗罗为散。每服三钱，以水一中盏，入生姜半分，煎至六分，去滓，不计时候，温温灌之。

又方。

右以雄雀粪细研。每服，以温水调灌半钱。

治咽喉中如有物妨闷诸方

夫咽者胃之系，喉咙者肺气之所通，若阴阳和平，荣卫调适，则气道宣畅也。若脏腑不和，肺脾壅滞，风邪热气搏于经络，蕴蓄不散，上攻于咽喉，故令咽喉中如有物妨闷也。亦有愁忧思虑，五脏气逆，胸膈痰结，则喉中如哽，更则咽喉肿痹也。

治咽喉中如有物，噎塞不通，吞不能入，吐不能出，宜服木香散方。

木香（半两）　犀角屑（一两）　玄参（一两半）　羚羊角屑（一两）　桑根白皮（一两半，锉）　川升麻（一两半）　紫雪（二两）　射干（一两）　槟榔（一两）

右件药，捣粗罗为散。每服三钱，以水一中盏，煎至六分，去滓，不计时候，温服之。

治咽喉中如有肉脔，咽之不下，吐之不出，闷乱，宜服犀角散方。

犀角屑（三分）　射干（三分）　桔梗（三分，去芦头）　木香（半两）　诃黎勒皮（一两）　紫苏子（一两）　枳壳（一两，麸炒微黄，去瓤）　甘草（半两，炙微赤，锉）　川升麻（三分）　槟榔（一两）　赤茯苓（一两）　木通（半两，锉）

右件药，捣粗罗为散。每服三钱，以水一中盏，煎至六分，去滓，不计时候，温服之。

治咽喉中如有物，妨闷噎塞，不下食，宜服诃黎勒散方。

诃黎勒皮（三分）　人参（半两，去芦头）　桂心（半两）　甘草

（半两，炙微赤，锉） 陈橘皮（半两，汤浸去白瓤，焙） 槟榔（半两）

右件药，捣粗罗为散。每服三钱，以水一中盏，入生姜半分，煎至六分，去滓，不计时候，温服之。

治咽喉中如有物，吞咽不下，宜服此方。

半夏（一两，汤浸七遍去滑） 陈橘皮（一两，汤浸去白瓤，焙） 桂心（一两） 诃黎勒皮（一两）

右件药，捣粗罗为散。每服三钱，以水一中盏，入生姜半分，煎至六分，去滓，不计时候温服。

治咽喉中如有炙腐，半夏散方。

半夏（一两半，汤洗七遍，去滑） 厚朴（一两，去粗皮，涂生姜汁，炙香熟） 赤茯苓（一两） 紫苏叶（一两） 诃黎勒皮（一两半） 枳壳（一两，麸炒微黄，去瓤）

右件药，捣粗罗为散。每服三钱，以水一中盏，入生姜半分，煎至六分，去滓，不计时候温服。

治咽喉中如有物噎塞，射干散方。

射干（一两） 桂心（一两） 枳实（三分，麸炒） 半夏（三分，汤洗七遍，去滑） 诃黎勒皮（二两） 川升麻（一两半） 木通（一两，锉） 前胡（三分，去芦头） 大腹皮（三分，锉）

右件药，捣粗罗为散。每服四钱，以水一中盏，入生姜半分，煎至六分，去滓，不计时候温服。

又方。

石莲子（一分，去壳，微炒） 人参（一分，去芦头） 杵头糠（一分）

右件药，捣粗罗为散。每服二钱，以水一中盏，煎至五分，去滓，不计时候温服。

治咽喉中如有物妨闷，或在左，或在右，名曰蛊，盖缘积风热于咽喉之间，多为此疾，先须深针结聚之处，使毒气散后，宜服大黄散方。

川大黄（半两，锉碎，微炒） 牛蒡子（一两，微炒） 甘草（半两，炙微赤，锉）

右件药，捣粗罗为散。每服三钱，以水一中盏，入生姜半分，煎至六分，去滓，不计时候温服。

治咽喉中有物如弹圆，日数深远，津液难咽，发渴疼痛，即须深针肿结处，散尽毒气，后服含化龙脑圆方。

龙脑（一分，细研） 川升麻（一两） 甘草（半两，炙微赤，锉） 马牙消（一两） 麝香（一分，细研） 钟乳粉（一两） 川大黄（半两，锉碎，微炒） 黄芪（一两，锉） 生地黄（五两，取汁）

右件药，捣罗为末，入研了药，研令匀，以地黄汁相和，更入炼了蜜，和圆如楝子大。不计时候，以绵裹一圆，含咽津，以咽喉通利为度。

治咽喉中如有物，咽吐不得，宜服此方。

半夏（二七枚，破如棋子大，汤洗七遍，去滑）

右以鸡子一枚，打破其头，出却黄白，内半夏，并入醋于壳中，令满，微火煎，去半夏候冷，饮之即愈。

治尸咽喉痒痛诸方

夫尸咽者，谓人腹内尸虫上蚀于喉咽，生疮也。此皆阴阳不和，脾肺壅滞，风热毒气，在于脏腑，不能宣通，故令尸虫动作，上蚀咽中，或痛或痒，如䘌之候者是也。

治尸咽喉，风热毒气，上攻咽中痒痛，宜含化金露圆方。

朱砂（一钱） 白矾（一分，生用） 甘草（半两，捣罗为末） 铅霜（一钱） 麝香（一钱） 太阴玄精（一分） 蛇蜕皮（三条全者去头，以皂荚水浸一复时漉出，曝令干，炒令焦黄色）

右件药，都研令匀，炼蜜和圆，如皂荚子大。每于食后，及夜卧时，用薄绵裹一圆，含化咽津。

治尸咽喉，痒痛不利，朱砂圆方。

朱砂（一两，细研，水飞过） 川升麻（一两） 雄黄（一两，细研） 杏仁（一两，汤浸去皮尖双仁，麸炒微黄） 鬼臼（一[23]两） 甘草

（一两，炙微赤，锉）　射干[24]　麝香（半两，细研）

右件药，捣罗为末，入研了药令匀，炼蜜和捣三二百杵，圆如梧桐子大。不计时候，以粥饮下五圆至七圆。

治尸咽喉痒痛，语声不出，宜服此方。

干姜（末一钱）　酒（半盏）　酥（一钱）

右件药，一处调和，空腹温过服之。

又方。

五倍子（半两）　黄柏（半两，锉）　川升麻（三分）　甘草（一分，炙微赤，锉）　射干（半两）

右件药，捣粗罗为散。每服三钱，以水一小盏，煎至四分，去滓，不计时候温服。

又方。

射干（一两）　蔷薇根皮（一两）　甘草（半两，炙微赤，锉）

右件药，捣粗罗为散。每服三钱，以水一中盏，煎至六分，去滓，不计时候温服。

治尸咽喉内痛，欲失声者，宜服此方。

桂心（二[25]两）　杏仁（二两，汤浸去皮尖双仁，麸炒微黄）　芜荑仁（一两）

右件药，捣罗为末，以绵裹如杏仁大，含咽津，消尽更服。

治尸咽喉痛痒，如似得蛊毒方。

右常含生姜，差。

又方。

右以青布裹麻黄，烧以竹筒引烟，熏咽喉中效。

治马喉痹诸方

夫马喉痹者，谓热毒之气，结于喉间，肿连颊骨，微壮热，烦满而数吐气，呼之为马喉痹也。

治马喉痹，颊面肿满，宜服犀角散方。

犀角屑（半两） 射干（三分） 桔梗（三分，去芦头） 马蔺根（三分，锉） 甘草（半两，炙微赤，锉） 川升麻（半两）

右件药，捣粗罗为散。每服三钱，以水一中盏，入竹叶七片，煎至六分，去滓，入马牙消一钱，搅令匀，细细含咽。

治马喉痹，颊肿咽痛，龙脑散方。

白龙脑（细研） 牛黄（细研） 犀角屑 羚羊角屑 马牙消（细研） 玄参 沉香 朱砂（细研） 甘草（炙微赤，锉，以上各一分） 川升麻（半两） 硼砂（一钱，细研）

右件药，捣粗罗为散。每服三钱，以水一中盏，入竹叶七片，煎至六分，去滓，入马牙消一钱，搅令匀，细细含咽。

治马喉痹，喉中深肿连颊，壮热，吐气数者，宜服此方。

右以马衔一具，以水三大盏，煎取一盏半，分为三服。

又方。

右以马鞭草根一握，勿令见风[26]，截去两头，捣绞取汁，服之。

又方。

右以毡中苍耳子三七枚，烧灰，细研，以水调服之。

又方。

右以谷奴烧灰，以酒调服一钱，立效。

治马喉痹，并毒气壅塞方。

桔梗（二[27]两，去芦头，锉）

右以水三大盏，煎至一盏，去滓，不计时候，分温二服。

又方。

生姜（二斤，取汁） 蜜（三两）

右件药，以微火煎令得所，每服一合，日四五服。

又方。

右取马蔺根烧灰，细研，烧桑枝沥汁，调下一钱。

治咽喉颈外肿痛诸方

夫咽喉颈外肿痛者，由风热毒气，客于经络，肺脾壅滞，气不宣通，风毒上攻于咽喉，搏于气血，气血凝涩，荣卫不行，故咽喉及颈外，结聚肿痛也。

治咽喉壅塞，颈颔肿痛，宜服此方。

川升麻（一两） 漏芦（半两） 木通（三分，锉） 赤芍药（三分） 桑根白皮（三分，锉） 川大黄（三分，锉） 枳壳（半两，麸炒微黄，去瓤） 甘草（半两，炙微赤，锉） 汉防己（三分）

右件药，捣粗罗为散。每服三钱，以水一中盏，煎至六分，去滓，不计时候温服。

又方。

川大黄（一两，锉碎，微炒） 川升麻（一两） 射干（一两） 甘草（半两，炙微赤，锉） 玄参（一两） 羚羊角屑（半两）

右件药，捣筛为散。每服三钱，以水一中盏，煎至六分，去滓，不计时候温服。

治咽喉颈外肿痛，黄膏方。

木鳖子（十枚） 土瓜根（一两） 黄连（半两，去须） 黄芪（一两，锉） 栝楼根（二两） 黄柏（一两，锉） 硝石（一两） 马牙消（一两） 芸苔子（二两） 川大黄（二两，锉） 麝香（一钱，细研）

右件药，捣细罗为散。入麝香，研令匀，以生油旋调，可肿处敷之，有菜油调更佳，干即再敷。

又方。

山豆根 沉香 麝香 木香 黄药 川大黄

右件药，等分捣细罗为散，研入麝香令匀，以水调为膏，涂贴肿处。

治咽喉头外肿，及咽干痛方。

生黑豆黄（一合） 蜀葵心（一合）

右二味，入少盐，同捣为膏，敷肿上，日三两度，差。

又方。

牛蒡子（三两，捣碎） 盐（二[28]两）

右炒令热，熨肿上，立效。

又方。

右以皂荚炙黄焦，去皮子，捣罗为末，以水调敷之。

治悬痈[29]肿诸方

夫悬痈者，为音声之关也，喉咙者，气之所上下也，五脏六腑，若有伏热，上冲于咽喉，则热气乘于悬痈，故令或长或肿也。

治悬痈肿痛，不下饮食，宜服玄参散方。

玄参（一两） 川升麻（半两） 射干（半两） 川大黄（半两，锉碎，微炒） 甘草（一分，炙微赤，锉）

右件药，捣粗罗为散。每服三钱，以水一中盏，煎至六分，去滓，放温，时时含咽。

治悬痈肿痛，鹏砂散方。

硼砂（半两） 马牙消（半两） 滑石（半两） 寒水石（半两） 龙脑（三[30]钱） 白矾（三钱）

右件药，研令极细。每服不计时候，以新汲水调下半钱。

治悬痈肿痛，咽喉不利，胸中烦热，宜服此方。

射干（一两） 玄参（半两） 川升麻（半两） 白矾（半两） 白药（半两） 黄药（半两） 天竹黄（一两，细研） 犀角屑（半两） 马牙消（一两，细研） 甘草（半两，生用）

右件药，捣罗为末，入研了药令匀，炼蜜和捣三二百杵，圆如小弹子大。不计时候，以绵裹一圆，含咽津。

又方。

射干（半两） 木鳖子（一分） 甘草（半两，炙微赤，锉） 杏仁（半两，汤浸去皮尖双仁，麸炒微黄） 川大黄（一分，锉碎，微炒） 川升麻（一分）

右件药，捣罗为末，炼蜜和圆，如小弹子大。常含一圆咽津。

治悬痈肿痛，咽中生埵[31]肉及舌肿方。

干姜（炮裂，锉） 半夏（汤洗七遍，去滑）

右件药，等分，捣细罗为散。先开口，以铁针刺破，血出后，用药少许涂之，神效。若痒时，以生姜汁解之。

治悬痈垂长，咽中妨闷，白矾散方。

白矾（一两，烧灰）　盐花（一两）

右件药，同细研为散。以箸头，点在悬痈上，差。

治悬痈肿胀疼痛，铅霜散方。

铅霜（一分）　甘草（一分，半生半熟捣罗为末）

右件药，都研为散。每服，以绵裹半钱，含咽津，即差。

治悬痈卒肿方。

硇砂（半钱）

右以绵裹，细细含咽津，即差。

治悬痈肿，及咽喉内有息肉方。

右以羊蹄草煮汁，热含冷吐，良。

治悬痈肿，卒长数寸，喉咙内食物不下方。

右以绵裹箸头，揾盐揩之，如此二七遍效。

治咽喉肿痛语声不出诸方

夫喉咙者，为气之道路，会厌者，是音声之门户。若风邪热毒，在于脾肺，则阴阳不和，气道否涩，上焦壅塞，风热之气上冲咽喉，攻于会厌，故令肿痛，语声不出也。

治咽喉肿痛，脾肺壅毒，语声不出，宜服此方。

木通（一两，锉）　杏仁（三分，汤浸去皮尖双仁，麸炒微黄）　菖蒲（三分）　川升麻（三分）　羚羊角屑（三分）　麦门冬（三分，去心）　射干（三分）　甘草（一分，炙微赤，锉）

右件药，捣筛为散。每服三钱，以水一中盏，煎至六分，去滓，不计时候温服。

治肺脾气滞，风冷所伤，咽喉肿痛，语声不出，宜服此方。

桂心（一两）　木通（一两，锉）　防风（一两，去芦头）　射干（一两）　附子（一两，炮裂，去皮脐）　桔梗（一两，去芦头）　人参（一两，去芦头）　独活（一两）　羚羊角屑（一两）　杏仁（一两，汤

浸去皮尖双仁，麸炒微黄）

右件药，捣筛为散。每服三钱，以水一中盏，入生姜半分，煎至六分，去滓，不计时候温服。

治咽喉肿痛，声嘶不出，生姜膏方。

生姜（汁一斗[32]） 牛髓（三两） 麻油（二两） 酥（二两） 芎䓖（二两） 独活（一两半） 秦椒（一两，去目及闭口者） 桂心（一两） 防风（一两半，去芦头）

右件药，捣罗为末，内姜汁中，煎至相淹濡，下髓酥油等，搅令匀，以慢火煎成膏。每服，不计时候，以温酒调下半钱。

又方。

生姜汁（二合） 生地黄（汁，五合） 桂心（末，半两） 杏仁（一两，汤浸去皮尖双仁，麸炒微黄，煎[33]如膏） 蜜（二合） 半酥（一合）

右件药，相和，熬令稠，每用不计时候，含杏核大，咽津。

治咽喉肿痛，语声不出，宜服菖蒲圆方。

菖蒲（二两） 孔公孽（一分，细研） 木通（二两，锉） 皂荚（一挺长一尺者，去黑皮涂酥，炙令焦黄，去子）

右件药，捣罗为末，炼蜜和圆，如梧桐子大。每服不计时候，煎鬼箭羽汤，下二十圆，渐加至三十圆。

又方。

桂心（末，一两） 杏仁（二两，汤浸去皮尖双仁，麸炒，研如膏）

右件药，相和，研令匀，炼蜜和圆，如杏核大。常含一圆，细细咽津。

又方。

右以豉半升，以水二大盏，煎至一大盏，去滓，分为二服，相继稍热服之，令有汗出差。

治咽喉生谷贼诸方

夫谷贼者，禾裹有短穗，而强涩者是也。误作米而食之，则令喉里[34]

肿结不通，致风热气冲于喉间，与血气相搏，则生肿结，如食饮疼痛妨闷，故谓之喉中生谷贼，不急治之，亦能杀人也。

治咽喉生谷贼肿痛方。

重[35]苔（半两，赤色者）　木[36]鳖子仁（半两）　川大黄（半两，锉碎，微炒）　马牙消（半两）　半夏（一分，汤洗七遍，去滑）

右件药，捣罗为末，炼蜜和圆，如樱桃大。以绵裹一圆，含咽津。

治咽喉生谷贼肿痛，含化射干圆方。

射干（半两）　山柑皮（半两）　山豆根（一[37]分）　黄药（一分）　川升麻（半两）　硝石（一分）　甘草（一分，炙微赤，锉）

右件药，捣罗为末，炼饧和圆，如樱桃大。不计时候，绵裹一圆，含化，咽津。

治咽喉生谷贼，若不急治，亦能杀人，宜含乳香圆方。

乳香（半分）　硇砂（一分）　琥珀（半两）　松脂（半两）

右件药，捣研为末，化黄蜡和圆，如鸡头实大。常含一圆，咽津，以差为度。

又方。

右以针刺破，令黑血出后，含马牙消一小块子，咽津，即差，

又方。

右以马牙消细研，绵裹半钱，含化，咽津。以差为度。

治咽喉生痈诸方

夫六腑不和，血气不调，风邪客于喉间，为寒所折，气壅而不散。故结面[38]成痈也。凡结肿，一寸为疖，二寸至五寸为痈也。

治咽喉中生痈疮，肿痛，宜服犀角散方。

犀角屑（一两）　玄参（三分）　黄芪（一两，锉）　黄芩（三分）　络石（三分）　败酱（三分）　白蔹（三分）　川大黄（一两，锉碎，微炒）　甘草（半两，炙微赤，锉）

右件药，捣粗罗为散。每服三钱，以水一中盏，煎至六分，去滓，入

川朴硝一钱，搅令匀，不计时候温服。

治喉中有疮，唾血，不下食，宜服此方。

黄芪（一两，锉） 露蜂房（半两，微炙） 蔷薇根（一两，锉） 络石（一两） 射干（一两） 羚羊角屑（半两） 甘草（半两，炙微赤，锉） 川大黄（一两，锉碎，微炒） 玄参（半分）

右件药，捣粗罗为散。每服四钱，以水一中盏，煎至六分，去滓，不计时候温服。

治咽喉卒生痈肿，饮食不通方。

右烧秤锤令赤，内一盏醋中令沸，沸止，饮之。

又方。

右以炊帚烧灰，细研为散。每服，以浆水调下一钱。

又方。

右以韭一把，捣熬，乘热以熨肿上，冷复易之，以醋和涂亦佳。

又方。

右以白颈地龙十四条，捣研，以涂喉外，亦治痈发喉中。

又方。

右以赤小豆一合，捣罗为末，以醋调涂之，差。

又方。

荆木烧取沥，稍稍咽之，差。

又方。

薏苡仁一两，以水一大盏，煎至五分，去滓，顿服。

治瘿[39]初结诸方

夫瘿[40]初结者，由人忧恚气逆，蕴蓄所成也。又[41]饮沙石流水，毒气不散之所致也，皆是肺脾壅滞，胸膈否塞，不得宣通，邪气搏于咽颈，故令渐渐结聚成瘿，宜早疗之，便当消散也。

治颈下卒生结囊，欲成瘿，宜服木通散方。

木通（一两，锉） 海藻（一两[42]，洗去咸味[43]） 昆布（一两，洗去咸味） 松萝（一两） 桂心（一两） 蛤蚧（一两，涂酥，炙令微黄） 白蔹（一两） 琥珀（一两）

右件药，捣细罗为散。每服不计时候，以温酒调下二钱。

治咽喉气壅闷，渐结成瘿，宜服海藻散方。

海藻（一两，洗去咸味） 贝母（二两，煨微黄[44]） 土瓜根（半两） 小麦面（半两，炒微黄）

右件药，捣细罗为散。每于食后，以温酒调下一钱。

治瘿气初结，咽喉中壅闷，不治，即渐渐肿大，宜服昆布圆方。

昆布（一两，洗去咸味） 诃黎勒皮（一两） 槟榔（一两） 松萝（半两） 干姜（半两，炮裂，锉） 桂心（半两） 海藻（一两，洗去咸味） 木通（二两，锉）

右件药，捣罗为末，炼蜜和圆，如梧桐子大。每于食后，以温酒下二十圆。

又方。

昆布（一两，洗去咸味） 海藻（一两，洗去咸味） 诃黎勒皮（一两） 枳壳（半两，麸炒，去瓤）

右件药，捣罗为末，炼蜜和圆，如杏核大。常含一圆，咽津。

又方。

琥珀（一两） 川大黄（一两，锉炮，微炒） 昆布（半两，洗去咸味）

右件药，捣罗为末，炼蜜和圆，如梧桐子大。每日空心及晚食后，以温酒下二十圆。

又方。

槟榔（三两） 海藻（二两，洗去咸） 昆布（三两，洗去咸水）

右件药，捣罗为末，炼蜜和圆，如小弹子大。常含一圆，咽津。

又方。

小麦（三升，以三年米醋三升浸之，曝干，更浸候醋尽为度） 昆布（五两，洗去咸味）

右捣细罗为散。每于食后，以温酒调下二钱，如不饮酒，以水调服之，服尽即差，多服弥佳，不得引重及悲怒。

治瘿气诸方

夫瘿者，由忧恚气结所生也，亦由饮沙水，随气入于脉，搏颈下而为之也，初作，与瘿核相似，而当颈下也，皮宽不急，垂搥搥然是也，恚气结成瘿者，但垂核，搥搥无脉也，饮沙水成瘿者，有核瘟瘟，无根浮动在皮中。又云，有三种，有血瘿，可破之，有瘜肉瘿，可割之，有气瘿，可针之。

治瘿气结肿，胸膈不利，宜服昆布散方。

昆布（一两，洗去咸味） 海藻（一两，洗去咸味） 松萝（一两） 细辛（一两） 半夏（一两，汤洗七遍，去滑） 海蛤（一两，细研） 甘草（一分，炙微赤，锉） 白蔹（一两） 龙胆（三两，去芦头） 土瓜根（一两） 槟榔（一两）

右件药，捣细罗为散。每于食后，以温酒调下二钱，不得用力劳动。

治瘿气结硬肿大，诸药无效，服之百日，必得痊差方。

黄牛食系（五具，以猛炭火烧为灰，研为末于瓷瓶内，收密盖瓶口不得见风） 海藻（五两） 昆布（五两，以上二味以水渍五日，旋换清水洗去咸味，曝干）

右件药，捣细罗为散，入牛食系末，研令匀。每服，以温酒调下二钱，日三服，以差为度。

治瘿肿结渐大，宜服此方。

海藻（洗去咸味） 海带 海蛤（细研） 昆布（洗去咸味） 木香（以上各一两） 金箔（五十片，细研） 猪靥（七枚，炙干） 羊靥（七枚，炙干）

右件药，捣细罗为散。每夜临卧时，以温酒调下二钱，仍不得着枕卧，如是食瘿，即难治。

治瘿气神验方。

琥珀（半两） 昆布（一两，洗去咸味） 乌贼鱼骨（一两） 桔梗（半两，去芦头） 赤小豆（三分，酒煮熟，曝干） 小麦（三分，酒煮熟，曝干）

右件药，捣罗为末，炼蜜和圆，如小弹子大。绵裹一圆，常含咽津。

又方。

小麦（一升，以醋一升浸一夜，曝干） 海藻（三两，洗去咸味） 昆布（三两，洗去咸味）

右件药，捣细罗为散。每服，以粥饮调下二钱，日三服，以差为度。

治瘿气结肿，宜服此方。

昆布（一两，洗去咸味） 茵芋（半两） 马芥子（半两） 芜荑仁（半两） 蒟酱[45]（半两）

右件药，捣罗为末，以醋浸蒸饼和圆，如小弹子大。以绵裹一圆，含咽津。日四五服，以差为度。

治瘿气结肿，心胸不利，烦满，宜服此方。

海藻（一两，洗去咸味） 昆布（一两，洗去咸味） 木通（一两，锉） 连翘（一两） 杏仁（一两，汤浸去皮尖双仁，麸炒微黄） 麦门冬（一两半，去心，焙） 赤茯苓（一两） 人参（半两，去芦头） 陈橘皮（半两，汤浸去白瓤，焙） 牛蒡子（一两） 羊靥（二十枚，炙干）

右件药，捣罗为末，炼蜜和圆，如小弹子大。绵裹一圆，含咽津。日三四服[46]。

治瘿气经久不消，神效方。

海带（一两） 海藻（一两，洗去咸味） 昆布（一两，洗去咸味）

右件药，捣罗为末，煮赤小豆并枣肉，同研为圆，如小粟子大。以绵裹，每月如大尽，取二十八日夜，小尽，取二十七日夜。临卧时，净灌漱，含卧咽津，不语，至明别日，即不得服。

治瘿气结核瘰瘰，肿硬，宜服松萝圆方。

松萝 昆布（洗去咸味） 木通（锉） 柳根须（逆水生者，洗，焙干，以上各二两）

右件药，捣罗为末，炼蜜和捣三二百杵，圆如小弹子大。常含一圆，细细咽津，令药味在喉中相接为妙。

又方。

海藻（二两，洗去咸味，捣为末） 小麦面（二合）

右件药，以好醋溶为一剂，曝干，再捣，细罗为散。每于食后，以醋汤调下一钱，以差为度。

又方。

昆布（一两，洗去咸味）

右件药，捣罗为散。每用一钱，以绵裹于好醋中浸过，含咽津，觉药味尽，即再含之。

治瘿气咽喉噎塞妨闷，浸酒方。

海藻（一两，洗去咸味）

右细锉，以清酒四升，浸两宿，滤去滓，每取半盏，细细含咽，不计时候，服之，以差为度。

治瘿气令内消方。

黄牛食系（三具，干者）

右内于瓷瓶子中，以瓦子盖头，盐泥固济，候干，烧令通赤，待冷取出，细研为散。每于食后，以粥饮调下一钱。

又方。

右取鹿靥，以酒浸良久，炙令干，又内酒中，更炙令香，含咽汁，尽更易之，十具即愈。

治瘿气咽喉肿塞诸方

夫瘿气咽喉肿塞者，由人忧恚之气，在于胸膈，不能消散，搏于肺脾故也。咽门者，胃气之道路，喉咙者，肺气之往来，今二经俱为邪之所乘，则经络否涩，气不宣通，故令结聚成痹[47]，致咽喉肿塞也。

治瘿气咽喉肿塞，心胸烦闷，宜服半夏散方。

半夏（一两，汤洗七遍，去滑） 射干（一两） 牛蒡子（一两，微炒）　杏仁（三分，汤浸去皮尖双仁，麸炒微黄）　羚羊角屑（三分）　木通（三分，锉）　桔梗（三分，去芦头）　昆布（三分，洗去咸味）　槟榔（三分）　枳壳（半两，麸炒微黄，去瓤）　赤茯苓（三分）　甘草（半两，炙微赤，锉）

右件药，捣筛为散。每服四钱，以水一中盏，入生姜半分，煎至六分，去滓，不计时候温服。

又方。

琥珀（一两）　皂荚子仁（一两，微炒）　牛蒡子（一两半，生用）

右捣细罗为散。每服食前，葱白汤调下二钱。

治瘿气胸膈壅塞，咽喉渐粗，宜服此方。

商陆（二两）　昆布（二两，洗去咸味）　射干（一两）　木通（一两，锉）　海藻（一两，洗去咸味）　羚羊角屑（一两）　杏仁（一两，汤浸去皮尖双仁，麸炒微黄）　牛蒡子（一两半，微炒）

右件药，捣筛为散。每服三钱，以水一中盏，入生姜半分，煎至六分，去滓，不计时候温服。

治瘿气，咽喉肿塞，妨闷，宜服此方。

木通（一两，锉）　昆布（一两，洗去咸味）　干姜（一分，炮裂，锉）　甜葶苈（一两，隔纸炒令紫色）　羚羊角屑（三分）　人参（半两，去芦头）　海藻（半两，洗去咸味）　射干（三分）　槟榔（三分）

右件药，捣罗为末，炼蜜和圆，如梧桐子大。不计时候，以温酒下二十圆。

又方。

半夏（三分，汤洗七遍，去滑）　海藻（三分，洗去咸味）　龙胆（三分，去芦头）　昆布（三分，洗去咸味）　土瓜根（三分）　射干（三分）　小麦（三分）

右件药，捣细罗为散。每服，不计时候，以生姜酒调下一钱。

又方。

羚羊角屑（一两）　昆布（一两，洗去咸味）　桂心（一两）　川大黄（一两，锉碎，微炒）　木通（一两，锉）

右件药，捣罗为末，炼蜜和圆，如梧桐子大。每服，不计时候，以粥饮下二十圆。

治瘿气，胸中满闷，咽喉肿塞，宜服此方。

昆布（三两，洗去咸味） 川大黄（一两，锉碎，微炒） 木通（一两，锉） 海藻（一两，洗去咸味） 射干（一两） 枳壳（半两，麸炒微黄，去瓤） 杏仁（二两，汤浸去皮尖双仁，麸炒微黄） 牛蒡子（二两） 海蛤（一两，细研）

右件药，捣罗为末，炼蜜和圆，如梧桐子大。每服，不计时候，以粥饮下三十圆。

治瘿气，咽喉肿塞，宜服此方。

松萝（一两） 昆布（二两，洗去咸味） 海藻（二两，洗去咸味） 羚羊角屑（二[48]两） 木通（一两，锉） 柳树根须（一两） 槟榔（一两）

右件药，捣罗为末，炼蜜和圆，如梧桐子大。每服，不计时候，以粥饮下二十圆。

治瘤诸方

夫瘤者，为皮肉中忽有肿起，如梅李子，渐以长大，不痛不痒，又不结强，按之柔软，言其留结不散，谓之瘤也。若不疗之，乃至碗大，则不复消尔，然非杀人之疾，亦慎不可辄破，但如瘿法疗之，当得差也。

治瘤肿闷，宜服此方。

昆布（一两，洗去咸味） 黄芪（一两，锉） 麦门冬（一两，去心） 川大黄（一两，锉碎，微炒） 陈橘皮（半两，汤浸去白瓤，焙） 甘草（半两，炙微赤，锉） 杏仁（半两，汤浸去皮尖双仁，麸炒微黄）

右件药，捣筛为散。每服三钱，以水一中盏，煎至六分，去滓，不计时候温服。

又方。

川大黄（二两，锉碎，微炒） 昆布（一两，洗去咸味） 海藻（一两，洗去咸味） 玄参（一两） 枳壳（一两，麸炒微黄，去瓤） 芎䓖

（一两）　杏仁（一两，汤浸去皮尖双仁，麸炒微黄）　延胡索（一两）　琥珀（一两）

右件药，捣罗为末，炼蜜和圆，如梧桐子大。每服，食后以木通汤下二十圆。

又方。

羊靨（一两，干者）　青橘皮（一两，汤浸去白瓤，焙）　烧银砂锅（一两）

右件药，捣罗为末，用糯米饭和圆，如梧桐子大。每于食后，以温酒下五圆至七圆。如不吃酒，煎亦[49]小豆汤下亦得。

治二三十年痛，及骨瘤、肉瘤、脓瘤、血瘤、息肉，大如杯盂，久不差，致有痈溃，令人骨消肉尽，或溃令人警惕，寝寐不安，身体瘦缩，愈而复发方。

乌贼鱼骨（半两，烧灰）　硫黄（半两，细研）　白石英粉（半两）　钟乳粉（半两）　丹参（三分）　琥珀末（一两）　附子（一两，炮裂，去皮脐）　燕粪（一两）　干姜（一两，炮裂）　川大黄（一两）　川芒硝（一两）

右件药，捣细罗为散，以囊盛，勿泄气。若疮湿，即干敷之，若疮干，以猪脂和敷之。日三四上，以效为度。

治肉中肿起生瘤，如梅李子大，渐渐长大，宜用此方。

芎䓖　白矾　当归　川大黄　黄连　黄芩　赤芍药　（以上各半两）　吴茱萸（一分）　白蔹（一两）

右件药，捣细罗为散。每用时，以鸡子黄调涂于故帛上，随大小贴之。

治诸鱼骨鲠诸方

治食诸鱼骨鲠，久不出方。

右以皂荚末少许吹鼻中，使得嚏[50]鲠出，多秘此方。礼云，鱼去乙，谓其颐间有骨，如乙字形者，鲠人不肯出故也。

治食鱼骨鲠方。

右以鱼网烧灰，细研，水调一钱服之。

又方。

右以鱼鳞烧灰，细研，水调一钱服之。

治鱼骨鲠在喉中,众法不去方。

右以饴糖，圆如鸡头实大，频吞之，立效。

又方。

右含水獭骨立出，或爪亦得。

又方。

右以鱼网覆头，立下。

又方。

右以牛筋，水浸之，细擘，以线系如弹子大，持筋端吞之，入喉至鲠处，徐徐引之，鲠著筋即出。

又方。

右以虎粪或狼粪烧灰，细研，以水调一钱服之。

又方。

右以鸬鹚粪水调涂咽喉外，即出。

又方。

右以虎骨或狸骨，捣细罗为散，以水调一钱服之。

又方。

右以蘧麦为末，水调一钱服之。

又方。

右常含橘皮即下。

又方。

右以蔷薇根捣细罗为散。毒[51]服，以水调一钱服之。

又方。

右以猪膏如鸡子黄大，吞之，未下更吞。

又方。

右以薤白煨令半熟，线缠薤中央，捉线子嚼吞之，薤下喉，至鲠处，牵引鲠即出。

又方。

右以鼠脑厚涂鲠上则出，亦可用鼠，更佳。

又食鱼骨鲠，横喉[52]中，三五日不下方。

右以雁粪烧灰，细研，以水调一钱服之。

又方。

右以东流水一杯，东向坐，以手指水上书龙（龍）字讫，饮之，如不会书者，即令他人书亦得。

又方。

右以硇砂半钱，口中咀嚼咽之，立下。

治食诸肉骨鲠方。

右以白雄鸡，左右翮大毛，各一茎，烧灰细研，以水调服之，及取所食者骨，左右反覆掷背后，则下也。

又方。

右以鸡足一对，烧灰细研，以温水调服。

治食中发咽不下方。

右以乱发烧灰细研，以粥饮调一钱，服之。

治误吞诸物诸方

治误吞钩线方。

若犹在手中者，莫引之，但急以珠珰若薏苡子辈，穿贯着线，稍稍令推至钩处，小小引之，则出。

又方。

右以常思草头一把，细锉，以水一大盏，淘十余遍饮之。

又方。

右以蝼蛄，摘去身，但吞其头数枚，勿令鲠人知。

治误吞钩方。

右以琥珀珠著线贯之，推令前入至钩，又复推以牵引出矣，或水精珠亦佳，无珠诸坚实物，磨令滑，钻作孔用之。

治误吞针方。

右以上好磁石，如小弹子大，含之即出。

治误吞针及箭镞等方。

右但多食肥脂肉令饱，即下。

治误吞金银环子及钗子方。

右以水银半两吞之，再服即出。

又方。

右以雁毛二七茎，烧灰细研，以水调服之，鹅毛亦得。

又方。

右曝韭令萎熟，勿切，食一秦[53]即出，生麦叶筋缕如韭法，皆可用，但多食自下。

治误吞钱不出方。

右煮葵菜汁，冷饮之即出。

又方。

右以炭灰捣罗为末，酒调一钱服，水调亦得。

又方。

艾蒿（五两）

右以水五大盏，煎至一大盏半，去滓，分二服即下。

治误吞珠及钱，而鲠者方。

右烧弩铜牙，令赤，内酒中饮之，立下。

治误吞诸竹木方。

右以布刀故锯烧赤，投酒中饮之。

又方。

若是误吞桃枝竹木，但数数多食白糖，即自消化。

又方。

若以银钗簪撩眏，因吸气，误吞不出者，多食白糖，渐渐至数斤，当裹物自出。

【校注】

① 糸：日本抄本作“系”字，义长可从。

② 兰：日本抄本作“蔺”字。

③ 温：日本抄本作“搵”，义胜。

④ 肿：日本抄本作“时”字。

⑤ 食：日本抄本作“含”，义胜。

⑥ 一两：日本抄本作“二分”。

⑦ 带：日本抄本作“滞”字，义长可从。

⑧ 制：日本抄本作“裂”字。

⑨ 篦：古同“箘”，一种竹子。日本抄本作“篦”。

⑩ 一：日本抄本作“二”。

⑪ 由：日本抄本作“自”字。

⑫ 一：日本抄本作“二”。

⑬ 二：日本抄本作“一”。

⑭ 摩：日本抄本作“擘”，义长可从。

⑮ 一：日本抄本作“二”。

⑯ 三：日本抄本作“二”。

⑰ 通：日本抄本作“香”。

⑱ 生：其下日本抄本有“用”字。

⑲ 一两：其下日本抄本有“生锉”二字。

⑳ 一两：其下日本抄本有“微炒”二字。

㉑ 玄参：其下日本抄本有“一两”二字，此处脱文。

㉒ 噤：其下日本抄本有“腿”字。

㉓ 一：日本抄本作“二”。

㉔ 射干：其下日本抄本有“一两”二字，此处脱文。

㉕ 二：日本抄本作“三”。

㉖ 风：日本抄本作“水”，义胜。

㉗ 二：日本抄本作“三”。

㉘ 二：日本抄本作“一”。

㉙ 悬痈：底本为“恶痈”二字，据上下文改为“悬痈”。

㉚ 三：日本抄本作“半”。

㉛ 埵（duǒ 朵）：物体下垂的样子。

㉜ 斗：日本抄本作“升”。

㉝ 煎：日本抄本作“研”。

㉞ 里：日本抄本作“裹”字。

㉟ 重：日本抄本作“芸”字。

㊱ 木：日本抄本作“大”字。

㊲ 一：日本抄本作“二”。

㊳ 面：日本抄本作“而”字，义长可从。

㊴ 瘘：底本为“痈”，据上下文义改作“瘘”。

㊵ 瘘：底本为“痈”，据上下文义改作“瘘”。

㊶ 又：日本抄本作“久”字，义长可从。

㊷ 两：其下日本抄本有“热”字。

㊸ 味：日本抄本作“水”字。

㊹ 黄：日本抄本作“炒”字。

㊺ 蒟酱：一种用胡椒科植物做的酱，味香。

㊻ 服：日本抄本作“度”字。

㊼ 痹：日本抄本作“瘘”字。

㊽ 二：日本抄本作“一”。

㊾ 亦：日本抄本作“赤”。义长可从。

㊿ 噎：日本抄本作“嚏”。

51 毒：日本抄本作“每”字，义长可从。

52 唯：日本抄本作“咽”字，疑为“喉”。

53 橐（xiàn 现）：小束也。

卷第三十六

治口舌生疮诸方

夫手少阴心之经也，心气通于舌，足太阴脾之经也，脾气通于口，腑有热，乘于心脾，气冲于口与舌，故令口舌生疮也。诊其脉浮，则为阳，阳数者口生疮也。

治口舌生疮，连齿龈烂痛，宜服玄参散方。

玄参（三分） 川升麻（三分） 独活（三分） 麦门冬（三分，去心） 黄芩（三分） 黄柏（三分） 川大黄（三分，锉，微炒） 栀子仁（三分） 前胡（三分，去芦头） 犀角屑（三分） 甘草（三分，炙微赤，锉）

右件药，捣筛为散。每服五钱，以水一大盏，煎至五分，去滓，不计时候温服。

治心脾脏热，应口舌生疮破裂，唇蹇赤色，升麻泄热散方。

川升麻（一两半） 射干（一两半） 黄柏（二两，锉） 大青（一两） 甘草（一两，炙微赤，锉） 玄参（二两） 黄芩（一两） 犀角屑（三分） 黄连（一两，去须）

右件药，捣粗罗为散。每服四钱，以水一中盏，入苦竹叶三七片，煎至五分，去滓，入生地黄汁一合，蜜半合，搅令匀，食后温服。

治口舌疮，及[①]胸中皆生疮，蔷薇根散方。

蔷薇根皮（四两） 黄柏（二两，锉） 川升麻（二两） 生干地黄

（五两）

右件药，捣筛为散。每服五钱，以水一中盏，煎至五分，去滓，温温含咽。

治口舌生疮，连颊肿痛，升麻散方。

川升麻（半两） 芎䓖（一分） 防风（半两，去芦头） 鸡肠草（三分） 大青（一分） 甘草（半两，炙微赤，锉）

右件药，捣细罗为散。每用半钱，于疮上贴之，日可三五度，差，先于疮肿处针出恶血，用盐汤煠后贴药，神效。

治口舌生疮，宜用龙胆煎方。

龙胆（一两，去芦头） 黄连（一两，去须） 川升麻（一两） 槐白皮（一两） 大青（一两） 苦竹叶（一握） 白蜜（三两）

右件药，细锉，以水二升，煎至半升，去滓，入蜜搅令匀，更煎成膏，用涂口疮，日三四度，差。

又方。

青黛（一钱） 细辛（一分） 黄柏（一分，锉） 地骨皮（一分） 密陀僧（一分）

右件药，捣细罗为散。每取少许，贴于疮上，有涎即吐之。

治口舌疮，止痛散方。

铅霜（一分） 白矾（一分，烧灰） 黄柏（一分末） 麝香（一钱）

右件药，都研为散。每于有疮处贴少许，有涎即吐之，日可三五度，差。

治口舌生疮，赤肿疼痛，含黄柏煎方。

黄柏（一两，锉） 乌豆（一升）

右件药，以水二升半，煎至五合，去滓，入寒食饧一两、蜜一两、龙脑少许，更煎稀稠得所，不计时候，常含咽半匙。

治口舌疮，铅霜散方。

铅霜（一分） 龙脑（半钱） 滑石（一分）

右件药，细研为散。每用少许，贴疮上，有涎即吐却，神验。

治口中痟疮，神秘含山李子煎圆方。

山李子根（亦名牛李子） 蔷薇根（野外者良）

右二味，各细锉五升，以水五斗[②]，煎半日已来，取汁，于银器中盛，以重汤煮，如无银器，铜器亦得。看稀稠得所，即于瓷器内盛。每取少许含咽之，以差为度。

又方。

胡粉（一两）　牛黄（一钱）

右件药相和，安在铫子中，于暖灰上，研令匀细，少少含之，差。

治口舌疮，宜含石胆圆方。

石胆（一分）　杏仁（一分，汤浸去皮尖双仁，麸炒微黄）　腻粉（一分）

右件药，都细研为散，炼蜜和圆，如鸡头实大。绵裹一圆含，有涎即吐之。

治口舌疮，肿痛不止，黄柏圆方。

黄柏（一两末）　蟾酥（一分）　黄丹（一分）

右件药，都研为末，端午日午时合，用蒸饼和圆，如绿豆大。绵裹一圆，夜后含，有涎即吐之。

治口舌疮，杏仁圆方。

杏仁（四枚，汤浸去皮尖双仁，烂研）　腻粉（半钱）

右件药，同研，圆如皂荚子大。绵裹一圆，含咽津。

治口舌疮肿，石胆圆方。

石胆（三钱）　黄柏（一分末）　蟾酥（少许）

右件药，同研令细，以面糊和圆，如皂荚子大。每度取一圆，用水化破，以篦子取少许，涂于疮上，日夜三两度，差。

治口舌生疮赤烂，宜含化麝香圆方。

麝香（一分，细研入）　杏仁（三分，汤浸去皮尖双仁）　川升麻（三分）　黄芩（三分）　浮萍草（三分）　零陵香（三分）　甘草（三分，生用）　寒水石（三分）　黄连（三分，去须）

右件药，捣罗为末，炼蜜和圆，如弹子大。每取一圆，绵裹含化，咽津。

治口舌疮，烂痛不差，含化圆方。

黄丹（二两）　蜜（一两）

右件药，相和，以瓷盏内盛，坐在水铫子内，慢火煮一炊久，用绵滤过，却入瓷盏内，再煮如面糊，药成，即圆如酸枣子大。每取一圆，绵裹含咽津，日三四度，含之。

又方。

右取蟾酥，湿和，以绵惹[③]，日晒干，剪半寸含之，有涎即吐出，或牙疼即咬之，立差。

治口舌疮赤烂，宜用此方。

蔷薇根（三两，去泥土）

右细锉，以水一大盏，煎至五分，去滓，温含冷吐，日三五度效。

治口及舌上生疮烂，宜服此方。

牛膝（一两，去苗）

右细锉，以水一中盏，酒半盏，同煎至七分，去滓，放温，时时呷服。

又方。

斫桑树，取白汁涂之，差。

治口舌生疮，胸膈疼痛，宜服此方。

右焦炒豉，细研为末，含之一宿，差。

治口舌生疮，含杏仁圆方。

杏仁（一两，汤浸去皮尖双仁，生研）　腻粉（一分）　浮萍草末（一分）

右件药，相和细研，圆如樱桃大。每取一圆，绵裹，含咽津。

又方。

黄丹（半两）　舍上黑煤（半两，细研）

右件药，入蜜调，用瓷盏盛之，以文武火养，候成膏，涂疮上立效。

又方。

胆子矾（一分）　干蟾（一分，炙）

右件药，研为末，每取小豆大，掺在疮上，良久，用新汲水五升，漱口，水尽为度。

又方。

黄芩（一分）　五倍子（一分）　蟾酥（半分）

右件药，捣罗为末，炼蜜和圆，如鸡头实大。每取一圆，含吐津，以差为度。

又方。

右取蜗牛，去壳，细研，涂疮上，有涎即吐之，不过三两上验。

又方。

右以黄柏含之，差。

又方。

右以白矾，少许含之，差。

又方。

右以石胆少许，含之，差。

治口疮久不差诸方

夫口者，脾脉之所通，舌者，心气之所主，若经络否涩，气血壅滞，则生于热，热毒之气，在于脏腑，搏于心脾，蕴热积蓄，日久不能消散，上攻于口舌，故生疮久不差也。

治心脾风热积滞，口舌生疮，齿龈内烂，经久不差，宜服升麻散方。

川升麻（半两） 黄连（半两，去须） 羚羊角屑（半两） 甘草（一分，炙微赤，锉） 玄参（半两） 黄芩（半两） 麦门冬（半两，去心） 知母（一分） 葛根（半两，锉） 川大黄（半两，锉碎，微炒） 牛蒡子（三分，微炒） 羌活（半两） 甘菊花（半两） 防风（半两，去芦头）

右件药，捣筛为散。每服三钱，以水一中盏，煎至六分，去滓，不计时候温服。

治口数生疮，连季不差，蔷薇根散方。

蔷薇根（一两，去泥土） 黄芩（三分） 地骨皮（三分） 桔梗（三分，去芦头） 白蔹（三分） 川大黄（三分，锉碎，微炒） 鼠李根白皮（三分） 赤芍药（三分） 续断（三分） 黄柏（三分，锉） 黄芪（三分，锉） 葛根（三分） 石龙芮（三分） 栝楼根（一两）

右件药，捣细罗为散。每服一钱，以米饮调下，日三四服。

治口疮久不差，牛蒡子散方。

牛蒡子（一两，微炒）　甘草（一两[4]，炙微赤，锉）

右件药，捣筛为散。每服三钱，以水一中盏，煎至六分，去滓，稍热细细含咽之。

又方。

浮萍草（一分，末）　黄丹（一分）　麝香（一钱，细研）

右件药，都研为末，炼蜜和圆，如弹子大。每服，含化一圆。

治口疮久不差，疼痛不可忍，硫黄煎方。

硫黄（一分，细研）　麝香（一分，细研）　雄黄（一分，细研）　朱砂（一分，细研）　干姜（一分，炮裂，研罗为末）　蜜（一两）

右件药，都研令匀，其蜜用水一大盏，调以蜜，绢滤过，于汤碗内，与诸药相和，入重汤内慢火煎如稀饧，用瓷器盛之。每至卧时，以匙抄药在口内，微微含咽津。

治口舌久生疮，含药取差，虾蟆散方。

赤背虾蟆（二分，涂酥，炙微赤）　地龙（三分，微炒）　麝香（一钱）

右件药，都捣细罗为散。每取少许含，有津勿咽之，虾蟆地龙，端午日者良，兼治疳疮。

治恶口疮久不差，白矾散方。

白矾（一分，烧灰）　黄药末（一分）　腻粉（一分）　麝香（一钱）

右件药，都细研为散。每取一字，掺在疮上，以意加减用之。

治口舌生疮，久不差，浮萍煎膏方。

浮萍草（一两）　川升麻（一两）　黄柏（一两）　甘草（一两半，生用）

右件药，细锉，和匀，以猪脂一斤，同于银锅中，以文火取[5]至半斤，滤去滓，膏成。每服半匙，含化咽津。

治久口中疮疼痛，吃食不得，含杏仁圆方。

杏仁（三十枚，汤浸去皮尖双仁）　甘草（一分，生用）　黄连（一

分，去须）

右件药，捣细罗为散。每取如杏仁大。绵裹含之，有涎即吐之，日三服，夜一服，以差为度。

治口舌上疮久不差，芦荟散方。

芦荟（二分） 土盐绿（三分） 胡粉（三分） 真珠末（半两） 蜗牛壳（半两，炒令黄色） 波斯盐绿（半两） 青黛（半两） 黄连（半两，去须） 麝香（一钱，细研）

右件药，捣细罗为散。都研令匀，先用甘草汤漱口洗疮，以帛裹干，然后掺药于上，或以蜜和圆，如鸡头实大。含之亦得，有涎吐之。

治口疮久不差，宜用此方。

牛膝（三两，去苗） 生蘘荷根（三[⑥]两） 刺柏叶（一两）

右件药，细锉，以绵裹，用酒三升，浸一宿，微火煎三五沸，温含冷吐。

又方。

石胆（一分） 雄黄（半[⑦]分） 腻粉（一分）

右件药，都细研，以蟾酥和圆，如芥子大。临卧时含一圆，吐津口中热，痛勿讶。

治口疮久不差，及口舌肿痛，含化圆方。

白矾 黄丹 附子（生，末） 舍上黑煤（以上各一分）

右件药，同细研，入白蜜拌和，如煎，用竹筒盛，饭甑上蒸之，饭熟为度。每取樱桃大，含化，立差。若急要，即于铫子中煎亦得，唇肿者涂之，立效。

又方。

杏仁（半两，汤浸去皮尖双仁，生用） 腻粉（一钱） 石胆（一分，细研）

右件药，用蟾酥一钱，以汤浸润，和圆如绿豆大。每度净嗽口了，含一圆，吐出涎，即差。

治久口疮及肉[⑧]疳疮，石胆膏方。

石胆（一分，细研） 密陀僧（半两，细研） 蜜（三两）

右件药，相和，于银器中，慢火熬成膏，每用少许，涂疮上，咽津立效。

治口疮多痰涎久不差，含化雌黄圆方。

雌黄（一分，细研） 蟾酥（半分）

右件药相和，以瓷器盛，于饭甑内蒸一炊，熟久候冷，看得所，圆如粟米大。绵裹一圆，含咽津。

治口疮，经久肿痛赤烂，不能下食，石胆散方。

石胆（半分） 麝香（半钱） 杏仁（一分，汤浸去皮尖双仁，生研） 腻粉（一钱）

右件药，同研令匀，每取少许，掺于疮上，良久，吐出涎水，差。

治口疮久不差，乳香含化圆方。

乳香 麝香 白胶香 黄丹 细辛 川升麻 垢腻头发 生干地黄（烧灰） 皂荚（烧灰） 雄黄 青盐 （以上各一分） 白蜜（半两） 蜡（半两）

右件药，捣罗为末，先以油三合，入头发煎令化，用绵滤过，再煎油令热，下黄蜡，次下诸药末，煎令稠可圆，即圆如鸡头实大。每服，以绵裹一圆，含化咽津。

又方。

蟾酥（半分） 麝香（半分）

右件药，同细研为圆，如粟米大。用绵裹一圆含之，有涎即吐却。

治口疮久不差，石胆圆方。

石胆（一分） 乳香（一分） 黄丹（半分） 密陀僧（一分）

右件药，细研罗为末，炼蜜和圆，如酸枣大。每取一圆，绵裹含之。

又方。

人中白（半两，烧赤） 腻粉（半两）

右件药同研为末，炼蜜和圆，如皂荚子大。每取一圆，绵裹含之，有津即吐之。

治积季口疮，五灵脂含化圆方。

五灵脂（一两） 杏仁（四十九枚，汤浸去皮尖双仁） 黄丹（半两，炒令紫色）

右件药，捣细罗为散。用生蜜调令得所，每取少许，涂于疮上，有涎即吐之。

治口生疮久不差，至咽喉胸中者，角蒿散方。

角蒿烧灰，每取少许，敷于疮上，有汁咽之，不过一宿，差。

治重舌诸方

夫舌者心之候也，脾之脉起于足大指，入连于舌本，心脾有热，即热气随脉冲于舌本，血脉胀起，变生如舌之状，在于舌本之下，谓之重舌也。

治重舌口中涎出，水浆不收，牛黄散方。

牛黄（一分）　龙脑（一分）　朱砂（一分）　太阴玄精（二两）

右件药，同细研为散。每度用药半钱，先于重舌上，以铍针铍破出血，用盐汤漱口，然后掺药放舌下，咽津，神验。

又方。

用簸箕舌烧为灰，细研，以温酒调下一钱。

又方。

用伏龙肝研如粉，以牛蒡汁调，敷之，效。

又方。

用蛇蜕皮烧灰，研令细，以少许敷之，效。

治重舌满口，半夏酒方。

右以半夏二十枚，水煮了，炮及热，用好酒一升浸，密封头。良久，取酒乘热含之，冷即吐却，又含热者，以差为度。

治重舌口中涎出，宜服此方。

右取蒲黄敷舌上，良。

又方。

右取田中蜂房，烧灰细研，以好酒和，薄敷喉下，立愈。

又方。

驴乳（一升）　猪乳（一升）

右二味相和，煎至半升，不计时候，服半匙。

又方。

右取赤小豆，捣罗为末，以醋和，涂舌上。

治木舌诸方

夫脾脉络于舌，舌者心之候，若脏腑壅滞，心脾积热，邪热之气，随脉上冲于舌本，则令舌肿胀，渐渐粗大。若不早疗，满塞口中，故谓之木舌，小儿尤多斯疾也。

治心脾热毒，生木舌，肿涩妨闷，宜服大黄散方。

川大黄（一两，锉碎，微炒） 犀角屑（三分） 射干（三分） 川升麻（三分） 玄参（二分） 大青（三分） 络石（三分） 木通（三分，锉） 甘草（三分，锉）

右件药，捣筛为散。每服五钱，以水一大盏，煎至五[9]分，去滓，不计时候温服。

治心脾壅热，生木舌，肿胀，宜服玄参散方。

玄参（三分） 川升麻（三分） 川大黄（三分，锉碎，微炒） 甘草（半两，炙微赤，锉） 犀角屑（三分）

右件药，捣筛为散。每服三钱，以水一中盏，煎至五分，去滓，不计时候温服。

治木舌热肿，渐大满口，宜含马牙消圆方。

马牙消（三分，细研） 铅霜（半两，细研） 川大黄（半两，锉碎，微炒） 白矾（半分，烧灰） 太阴玄精（半两） 寒水石（半两） 麝香（半两，细研） 甘草（一分，炙微赤，锉）

右件药，捣罗为末，入研了药令匀，炼蜜和圆，如小弹子大。常含一圆，咽津。

治热毒攻心脾，致生木舌，肿痛，兼咽喉不利，射干散方。

射干（三分） 漏芦（三分） 川升麻（三分） 当归（半两） 桂心（半两） 川大黄（半两，锉碎，微炒） 木通（三分，锉） 马蔺子（三分，微炒） 甘草（三分，炙微赤，锉）

右件药，捣筛为散。每服五钱，以水一大盏，煎至五分，去滓，不计时候温服。

又方。

犀角屑（一两半） 黄芩（一两半） 漏芦（一两） 川升麻（一两） 麦门冬（一两，去心） 羚羊角屑（一两） 木通（一两半，锉）

右件药，捣筛为散。每服五钱，以水一大盏，煎至五分，去滓，不计时候温服。

又方。

右用鲤鱼薄起作片子，贴于舌上，数易之便消。

又方。

右取釜煤，以醋调涂舌上，常出涎沫，又涂之，以舌如故，即止。

治舌肿强诸方

夫手少阴为心之经也，其气通于舌，足太阴脾之经也，其气通于口。太阴之脉，起于足大指，入连舌本。心脾虚，为风邪所乘，即随脉至舌，热气留于心，血气壅滞，故舌肿，肿则脉胀，急则舌肿强也。

治舌肿强，牛黄散方。

牛黄（三分，细研） 甘草（半两，炙微赤，锉） 人参（半两，去芦头） 汉防己（三分） 犀角屑（三[10]分） 羚羊角屑（半两） 生干地黄（半两） 牛蒡子（半两，微炒） 桂心（半两）

右件药，捣细罗为散，入牛黄研令匀。每服三钱，以水一中盏，煎至六分，和滓，不计时候温服。

治腹中虚热，舌木强直，口吻两边痛，舌上有疮，咽食不得，宜服柴胡散方。

柴胡（二两，去苗） 川升麻（二两） 栀子仁（二两） 赤芍药（二两） 木通（二两，锉） 黄芩（一两半） 大青（一两半） 杏仁（一两，汤浸去皮尖双仁，麸炒微黄） 石膏（三分）

右件药，捣筛为散。每服五钱，以水一大盏，入生姜半分，煎至五分，每于食后温服。

凡舌肿强，此患人皆不识，或错治即杀人，其患甚急。但看舌下，自有噤虫形状，或似蝼蛄，或似卧蚕子。细审看，亦有头尾，其头少白，烧铁箸烙头上，使熟，即自消也。

治舌肿满口，不得语，煎含䗪虫汤方。

䗪虫（七枚，微炒）　盐（一两半）

右件药，以水一大盏，同煎五七沸，热含冷吐勿咽，日三五上，差。

治舌强不能言语，白矾散方。

白矾（一分，烧灰）　桂心（一分）

右件药，捣罗为末，用少许敷舌下，即语。

治舌忽热硬肿，逡巡塞闷杀人，宜服此方。

右取釜底上炲煤和盐等分，细研为末，表里涂舌，良久消，差。

又方。

右以乌贼鱼骨、蒲黄等分，捣罗为末，每用少许，涂舌上，差。

治舌卒肿起，如吹脬[11]，满口塞喉，须臾不疗，即杀人，宜用此方。

右以指冲决舌下两边皮，亦可以铍刀破之，出血后，刺舌下两边脉，血出数升，及烧铁箸烙之数遍，绝其血，又以釜底墨和酒调涂舌上下，即差。

治舌暴肿，宜掺药方。

干姜（一分）　半夏（一分，汤浸七遍去滑）

右件药，捣细罗为散。每用少许，掺在舌上，以差为度。

治口舌干燥诸方

夫手少阴心之经也，其气通于舌，足太阴脾之经也，其气通于口。腑脏虚热，热气乘心脾，津液竭燥，故令口舌干燥也。诊其右手寸口脉，名曰气口以前，脉沉为阴，手太阴肺之经也，其脉虚者，病若少气不足以息，咽干无津液故也。又右手关上脉，浮为阳，足阳明胃之经也，其脉虚者，病苦唇口干。又左手关上脉，浮为阳，足少阳胆之经也，其脉实者，病苦腹中满，饮食不可，咽干燥也。

治心胃中客热，唇口干燥，或生疮，杏仁散方。

杏仁（一两，汤浸去皮尖双仁，麸炒微黄） 麦门冬（一两，去心） 赤茯苓（一两） 黄连（一两，去根） 栀子仁（一两） 黄芩（一两） 地骨皮（一两） 犀角屑（三分） 甘草（半两，炙微赤，锉） 蔷薇根（一两） 川大黄（一两，锉，微炒）

右件药，捣筛为散。每服三钱，以水一中盏，入淡竹叶十四片，煎至六分，去滓，每于食后温服。

治风热口中干燥，舌裂生疮，宜服栝楼根散方。

栝楼根（三分） 牛黄（一分，细研） 白僵蚕（半两，微炒） 白鲜皮（半两） 子芩（三分） 滑石（一分） 胡黄连（三分） 川大黄（半两，锉碎，微炒）

右件药，捣细罗为散，入牛黄研令匀。每服不计时候，煎淡竹叶汤，调下二钱。

治心脾壅热，口舌干燥，兼烦渴，牛黄圆方。

牛黄（三分，细研） 黄连（二两，去根） 黄芩（一两） 芎䓖（一两） 川大黄（二两，锉碎，微炒） 栀子仁（一两） 马牙消（一两，细研） 麦门冬（一两半，去心，焙） 甘草（一两，炙微赤，锉） 朱砂（半两，细研，水飞过） 麝香（一钱，细研）

右件药，捣罗为末，同研令匀，炼蜜和捣三二百杵，圆如弹子大。每于食后，及夜临卧时，煎竹叶汤研下一圆。

解壅毒，退风热，治口舌干燥，甘露圆。

寒水石（二斤，烧令通赤，摊于地上出毒一宿） 铅霜（三分，细研） 马牙消（三两，细研） 龙脑（三分，细研） 甘草（三分，炙微赤，锉）

右件药，捣罗为末，再入乳钵内，研令极细，用糯米饭和圆，如弹子大。每于食后，以新汲水磨下半圆。

治口舌干燥烦热，宜服甘草圆方。

甘草（三分，炙微赤，锉） 人参（三分，去芦头） 麦门冬（一两半，去心，焙） 乌梅肉（三分，微炒） 栝楼根（三分） 寒水石（一

两）

右件药，捣罗为末，炼蜜和圆，如弹子大。每服，含一圆，咽津。

治口舌热干燥，生姜煎圆方。

生姜汁（一合） 甘草（半两，炙微赤，捣为末） 枣膏（三十枚） 蜜（五合） 杏仁（一两，汤浸去皮尖双仁，麸炒微黄，研烂）

右件药，以慢火煎令稠，圆如鸡头实大。常含一圆，咽津。

又方。

川升麻（半两） 甘草（半两，炙微赤，锉） 黑豆（五十枚，炒熬[12]） 杏仁（半两，汤浸去皮尖双仁，麸炒微黄）

右件药，捣罗为末，入白蜜五合，生地黄汁五合，以慢火煎成膏，圆如鸡头实大。常含一圆，咽津。

治上焦烦热，口舌干燥，心神头目不利，宜服含化圆方。

石膏（半两，细研，水飞过） 寒水石（半斤，研如面） 白蜜（半斤）

右件药，以水四大盏，煎取一大盏半，绵滤过，入蜜同煎令稠，圆如鸡头实大。常含一圆，咽津。

又方。

麦门冬汁（五合） 蜜（三合） 枣肉（三十枚）

右件药，相和，内瓷瓶中，于饭甑上，蒸一炊久，取出，每服一茶匙，含咽津。

治口吻疮诸方

夫足太阴为脾之经，其气通于口，足阳明为胃之经，手阳明为大肠之经，此二经脉，并夹于口，其脏腑虚，为风邪湿所乘。气发于脉，与津液相搏，则生疮，恒湿烂有汁，世谓之肥疮，亦名燕口也。

治口吻生疮，杏仁散方。

杏仁（一分，汤浸去皮尖双仁） 铅霜（半分） 麝香（少许）

右件药，先研杏仁令细，次入铅霜麝香，研令匀。用少许敷疮上，差。

又方。

乱发（烧灰，一分）　故絮（烧灰，一分）　黄连末（一分）　干姜末（半分）

右件药，细研为末，每用少许敷疮上，不过三四度，差。

又方。

黄连（一分，去须，捣为末）　腻粉（半分）

右件药，都研令匀，每用少许敷疮上，差。

治口吻恶疮，黄连散方。

黄连（一分，去须）　干姜（半分，炮裂）

右件药，捣罗为末，每用少许敷疮上，不过三上，差。

又方。

以楸树叶炙干，碾为末，用敷疮上，差。

又方。

用黄柏以蜜涂炙，碾罗为末，敷疮上，效。

治口吻生白疮，宜用此方。

右用槟榔二枚，烧灰细研，敷疮上，立差。

又方。

右用人中白，和少许麝香，同研令细，敷疮上，差。

又方。

右用楸树白皮，湿捣贴疮上，三四度，差。

又方。

右掘取经季葵根欲腐者，烧作灰，及热敷之。

治口臭诸方

夫口臭者，由五脏六腑不调，壅滞之气，上攻胸膈。然腑脏之燥腐不同，蕴积胸膈之间，而生热冲发于口，故令臭也。

治口臭细辛散方。

细辛（一两）　甘草（一两，炙微赤，锉）　桂心（一两）

右件药，捣细罗为散。每服不计时候，以熟水调下一钱。

又方。

桂心（一两） 木兰皮（一两） 芎䓖（一两半） 沉香（一两） 陈橘皮（半两，汤浸去白瓤，焙）

右件药，捣细罗为散。每于食前，以暖酒调下一钱。

治口臭，去热毒气，调和脏腑，含香圆方。

鸡舌香（一两） 藿香（半两） 零陵香（三分） 甘松香（半两） 当归（半两） 桂心（半两） 木香（三分） 芎䓖（一两） 香附子（十枚） 肉豆蔻（五枚，去壳） 白槟榔（五枚） 白芷（半两） 青桂香（半两） 丁香（一分） 麝香（一分，细研）

右件药，捣罗为末，入麝香研匀，炼蜜和圆，如桃实大。常含一圆，咽津。

治口臭令香，止烦散气，宜服此方。

肉豆蔻（一两，去壳） 丁香（一两） 藿香（一两） 零陵香（一两） 木香（一两） 白芷（一两） 桂心（一两） 甘松香（半两） 香附子（一两） 当归（半两） 槟榔（三枚）

右件药，捣罗为末，炼蜜和捣三二百杵，圆如弹子大。常含一圆，咽津。

治口气升麻散方。

川升麻（三两） 甘草（半两，炙微赤，锉） 防风（三分，去芦头） 藁本（半两） 细辛（一分） 白芷（半两） 芎䓖（半两） 地骨皮（一分） 丁香（三分） 露蜂房（三分，炙黄） 木香（三分） 甘松香（半两） 当归（三分） 东引柳枝心（二两，晒干）

右件药，捣细罗为散。每取一钱，以绵裹，含咽津。

治口气五香圆方。

沉香（三分） 丁香（三分） 薰陆香（三分） 黄连（三分，去须） 鬼臼（半两，去须） 麝香（一分，细研） 木香（半两） 黄芩（半两） 羚羊角屑（半两） 甘草（半两，炙微赤，锉） 犀角屑（三分） 栀子仁（半两）

右件药，捣罗为末，炼蜜和捣三二百杵，圆如梧桐子大。每服以清浆水十圆，日三四服。

治口臭秽，常服丁香圆方。

丁香（半两）　甘草（一两半，炙微赤，锉）　细辛（二两半）　桂心（三分）　芎䓖（一两）

右件药，捣罗为末，炼蜜和捣三二百杵，圆如梧桐子大。每服，不计时候，煎竹叶汤下二十圆，又圆如弹圆，绵裹一圆，含咽津亦得。

又方。

芎䓖（一两）　白芷（一两）　陈橘皮（一两，汤浸去白瓤，焙）　桂心（一两）

右件药，捣罗为末，以枣肉兼入少炼了蜜和，圆如梧桐子大。每于食前，以温水下二十圆。

又方。

甘草（一两，炙微赤，锉）　芎䓖（一两）　白芷（半两）

右件药，捣罗为末，每用一钱，以绵裹含咽津，日三五度，差。

又方。

甘草（一两，炙微赤，锉）　松根皮（一两）　瓜子仁（一两，微炒）

右件药，捣罗为末，煮枣肉和圆，如梧桐子大。每服，以熟水下二十圆。

治口臭及䘌齿，升麻散方。

川升麻（一两半）　细辛（半两）　藁本（半两）　防风（半两，去芦头）　芎䓖（半两）　甘草（半两，炙微赤，锉）

右件药，捣罗为末，每用少许敷齿龈上，即差。

治口臭及䘌齿肿痛，丁香散方。

丁香（二十枚）　白矾（一两半，烧灰）　香附子（三分）

右件药，捣罗为末，先以盐揩齿，后用药少许涂之。

又方。

右用细辛煮取浓汁，热含冷吐，差。

又方。

香薷（一斤）

右锉，以水一斗，煎取三升，热含冷吐。

又方。

右用干甜瓠子，捣罗为末，蜜和为圆，如半枣大。每日空心，净漱口了，含一圆，兼取少许涂在齿龈上，亦妙。

又方。

右用大豆，熬令焦，及热以醋沃，取汁含之，效。

治唇疮诸方

夫脾与胃，合足阳明之经，胃之脉也，其经起于鼻环于唇，其支脉入络于脾，脾胃有热，气发于唇，则唇生疮也。

治唇吻生疮，黄连散方。

黄连（一两，去须）　乱发灰（一两）　故絮灰（一两）　干姜（一两）

右件药，捣细罗为散。每取敷于疮上。

治唇疮方。

右取东壁上土，细研敷之。

又方。

右取胡粉，细研敷之。

又方。

右取燕脂油，调涂之。

又方。

右取蜣螂烧灰，细研敷之。

又方。

右取盐豉，汤浸一宿，后漉出，烂研涂之。

又方。

右取大麻子，烧灰细研，用井华水调涂之。

又方。

右取白矾，烧灰细研，和胡粉敷之。

又方。

右取葵根，烧灰细研，敷之。

又方。

右取干蟾，烧灰细研，敷之。

治紧唇疮诸方

夫脾与胃合，胃为足阳明，其经脉起鼻环于唇，其支脉入络于脾，脾胃有热，气发于唇，则唇生疮而肿也。被风邪寒湿之气，搏于疮，则微肿湿烂，或冷或热，乍差乍发，积月累季，谓之紧唇，亦名瀋唇也。

治紧唇疮久不差，涂硫黄膏方。

硫黄（一分，细研）　白矾灰（一分，细研）　朱砂（一分，细研）　水银（一分）　麝香（一分，细研）　黄柏末（一分，细研）

右件药，和水银，于瓷钵中研，用腊月猪脂，和如泥，先拭唇含净，然后以膏涂之。

治紧唇疮，疼痛不可忍，胡粉膏方。

胡粉（三分）　黄连（三分，去须）　甘草（一分，炙微赤，锉）　麝香（一钱，细研）

右件药，捣罗为末，用腊月猪脂，调令得所，每以少许，涂于疮上。

治唇紧面肿，宜用此方。

右用马齿菜，捣取汁涂之，立差。

治紧唇，宜用此方。

右取绿矾，于熨斗内熬，候沫尽，研为末，醋调涂于帛子上贴之，至来日去却药，安葱白皮疮上，以火炙油木梳熨之，不过三上，差。

又方。

右用乱发、蜂房及六畜毛等分，烧作灰，研为末，贴于疮上，若以猪脂和涂亦佳。

又方。

右以故青布，紧卷烧令燃，于斧上拄取汗出，拭取涂之，兼治唇黑肿痛痒。

又方。

右用干蛴螬，烧作灰，细研，和猪脂，临卧涂之。

又方。

右以鳖甲及头，烧令烟尽，细研敷之，日三五上，差。

又方。

右用黄蜡贴之一宿，差。

又方。

右用自死蝼蛄，烧作灰，细研敷之，差。

又方。

右用故青布，烧灰细研，每服，水调一钱服之。

又方。

右用松脂，炙令软，贴疮上，差。

治唇口生疮，宜用此方。

晚蚕蛾（一分）

右碾为末，每取少许，敷疮上，差。

治唇边生疮，经季不差，宜用此洗汤方。

右取八月蓝叶十斤，绞取汁，洗之，不过三日，差。

治唇黑肿，疼痛不可忍，涂药方。

右用大钱四文，于石上磨，以腊月猪脂，磨取汁涂之，不过数遍，差。

又方。

右以蛇蜕皮，烧灰细研，用生油调涂之。

又方。

右以蟹肚底白皮，烧作灰，细研敷之。

又方。

右取鲤[13]鱼血，磨墨涂之。

治唇生肿核诸方

夫足阳明为胃之经，其支脉环于唇，入络于脾。然脾胃为表里也，脾胃有风热，邪气乘之，而冲发于唇，与血气相搏则肿结。外为风冷乘，其结肿不消则成核也。

治唇上生恶核肿，由脾胃风热壅滞，独活散方。

独活（三分） 川升麻（三分） 沉香（三分） 桑寄生（三分） 连翘（三分） 犀角屑（三分） 汉防己（三分） 川大黄（三分，锉碎，微炒） 甘草（半两，炙微赤，锉）

右件药，捣筛为散。每服三钱，以水一中盏，煎至六分，去滓，不计时候温服。

治风热在脾胃，唇生肿核，结聚不散。升麻散方。

川升麻（一两） 白蔹（三分） 玄参（三分） 木通（三分，锉） 羚羊角屑（三分） 漏芦（三分） 射干（三分） 木香（三分） 犀角屑（三分） 川大黄（一两，锉碎，微炒） 黄芪（三分，锉） 枳壳（半两，麸炒微黄，去瓤） 甘草（一两，炙微赤，锉） 杏仁（二两，汤浸去皮尖双仁，麸炒微黄）

右件药，捣筛为散。每服五钱，以水一大盏，煎至六分，去滓，不计时候温服。

治唇生肿核，涂贴方。

松脂（半两） 川大黄（一分） 白蔹（一分） 赤小豆（一分） 胡粉（一分）

右件药，捣细罗为散。以鸡子清调，涂贴于上。

治脾胃热毒，唇上生结核肿痛，松脂膏方。

松脂（一两） 白胶香（一两） 薰陆香（一两） 蜡（一两） 当归末（一两） 甘草末（一两） 猪脂（一合） 羊肾脂（一合） 生地黄汁（半合）

右件药，先以慢火煎脂令沸，次下松脂、白胶香、薰陆香、蜡，候销，滤去滓，入地黄汁更煎，令稠，去火，热[14]下药末，和搅令匀，贮于瓷盒中，每用少许涂贴唇上。

又方。

用刀锋决破核，出却恶血，差。

治唇口面皴诸方

夫唇口面皴者，为寒时触冒风冷，冷拆[15]腠理，伤其皮肤，故令皴劈。经络之气，诸阳之会，皆在于面，其脉有环唇夹于口者。若血气实者，虽劲风严寒，不能伤之，虚则腠理开，而受风邪，故得风冷而皴劈也。及冬时，以暖汤洗面，及向火外，假热气动于腠理，而触风冷亦令病皴也。

治脾热唇焦枯，无润泽，宜服生地黄煎方。

生地黄汁（半升）　生天门冬汁（半升）　葳蕤（二两）　细辛（一两）　甘草（一两，生锉）　芎䓖（一两）　白术（二[16]两）　生麦门冬（二两，去心）　黄芪（一两半）

右件药，细锉，绵裹，酒浸一宿，以猪脂二斤，煎令药色焦黄，绵滤去滓，内锅中，后下地黄汁、天门冬汁熬令稠，瓷器中盛。每服，不计时候，含咽半匙。

治唇面皴，宜用此方。

蜡（半两）　羊脂（半两）　甲煎（一合）　紫草（半分，锉）　朱砂（半两，研细）

右件药，先将蜡于铜锅中，微火煎稍熔，入羊脂，煎一沸，次下甲煎、紫草、朱砂等，更煎三两沸，绵滤去滓，以竹筒贮之，候凝，任意使用。

治远行唇口面皴方。

右用猪脂熬[17]煎，以合器盛，每至夜间，常涂唇及面上，或于野宿睡卧，唇面不皴。

治冬月唇干拆，血出方。

右用桃仁烂捣，以猪脂调涂于唇上效。

治耳聋诸方

夫肾为足少阴之经，而藏精而气通于耳，耳宗脉之所聚也。若精气调和，则肾脏强盛，耳闻五音，若劳伤血气，兼受风邪，损于肾脏，而精脱，精脱者则耳聋。然五脏六腑十二经脉，有络于耳者，其阴阳经气，有相并时，并则有脏气逆，名之为厥气，搏入于耳之脉，则耳聋，其肾病精脱耳聋者。其候颊颧色黑，手少阳之脉，动而气厥逆而耳聋者，其候耳内焞焞焞焞也，手太阳厥而聋者，其候聋而耳内气满也。

治耳聋烧肾散方。

磁石（一两，烧醋淬七遍，细研，水飞过） 附子（一两，炮[18]） 巴戟（一两） 川椒（一两，去目及闭口者，微炒去汗）

右件药，捣细罗为散。每服用猪肾一只，去筋膜，细切，葱白、薤白各一分，细切，入散药一钱，盐花一字，和搅令匀，以十重湿纸裹，放塘灰火中烧熟。空腹细嚼，酒解薄粥下之，十日效。

治耳聋疼痛，宜服此方。

干百合（二合）

右捣细罗为散。每于食后，以温水调下一钱。

又方。

鸡屎白（二合，净择，熬令黄色） 黑豆（半升，炒令黄熟）

右件药，以无灰酒三大盏，授[19]于药中，良久，滤去滓，分温三服，如人行三二里，一服服尽，厚衣取汗，其耳中如鼓声勿怪。

治耳聋灌耳方。

鹅毛翎根筒（七茎） 灯心（七茎） 木通（一两） 地龙（三[20]条）

右件药相和，烧为灰，细研。每用半钱，以生油调，倾入耳中，使用绵子塞耳，且侧头卧，良久，如此三度。

治耳聋立效，塞耳圆方。

松脂（半两） 杏仁（一分，去皮尖） 巴豆（半分，去皮膜） 椒

目末（半两） 葱汁（半合）

右件药，都烂捣如膏，撚[21]如枣核大。绵裹塞耳中。

又方。

桃仁（一分，汤浸，去皮） 松脂（一分） 椒目末（半分） 巴豆（七枚，去皮心）

右件药，捣烂如膏，撚为枣核大。绵裹一圆塞耳中，三日一易之。

又方。

松脂（三分） 巴豆（一分，去皮心） 大麻子仁（三分） 薰陆香（三分） 食盐（三分）

右件药，和捣如膏，圆如枣核大。内于耳中，日一度换之。

又方。

杏仁（一分，汤浸去皮尖双仁，炒熟） 甜葶苈（一分，隔纸炒令紫色） 盐末（一分）

右件药，捣研令细，以少许猪脂合煎，圆如枣核大。以绵裹塞耳中。

又方。

鲤鱼脑（四两） 防风（一分，去芦头） 菖蒲（一分） 细辛（一分） 附子（一分，去皮脐，生用） 芎䓖（一分）

右件药，捣细罗为散。以鱼脑煎成膏，圆如枣核大。绵裹内耳中，日一易之。

又方。

附子（一分，炮裂，去皮脐） 甜瓜子（一分） 杏仁（一分，汤浸去皮尖双仁）

右件药，和捣令熟，绵裹如枣核大。塞耳中，日一换之。

又方。

生地黄（一两半） 杏仁（七枚，汤浸去皮尖，令黑） 巴豆（二枚，去皮心，炒令紫色） 印[22]成盐（两颗[23]） 头发（鸡子大，烧灰）

右件药，熟捣，炼蜡和圆，如枣核大。针穿透，内耳中，日二三度换之。

又方。

雄黄（一分） 硫黄（一分）

右件药，都研，以绵裹内耳中，以差为度。

又方。

蜗牛子（一分）　石胆（一分）　钟乳（一分）

右件药，同细研，用一瓷瓶盛之，以炭火烧令通赤，候冷取出，研入龙脑少许，每用油引药少许入耳，无不差。

又方。

乌驴乳（一合）　皂荚（半挺，为末）　蜡（一两）

右件药，相和，于铫子内熔成膏，堪圆即圆，如枣核大。用针穿透，安耳中一宿，至来日看之，有物下来在耳门中，即便取却，再用一两度，即差。

又方。

巴豆（五枚，去皮）　蜡（少许）

右件药，用蜡裹巴豆，穿透两头，安耳中，一日一易，差。

治耳聋及通耳，宜用此方。

人中白（一分）　地龙（一条，干者）

右件药，捣罗为末，取小驴儿尿一合，和调，以瓷盒盛之，滴少许在耳中，立差。

治耳聋无不效方。

地龙（三条）　盐（少许）

右二味，贮在葱叶中，自化为水，用点耳中，三五日即差。

又方。

韭子（一分，微炒）　头发（一分，烧灰）　巴豆（半分，去心皮）

右件药，同研令细，绵裹塞耳中，三日一换。

又方。

蓖麻子（五十枚，去皮）　大枣（五枚，去皮核）

右件药，捣熟，以人乳和圆，如枣核大。绵裹内耳中，每日一易，以差为度。

又方。

菖蒲（一寸）　巴豆（一枚，去皮心）

右件药，和捣，分作七圆，绵裹塞耳中，日换一圆。

又方。

生螃蟹（一枚）

右捣碎绞取汁，点耳中，差。

又方。

龟（一枚，净洗）

右用漆盘中养之，合却经宿，候有尿，即取滴入耳中，差。

又方。

鲫鱼胆（一枚）　乌驴脂（一分）　生油（半两）

右件药，相和令匀，内蒌葱管中，一七日后倾出，每用少许，滴于耳中，差。

又方。

右以鹅膏一合，旋用少许滴耳中，差。

又方。

牡荆子（一升，捣碎）

右件药，以酒五升，浸七日，去滓，任性服尽，三十季聋者皆差。

又方。

右以竹筒盛鲤鱼脑，蒸之令烊，冷即用滴耳中。

治耳风聋诸方

夫足少阴肾之经，宗脉所聚，其气通于耳。其经脉虚，风邪乘之，风入于耳之脉，使经气否塞不宣，故为风聋。风随气脉行于头脑，则聋而时头痛，故谓风聋也。

治风虚耳聋，宜服磁石散方。

磁石（二两，捣碎，水淘，去赤汁）　防风（三分，去芦头）　羌活（三分）　黄　（一两，锉）　白芍药（一两）　木通（三分，锉）　桂心（半两）　人参（一两，去芦头）

右件药，捣粗罗为散。每服，以水一大盏，入羊肾一对，切去脂膜，用药末四钱，同煎至四分，去滓，食前温服。

治风虚耳聋啾啾，黄芪散方。

黄芪（二[24]两，锉） 当归（二两，锉，微炒） 桂心（二两） 芎䓖（二两） 杏仁（二两，汤浸去皮尖双仁，麸炒微黄） 白术（二两） 石菖蒲（一两） 蔓荆子（一两） 白鲜皮（二两） 白芍药（二两）

右件药，捣粗罗为散。每服五钱，以水一大盏，内羊肾一只，去脂膜，切开，入生姜一分，同煎至六分，去滓，空心温服。

治风虚耳聋，头脑旋闷，四肢不利，山茱萸散方。

山茱萸（一两） 薯蓣（一两） 菖蒲（一两） 土瓜根（一两） 甘菊花（一两） 木通（一两，锉） 防风（一两，去芦头） 赤茯苓（一两） 天雄（一两半，炮裂，去皮脐） 牛膝（一两，去苗） 沉香（一两） 甘草（半两，炙微赤，锉） 远志（一两，去心） 生干地黄（一两） 蔓荆子（一两）

右件药，捣筛为散。每服五钱，以水一大盏，入生姜半分，同煎至五分，去滓，食前温服。

又方。

附子（一两，炮裂，去皮脐） 桂心（一两） 五味子（一两） 木香（一两） 桃仁（一两，汤浸去皮尖双仁，麸炒微黄） 白蒺藜（一两，微炒，去刺）

右件药，捣细罗为散。每服二钱，空心以暖酒调服，夜临卧时再服。

治风虚耳聋，由肾脏不足，风邪入于经络，致四肢羸瘦，腰背强直，耳无所闻，苁蓉圆方。

肉苁蓉（二两，汤浸一宿，刮去皴皮，炙干） 山茱萸（三[25]分） 石斛（三分，去根，锉） 磁石（二两，烧醋淬七遍，捣碎细研，水飞过） 石龙芮（三分） 杜仲（三分，去粗皮，炙微黄，锉） 附子（三分，炮裂，去皮脐） 菟丝子（三分，酒浸三日，曝干，别捣为末） 鹿茸（一两，去毛，涂酥炙，微黄） 巴戟（三分） 熟干地黄（一两） 菖蒲（三分） 天麻（三分） 干蝎（三分，微炒）

右件药，捣罗为末，炼蜜和捣三五百杵，圆如梧桐子大。每于空心，以酒下三十圆。

治风虚，耳中悾悾闹，便聋不闻人语声，磁石浸酒方。

磁石（五两，捣碎，水淘，去赤汁） 山茱萸（二[26]两） 木通（一两） 防风（一两，去芦头） 薯蓣（一两） 菖蒲（一两） 远志（一两，去心） 天雄（一两半，炮裂，去皮脐） 蔓荆子（一两） 甘菊花（一两） 芎䓖（一两） 细辛（一两） 肉桂（一两，去皴皮） 熟干地黄（三两） 干姜（一两，炮裂，锉） 白茯苓（一两）

右件药，细锉拌和，用生绢袋盛，以酒二斗，浸经七日后，每日任性饮之，以差为度。

治风虚耳聋，羊肾羹方。

黄芪（半两，锉） 羊肾（一只，去脂膜，切） 杜仲（半两，去粗皮，炙微黄，锉） 磁石（五两，捣碎，水淘，去赤汁，绵裹悬煎，不得到锅底） 肉苁蓉（一两，酒浸一宿，刮去皴皮，炙干）

右件药，都以水三大盏，先煮磁石，取汁二大盏，去磁石，下黄芪等，又煎取一盏半，去滓，入羊肾粳米一合，葱白、姜、椒、盐、醋一如作羹法，空心服之，磁石重重用之无妨。

治劳聋诸方

夫劳聋者，是肾气虚乏故也。足少阴肾之经，宗脉之所聚，其气通于耳，劳伤于肾，则宗脉虚损，气血不足，故名劳聋，为其病因劳则甚。若有时将息得所，气血和平，其聋则轻，或房室不节，其聋则甚也。

治劳聋肾气不足，耳无所闻，宜服熟干地黄散方。

熟干地黄（一两半） 磁石（一两，捣碎，水淘，去赤汁） 桂心（一两半） 附子（半两，炮裂，去皮脐） 人参（一两，去芦头） 牡荆子（一两） 当归（一两，锉，微炒） 牡丹皮（半两） 白茯苓（一两） 芎䓖（半两）

右件药，捣筛为散。每服，先以水一大盏半，入羊肾一对，去脂膜，切。煎至一盏，去肾，入药五钱、枣三枚、生姜半分，同煎至五分，去滓，每于食前温服。

治劳聋肾气虚损，耳无所闻，宜服菖蒲散方。

菖蒲（一两） 菟丝子（一两，酒浸三日，曝干，别捣为末） 附子（一两，炮裂，去皮脐） 山茱萸（一两） 桂心（一两） 车前子（半两） 肉苁蓉（一两，酒浸一宿，刮去皴皮，炙干）

右件药，捣细罗为散。每服，以温酒调下一钱，空心及晚食前，各二服。

治劳聋，脏腑久虚，肾气不足，肌体羸瘦，腰脚无力，宜服薯蓣圆方。

薯蓣（一两） 熟干地黄（一两） 附子（一两，炮裂，去皮脐） 桂心（一两） 天门冬（一两半，去心，焙） 石斛（一两，去根，锉） 人参（一两，去芦头） 肉苁蓉（一两，酒浸一宿，刮去皴皮，炙干） 远志（半两，去心） 鹿茸（一两，去毛，涂酥，炙微黄） 钟乳粉（二两） 白茯苓（一分） 菟丝子（一两，酒浸三日，曝干，别[27]捣） 磁石（一两，烧醋淬七遍，捣碎细研，水飞过）

右件药，捣罗为末，入研了药令匀，炼蜜和捣五七百杵，圆如梧桐子大。每日空心，以温酒下三十圆，晚食前再服。

治劳聋，肾气虚损，腰脚无力，面黑体瘦，小便滑数，宜服肉苁蓉圆方。

肉苁蓉（一两，酒浸一宿，刮去皴皮，炙干） 菖蒲（一两） 磁石（一两，烧令赤，醋淬七遍，捣碎研水飞过） 附子（一两，炮裂，去皮脐） 巴戟（一两） 菟丝子（一两，酒浸三日，曝干，别捣为末） 鹿茸（一两，去毛，涂酥，炙微黄） 石斛（一两，毛[28]根，锉） 桂心（一两半） 桑螵蛸（半两，微炒） 杜仲（一两，去[29]皮，炙微黄，锉） 牡蛎粉（一两） 补骨脂（一两，微炒） 熟干地黄（一两半）

右件药，捣罗为末，炼蜜和捣五七百杵，圆如梧桐子大。每服，空心以温酒下三十圆，晚食前再服。

治劳聋，羊肾附子圆方。

附子（一两半，炮裂，去皮脐） 磁石（一两，烧令赤，醋淬七遍，捣碎研，水飞过） 牛膝（一两，去苗） 菟丝子（一两，酒浸三日，曝干，别捣为末） 肉苁蓉（一两，酒浸一宿，刮去皴皮，炙干） 远志（一两，去心）

右件药，捣罗为末，用羊肾五对，去脂膜，细切烂研，入酒三升，于银锅中，微火煎如膏，然后入药末，和捣二三百杵，圆如梧桐子大。每于空心及晚食前，以温酒下三十圆，盐汤下亦得。

治劳聋肾虚，或耳中常闻钟磬风雨之声，宜服补肾磁石圆方。

磁石（二两，烧令赤，以醋淬七遍，捣碎研，水飞过） 鹿茸（二两，去毛，涂酥，炙微黄） 附子（一两半，炮裂，去皮脐） 菟丝子（二两，酒浸三日，曝干，别捣为末） 牡蛎粉（一两半） 楮实子（二两，水淘，去浮者，炒令干） 五味子（一两） 肉苁蓉（一两，酒浸一宿，刮去皴皮，炙干） 薯蓣[30] 巴戟（一两）

右件药，捣罗为末，炼蜜和捣三五百杵，圆如梧桐子大。每于空心，以温酒下三十圆，晚食前再服。

治劳聋，塞耳，菖蒲散方。

菖蒲（半两） 山茱萸（半两） 土瓜根（半两） 牡丹皮（半两） 牛膝（半两，去苗） 附子（半两，炮裂，去皮脐） 萞[31]麻子（半两，去心） 磁石（一两，烧醋淬七遍，捣碎细研，水飞过）

右件药，捣细罗为散。每用半钱，用绵裹塞耳中，一日一易之。

治耳久聋诸方

夫足少阴肾之经，宗脉之所聚，其气通于耳。劳伤于肾，宗脉虚损，血气不足，为风邪所乘，故成耳聋。劳伤甚者，血虚气极，风邪停滞，故为久聋也。

治耳久聋鸣，或有汗[32]出，皆由肾虚，致多季不差，宜服铁浆酒方。

故铁（二十斤，烧令赤，以水五斗渍皴[33]三宿，澄清） 菖蒲（五升[34]，切，以水一石煮，取五斗，去滓澄清） 柘柿（三十斤，以水一石煮取五斗，去滓澄清）

右件药，合成一石五斗，用米二石，并曲三斗，酿如常法，候酒熟即开，用磁石三斤，捣罗为末，内酒中渍三宿，日夜恒饮之，取醉为度，候听闻人语乃止。

治久聋宜服此方。

菖蒲（二[35]分）　羊肾（一对，以酒一升煮酒尽为度，薄切，曝干）　葱子（三分，微炒）　皂荚（一挺，去黑皮，涂酥炙微焦，去子）　川椒（三十二枚，去目及闭口者，微炒去汗）

右件药，捣罗为末，炼蜜和圆，如梧桐子大。每日空心，以温酒下三十圆，有患经七八季者亦差。

又方。

故铁（三十斤）

右以水七斗，渍经三宿，取汁，入曲三十斤，米五斗，如常造酒法候熟，取磁石一斤，渍酒中三宿。饮酒取醉，醉后以磁石安在耳上，好覆头卧，醒去磁石，即差。

治耳聋季久，耳中常鸣，鱼脑膏方。

生鲤鱼脑（三两）　当归（半两，捣为末）　细辛（半两）　白芷（半两，捣为末）　附子（半两，去皮脐，为末）　羊肾脂（三两）

右件药，将鱼脑及羊肾脂合煎诸药，三上三下，膏成，滤去滓，令冷，即圆如枣核大。以绵裹塞耳中，每日一易，以差为度。

治耳聋，三十季无所闻，塞耳萞[36]麻圆方。

萞[37]麻子（半两，去皮）　杏仁（半两，汤浸去皮尖）　桃仁（半两，汤浸去皮尖）　巴豆（二枚[38]，去皮心）　食盐（半两）　附子（一分，去皮脐，生用）　薰陆香（一分）　磁石（一两）　菖蒲（一两）　蜡（四两）　木通（半两，锉）

右件药，先捣菖蒲、食盐、磁石、木通、薰陆香、附子等，为末，次捣萞[39]麻子、杏仁、桃仁、巴豆四味，内蜡同捣一千余杵，圆如枣核大。用塞耳中，日四五度，抽出重捻之，三日一易，以差为度。

治耳聋多时不差，塞耳磁石圆方。

磁石（一两）　菖蒲（半两）　木通（半两，锉）　薰陆香（半两）　杏仁（半两，去皮尖，生用）　松脂（半两）

右件药，捣罗为末，用黄蜡熔和，圆如莲子大。长半寸以来，可入耳门，以细钗子穿透，塞入耳中。

治耳聋久不差，宜用此方。

天雄末（一[40]分） 鸡子（一枚） 附子末（一分）

右件药，取鸡子，开头出黄和药，却内入壳中，封合讫，还鸡窠中，候抱别者儿[41]出，药成，绵裹枣核大塞耳中，便愈。

又方。

炼了松脂（一两） 食盐（半两） 巴豆（半两，去皮心） 蓖麻子（半两，去皮） 薰陆香（半两） 杏仁（半两，汤浸去皮尖） 磁石（三分，细研）

右件药，捣细罗为末，以猪脂一两，黄蜡一两，先于铫子中，销令镕后，下诸药末，搅令匀，捻如枣核大，中心通孔，如米粒许，以薄绵裹内耳中，三日一易。

治耳聋二十季不差，塞耳枫香圆方。

枫香（一两） 巴豆（七枚，去皮心，微炒） 松脂（三两半） 黄蜡（半两） 婆律膏（半两） 胡桃仁（半两）

右件药，先捣枫香、巴豆，后下松脂，又捣，次销蜡下之，捣令相[42]和，后下婆律膏、胡桃仁，熟捣如泥，膏成，圆如枣核大。以绵裹，日三两度内耳中，有汁出尽，即愈。

治久耳聋，宜用此方。

芫菁（一枚） 巴豆（一枚，去皮心） 蓖麻子（一枚，去皮）

右件药，细研，以蜜二两，文武火熬半日，不得令焦，焦即不堪用。只可为三圆，以绵子裹一圆，插在耳内，仍留一绵头垂下在外，耳中脓出，已闻声也。入耳之时须炙热用。

又方。

吴茱萸（半两，生用） 巴豆（二枚，去皮心） 干姜（一分，炮裂）

右件药，捣细罗为散，以葱涕和，绵裹枣核大，内耳中，食顷，干即去之，更和湿者内之。如此五日，当觉病去，八九日便闻人语声，常以发塞耳，避风。

又方。

松脂（半两） 巴豆（四枚，去皮心）

右件药，捣熟捻如枣核大。以绵裹塞耳中，日一易之，药硬，即微火炙软，用之。

又方。

鸡脂（五两，炼成下） 桂心（半两） 野葛（半两）

右件药，捣粗罗为散。以鸡脂熬三二十沸，去滓成膏，每用笔管内入少许膏，炙令管热，侧卧滴入耳中。

又方。

驴胫骨髓（一分） 针砂（一合，用水二合浸十日，却取清水少许）

右二味和搅令匀，每用少许，滴在耳中，以半个净方砖烧令通赤，用醋泼之，将磁石末一两铺在上面，著头枕之至晓，如此三度，差。

治久聋二三十年不差者，滴耳鼠脂方。

鼠脂（半合） 青盐（一钱） 地龙（一条，系头捻取汁）

右件药，以鼠脂、地龙汁，调青盐，温过绵蘸之，即侧卧，捻滴耳中。

又方。

熊胆（一分） 鼠胆（二枚，十二月收者）

右件药，以水和，旋取如绿豆大。滴入耳中，日一两度，差。

又方。

水银（一分） 地龙（湿者一条）

右件药，就一萎葱栽子上，掏一茎，去头，内管中，系却头，勿令倾出，候地龙化为水，乃收之，每取少许，滴入耳中。

治久聋无问年岁，不差者，滴耳古吊脂方。

古吊脂

右一味，于琉璃瓶子中贮之，以樟木盒盛瓶，每日一度，滴半杏仁大入耳中，此方极验。此物也，南海及福建有之，瓶子若不著樟木衬之，即当透却。

治耳聋，无问年月及老小并治之方。

右取驴前蹄胫骨，打破，于日阳中，以瓷盒子盛，沥取髓，候尽，收贮。每用时，以绵乳子点少许于所患耳内，良久，即须且[43]侧卧候药行。其髓不得多用，重者不过一两度，如新患，点一上便有效。其髓带赤色者，此是乏髓不堪，白色者为上也。

又方。

右取鼠胆，令人侧卧，沥一胆尽入耳中，须臾胆汁透下，初益聋，半日乃可，三十年者亦差。

治暴热耳聋诸方

夫耳者，肾之候也，若肾气实则生热，热则上焦壅滞，经络否塞，不得宣通，邪热之气，入于耳脉，则令四肢满急，腰背强直，胸胁切痛，好忘不安，耳无所闻也。

治肾气实，上焦风热壅滞，耳暴聋，头重，羚羊角散方。

羚羊角屑（一两）　白术（三分）　防风（三分，去芦头）　黄芪（三分，锉）　玄参（三分）　泽泻（三分）　赤茯苓（三分）　赤芍药（三分）　甘草（一分，炙微赤，锉）

右件药，捣筛为散。每服四钱，以水一中盏，入生地黄一两、竹叶二七片，同煎至六分，去滓，食后温服。

治风毒壅热，胸心痰滞，两耳虚聋[44]**，头重目眩，宜服犀角散方**。

犀角屑（半两）　甘菊花（半两）　前胡（半两，去芦头）　枳壳（半两，麸炒微黄，去瓤）　菖蒲（半两）　麦门冬（一两，去心）　泽泻（半两）　羌活（半两）　木通（半两，锉）　生干地黄（半两）　甘草（一分，炙微赤，锉）

右件药，捣筛为散。每服三钱，以水一中盏，煎至五分，去滓，食后温服。

治上焦风热，耳忽聋鸣，四肢满急，昏闷不利，宜服茯神散方。

茯神（一两）　羌活（半两）　蔓荆子（半两）　薏苡仁（半两）　防风（半两，去芦头）　黄芪（半两，锉）　菖蒲（半两）　麦门冬（一两，去心，焙）　五味子（半两）　甘草（一分，炙微赤，锉）

右件药，捣粗罗为散。每服三钱，以水一中盏，入生姜半分，煎至五分，去滓，食后温服。

治耳聋，不闻言语，利肾气，退热，羚羊角散方。

羚羊角屑（一两） 沙参（三分） 防风（三分，去芦头） 木通（三分，锉） 旋覆花（半两） 泽泻（三分） 前胡（三分，去芦头） 菖蒲（半两） 牵牛子（一两，微炒）

右件药，捣粗罗为散。每服三钱，以水一中盏，入生姜半分，煎至五分，去滓，食后温服。

治风热，毒气攻耳，暴聋，由肾气实热所致，宜服大黄圆方。

川大黄（半两，锉碎，微炒） 栀子仁（半两） 黄芪（半两，锉） 川升麻（半两） 川朴硝（半两） 黄连（半两，去须） 生干地黄（半两） 玄参（半两） 磁石（一两，烧醋淬七遍，捣碎，细研水飞过）

右件药，捣罗为末，炼蜜和圆，如梧桐子大。每于食后，以温水下三十圆，以利为度。

治暴热耳聋，心膈壅闷，宜服此方。

磁石（一两，捣碎，水淘，去赤汁） 木通（一两，锉） 防风（一两，去芦头） 枳壳（三分，麸炒微黄，去瓤） 桑根白皮（一两，锉） 生干地黄（一两）

右件药，捣筛为散。每服五钱，以水一大盏，煎至五分，去滓，空腹温服。

又方。

栝楼根（削令可入耳）

右以腊月猪脂，煎三五沸，取出，候冷，用塞耳中，日三易之。

治卒耳聋诸方

夫卒耳聋者，由肾气虚，为风邪所乘，搏于经脉，随其血脉上入于耳，正气与邪气相击，故令卒耳聋也。

治卒耳聋方。

细辛（一分） 蒲黄（一分） 杏仁（三分，汤浸去皮尖双仁） 曲末（三分，微炒）

右件药，捣罗为末，研杏仁如膏，合和，捻如枣核大。绵裹塞耳中，一日一易，以差为度。

又方。

龙脑（半分，细研）　椒目（半两，捣末）　杏仁（一分，汤浸去皮尖双仁）

右件药，捣研令匀，绵裹如枣核大。塞耳中，日二易之。

又方。

龙脑（二钱）　硝石（二钱）　葱涕（少许）　葱管（二茎）

右件药，并葱涕同研，内入葱管中，系定，勿令漏气，于饭甑上，蒸一炊后，取汁滴入耳中。

又方。

巴豆（一枚，去心皮，生用）　斑蝥（二枚，去翅足，炒黄）

右件药，同研令匀，绵裹塞耳中，差。

又方。

磁石（一分）　菖蒲（一分）　木通（一分）　薰陆香（一分）　杏仁（一分，汤浸去皮尖双仁）　蓖麻子（一分，去皮）　松脂（一分）

右件药，捣罗为末，炼蜡和圆，如枣核大。以针通过，塞于耳中。

又方。

菖蒲（二两）　附子（一两，去皮脐，生用）

右件药，捣罗为末，以醋和，如枣核大。绵裹一圆塞耳中，每夜易之，十日差。

又方。

栝楼根（半两）　鹄膏（半两，腊月者）

右以刀子削栝楼根，可入耳窍，于鹄膏中，煎三沸出之，塞耳中，差。

又方。

鸡膏（一合）　磁石（半两，烧令赤，醋淬七遍，捣末）

右以鸡膏，和捻如枣核大。绵裹塞耳中，但单用鸡膏亦佳。

又方。

鼠脑髓

右以绵裹少许，塞耳窍中。

又方。

地龙（湿者，洗去泥）

右置铜器中，于饭甑中蒸，饭熟取出，以枣核大塞耳中，日二易之。

又方。

鲤鱼脑（一合）

右以竹筒子盛，饭甑中蒸之，候饭熟取出，歇热气，滴灌耳中，更以绵塞之，半日乃出，或用胆亦良。

又方。

右取巴豆一粒，蜡裹，以针刺通透，塞耳中，差。

治耳虚鸣诸方

夫肾气通于耳，足少阴肾之经，宗脉之所聚，劳动经血，而血气不足，宗脉则虚，风邪乘虚随脉入耳，与气相击，故为耳鸣。诊其右手脉寸口，名曰气口以前，脉浮则为阳，手阳明大肠脉也，沉则为阴，手太阴肺脉也，阴阳俱虚者，此为血气虚损，宗脉不足，病苦耳鸣嘈嘈是也，眼实妄见光，此是肺与大肠俱虚也。左手尺中，名曰神门，其脉浮为阳，足太阳膀胱也，虚者膀胱虚也，肾与膀胱合病，若耳鸣，忽然不闻，时时恶风，膀胱虚则三焦实，实则克消津液，故膀胱虚也，耳鸣不止，则变成聋也。

治耳中蝉鸣，干地黄散方。

熟干地黄（一两）　防风（一两，去芦头）　桑耳（三分，微炒）　枳壳（三分，麸炒微黄，去瓤）　杏仁（三分，汤浸去皮尖双仁，麸炒微黄）　黄连（一分，去须）　木通（三分，锉）　黄芪（三分，锉）　槟榔（三分）　茯神（三分）　甘草（三分，炙微赤，锉）

右件药，捣粗罗为散。每服三钱，以水一中盏，入生姜半分，煎至五分，去滓，食前温服。

治耳虚聋及鸣，菖蒲浸酒方。

菖蒲（三分）　木通（三分，锉）　磁石（二两，捣碎，水淘，去赤

汁）　防风（三分，去芦头）　桂心（三分）

右件药，细锉，以酒一斗，用绵裹，浸七日后，每日空心暖饮一盏，晚再饮之。

治耳鸣，或因水入耳，葱涕圆方。

葱涕（半合）　木通（半两，锉）　细辛（半两）　桂心（半两）　菖蒲（三分）　附子（半两，去皮脐，生用）　当归（半两）　甘草（一分，生用）　独活（一两）　白矾（一两，烧灰）

右件药，捣罗为末，以鹅脂并葱涕和圆，如枣核大。绵裹一圆内耳中，日三度，旋和用之。

治耳鸣塞耳方。

吴茱萸（一分）　巴豆（一分，去皮脐）　干姜（一分，炮裂，锉）　菖蒲（一分）　细辛（一分）

右件药，捣罗为末，以鹅脂和绵裹，塞于耳中。

治耳鸣兼聋，宜用此方。

当归　细辛　芎䓖　防风（去芦头）　附子（生用）　白芷　（以上各半两）

右件药，捣罗为末，以雄鲤鱼脑一斤，合煎，三上三下，膏香，去滓，以绵裹枣核大，塞耳中。

又方。

雄鲤鱼脑（八两）　防风（去芦头）　菖蒲　细辛　附子（生用）　芎䓖　（以上各半两）

右件药，捣罗为末，用鱼脑煎令稠，每取枣核大，绵裹内耳中。

治耳中常有声哄哄者，塞耳葶苈圆方。

甜葶苈（一两，长流水洗净，微火熬，捣为末）　山杏仁（半两，汤浸去皮尖）　盐花（二钱）

右件药，同研了，更入腊月猪脂一钱，和研如泥，硬软得所，圆如枣核大。绵裹一圆，内耳中，两日一换。初安药，三两日耳痛，出恶脓水，四体不安，勿惧之，一百日内，慎一切毒，鱼肉、生冷、油腻等。

治耳鸣无昼夜方。

菖蒲（一分）　川乌头（一分，去皮脐，生用）

右件药，捣罗为末，用绵裹半钱，塞耳中，日再易之。

又方。

右以生肥地黄，截作段子，湿纸裹，微煨，内耳中。

又方。

右以生乌头，削如枣核大。内耳中，日一易之。

治耳疼痛诸方㊺

夫患耳中策策痛者，皆是风入于肾之经也，不治，流入肾，则卒然变脊强背直痓也。若因痛而肿，即生痓（充至反）也，痈疖脓溃，邪气歇，则不成痓也。所以然者，足少阴为肾之经，宗脉之所聚，其气通于耳，上焦有风邪入于头脑，流至耳内，与气相击，故耳中痛。耳为肾候，其气相通，肾候腰脊主骨髓，故流入肾经，则脊强背直也。

治耳疼痛，插耳拔风毒，附子圆方。

附子（一枚，去皮脐，生用）　菖蒲（一分）　麝香（一钱）　杏仁（一分，汤浸去皮尖）　白矾（一分，烧灰）　蓖麻子（三十粒，去皮）

右件药，先捣附子、菖蒲、白矾为末，次捣杏仁、蓖麻为膏，研入麝香相和，圆如枣核大。以蜡裹，大针穿透，插于耳中，日一换之。

治耳卒疼痛方。

菖蒲（一分）　附子（一分，去皮脐）

右件药，捣罗为末，用生油调，以大豆大灌在耳中，即止。

治耳疼痛，兼有水出方。

杏仁（半两，汤浸去皮尖双仁，炒令黑色）

右捣如膏，绵裹，枣核大塞耳中。

治耳疼痛，宜用此方。

附子（一枚）

右以醋微火煎令软，削可耳，绵裹塞之。

治耳卒疼痛，不可忍方。

盐（一升，炒令熟）

右以青布裹熨之，效。

治聤耳诸方

夫耳者，宗脉之所聚，肾气之所通，足少阴之经也。劳伤血气，热乘虚入于其经，邪随血气至耳，热气聚则生脓汁，谓之聤耳也。

治聤耳有脓水，塞耳禹余粮圆方。

禹余粮（一分，烧醋淬七遍） 乌贼鱼骨（一分） 龙骨（一分） 釜底墨（一分） 伏龙肝（一分） 附子（一枚，去皮脐，生用）

右件药，捣罗为末，以绵裹如皂荚子大。内耳中，日再易之，如不差者，内有虫也。

又方。

狼牙（一分） 白蔹（一分） 竹蛀[46]屑（一分）

右件药，同研令细，每用少许，内于耳中。

治聤耳，脓水不绝，宜用此方。

白矾（半两，烧灰） 麻勃（一分） 木香（一分） 松脂（一分） 花胭脂（一分）

右件药，捣罗为末，每用时，先以绵子净拭脓后，满耳填药，效。

治肾热，耳中脓血出溜，日夜不止方。

鲤鱼脑（一枚） 鲤鱼肠（一具） 乌麻子（一升）

右件药，先捣乌麻令碎，次入二味相和，微火熬，以暖布裹薄耳，两食顷，闻[47]之。当有白虫出，复更作药，若两耳并脓，分药于两耳用，若只一耳，即于一面薄之，不过三度，差。

治聤耳出脓汁方。

白矾（一两，烧令汁尽） 乌贼鱼骨（一两） 黄连（一两，去须） 龙骨（一两）

右件药，捣罗为末，以绵裹枣核大。塞耳中，日三换之。

治聤耳，脓水不止方。

麻子（一合） 花胭脂（一分）

右件药，都研为末，满耳塞药，以绵轻拥，三两上愈。

又方。

狗胆（一枚，取汁）　白矾（一分，烧令汁尽，细研）

右件药，以腊月猪脂调和，内耳中，以绵拥之，不经三两上，永除本根。

治聤耳，胭脂散方。

胭脂　白矾（烧灰）　麻勃　竹蛀屑　（以上各一分）　麝香（一字）

右件药，合和，细研令匀，每用少许，纴在所患耳中。

又方。

白麻藍[48]（刮取一合）　花胭脂（十枚）

右件药，捣罗为末，以绵裹塞耳中。

治聤耳，累季脓水不绝，臭秽方。

肉苁蓉（一两）　龙胆（一两）　白茅根（一两）

右件药，烧为灰，细研，以少蜜和匀后，入鲤鱼胆汁三枚，搅令稀，即以细绢，捩取稀者，沥入耳中，其捩干滓，捻作挺子，以薄纸裹塞耳，不过三两上愈。

又方。

红花（一分）　白矾（一两，烧灰）

右件药，细研为末，每用少许内耳中，神效。

治聤耳，出脓血不止方。

白蔹　黄连（去须）　龙骨　赤石脂　乌贼鱼骨　（以上各一分）

右件药，捣细罗为散。每用一钱，绵裹塞耳中，差。

治聤耳痒，有脓不止，宜用此方。

菖蒲（半两，米泔浸一宿，锉碎，焙干）　狼毒（半两）　磁石（半两，烧令赤，醋淬七遍，研）　附子（半两，炮裂，去皮脐）　白矾（半两，烧令汁尽）

右件药，捣细罗为散。以羊髓旋和，如枣核大，绵裹塞耳中。

治聤耳，通耳出脓血方。

白矾灰　黄连（去须）　乌贼鱼骨　赤石脂（以上各一分）

右件药，捣细罗为末，每用半钱，绵裹塞耳中。

治聤耳，出脓水久不绝方。

白矾灰（一分）　白龙脑（三分）　乌贼鱼骨（一分）　蒲黄（半两）

右件药，研细为散。每以半钱，绵裹塞耳，日三易之。

治聤耳，通耳脓水出，日夜不止方。

磁石（一分，烧令赤，醋淬七遍，研）　龙骨（一分）　白矾灰（一分）

右件药，捣罗为散。以生地黄汁和，捻如枣核大。绵裹一圆塞耳中，日三度易之。

又方。

白矾（二两）　木香（半两）　麻勃（一分）

右件药，捣罗为末，于铫子内消松脂，和撚为圆，如枣核大，塞耳中。

又方。

楠木（一分，烧灰）　花燕脂（一分）

右件药，细研为散。每取少许，内于耳中。

又方。

地龙（微炒）　乌贼鱼骨（各等分）

右件药，捣罗为末，每取半钱，用绵裹，塞耳中。

治聤耳，脓血出不止方。

右用车辖脂，塞耳中，脓血出尽愈。

又方。

右用釜下灰，吹入耳中，令满，良久自出，三上差。

又方。

右用白矾烧灰，以少许内入耳中，候干即差。

又方。

右用茶笼子上蚰蜒屑，细研，内少许入耳中。

又方。

右用松脂末，以薄绵裹，如枣核大，塞耳中。

又方。

右用石首鱼，脑中枕子为末，安耳中。

又方。

右以红花末，吹入耳中，无花枝叶，亦可用之。

又方。

右以地龙末，吹入耳中。

又方。

右以蒲黄末，吹入耳中。

又方。

右用桃仁，汤浸去皮，研熟，以轻縠[49]裹，塞耳中。

又方。

右以地龙末及白矾灰调匀，绵裹内耳中。

又方。

右用桑螵蛸二十枚，烧灰，入麝香少许，同细研，用纸纴子，搵内耳中。

又方。

右以青蒿捣末，绵裹内耳中。

又方。

右以故绵烧灰为末，绵裹内耳中。

治耳肿诸方

夫耳肿者，由肾气虚，风热乘之，随脉入于耳，与气血相搏，稽留不散，故令耳肿也。

治两耳肿，木香散方。

木香（一两）　汉防己（一两）　赤芍药（一两）　玄参（一两）　白蔹（一两）　川大黄（一两）　川芒硝（一两）　黄芩（一两）　紫葛（一两）　赤小豆（三分）

右件药，捣细罗为散。以榆白皮，捣取汁，和少许涂之，更用帛子涂药，贴肿处，取消为度。

治两耳卒肿热痛，宜用此方。

木鳖子仁（一两，研如膏）　赤小豆末（半两）　川大黄末（半两）

右件药，同研令匀，以[50]生油旋调涂之。

治两耳肿痛，或耳中常有哄哄者方。

甜葶苈（一两，长流水洗净，微火熬，捣令细）　山杏仁（半两，汤浸，去皮）　盐花（二钱）

右件药，同细研了，更入腊月猪脂一钱，和捣如泥，看硬软得所，圆如枣核大。绵裹一圆，内耳中，两日一换，初安药三两日，耳痛，出恶水，四肢不安，勿惧之。

治耳卒肿，宜用此方。

栝楼根生者（洗令净）

右以刀削一头令尖，可入耳中，以蜡月猪脂，煎三五沸，冷即塞于耳中。

又方。

杏仁（半两，汤浸去皮，微炒）

右捣如膏，撚如枣核大，乱发缠裹，塞于耳内，日再易之。

又方。

商陆（生者净洗）

右以刀子削如枣核大，内耳中，日二易之。

又方。

牛蒡根（净洗，细切）

右件药，捣绞取汁一升，于银锅中熬成膏，涂于肿上。

治耳内生疮诸方

夫耳内生疮者，为足少阴，是肾之经也，其气通于耳，其经虚，风热乘之，随脉入于耳，与气血相搏，故令耳内生疮也。

治耳有恶疮方。

雄黄（三分）　曾青（半两）　黄芩（一分）

右件药，捣细都研为末，每取少许，内耳中，有汁出，即以绵子裹，干用。

又方。

黄连（半两） 白矾（二分，烧令汁尽）

右件药，捣罗为末，每取少许，绵裹内耳中。

又方。

马齿苋（一两，干者） 黄柏（半两，锉）

右件药，捣罗为末，每取少许，绵裹内耳中。

又方。

川大黄（半两） 黄连末（一分） 龙骨末（一分）

右件药，同研令匀，每用少许，绵裹内耳中。

又方。

捣楝子，以绵裹塞耳内。

又方。

羊粪，曝干为末，绵裹塞耳中。

治冻耳诸方

夫冻耳者，由肌肉虚软之人，冬时触冒于寒，为风冷所折，则令耳赤肿痒痛，或即成疮，因其风寒所伤，故谓之冻耳也。

治冻耳成疮方。

柏叶（三两，微炙为末） 杏仁（四十九枚，汤浸，去皮，研成膏） 乱发（两鸡子大） 盐（半两，细研） 乳香（半两，细研） 黄蜡（一两半） 清油（一斤）

右件药，先煎油令沸，即下乱发，以消尽为度，后下诸药同煎，令色焦黄，滤去滓，更以绵重滤过，再以慢火煎之，然后入乳香、黄蜡等，搅令稀稠得所，于瓷瓮器中盛，以鹅翎旋取涂之。

又方。

柏白皮（二两） 榆白皮（二两） 桑根白皮（二两） 杏仁（二

两，汤浸去皮）　甘草（一两）　羊脑髓（一斤）

右件药，细锉，以羊脑髓煎令黄，滤去滓，于瓷器中盛，鹅翎点药涂之。

又方。

右取兔脑髓涂之。

又方。

右用杏仁一斤，汤浸去皮，压取油涂之。

又方。

右以枣艺敷之，后用麦叶煮水洗之。

治耳耵聍诸方

夫耳耵聍者，是耳里津液结聚所成，人耳皆有之，轻者不能为患，若加以风热乘之，则鞕成圆核塞耳，亦令耳暴聋也。

治耵聍塞耳聋，强坚挑不可得出者，宜用此方。

生猪胆（一合）　釜下墨（半两，细研）

右件药，和调如膏，撚如枣核大。绵裹一圆，塞耳中，令濡润后，即挑之。

又方。

葱汁（三分）　细辛（一分）　附子（一分，炮裂，去皮脐）

右件药，捣细辛、附子为末，以葱汁调令稀，灌入耳中，即出。

又方。

地龙（五七条，湿者）

右捣取汁，数数灌之，即轻挑自出。

治耳中有物不可出方。

右以弓弦长三寸，打散一头，涂好胶，柱著耳中物处停之，令相著徐徐引出。

治百虫入耳诸方

治蚰蜒入耳，滴耳麝香膏方。

麝香（半钱）　阿魏（半钱）　麒麟竭（一字）　白及（一字）　干漆（一字）　腻粉（一钱）　硇砂（半钱）　石胆（一字）　生铁屑（一字）

右件药，捣研为细末，以猪胆汁、生姜汁、葱白汁等，各少许相和，令稀稠得所，每用少许，点入耳中，其虫化为水，立验。

治蚰蜒并诸杂虫蚁入耳，立效宜用此方。

雄黄（一分）　绿矾（一分）　吴蓝[51]子（一分[52]）　莴苣子（一分）　葱子（一分）　白芜荑（一分）　麝香（一分）

右件药，于五月五日午时，铁器内，烧为灰，细研，每用一字，以葱白一茎、生姜枣许大，将药同研令烂，油半合，调沥汁在耳中，日浅[53]药入耳，其虫便出，日深者即化为水，立效。

治蚰蜒入耳，灌耳麝香奶汁方。

麝香（三分，细研）　绿矾（半两，细研）　米醋（少许）　驴奶汁（二合）

右件药，都调和为汁，使一蛤蒲子，取药倾在所入耳内，一碗茶久，侧耳倾出，化为水，唯存脚子在，为验。

又方。

白蜜（半两）　黄丹（半两）　酥（半两）

右件药，相和，于瓷器内同熬成膏，如有不觉蚰蜒入耳者，以杏仁一枚，和皮尖，涂膏于上，绵裹塞耳门中，其虫闻药香即奔耳门来，便急抽药，以物镊出。

又方。

莴苣叶（一分，干者）　雄黄（一分）

右件药，捣罗为末，用面糊和圆，如皂荚子大。以生油少许，化破一圆，倾在耳中，其虫自出。

又方。

右用地龙一条，内葱叶中，化为水，滴入耳中，其蚰蜒亦化为水，立效。

又方。

水银（一豆大）

右倾入耳中，欹枕令耳窍向下，于耳上击铜物，作声数十下，其虫自出。

又方。

小蒜（一握）

右捣取自然汁，灌耳中立出。

治虫入耳方。

椒（一钱，末）

右以醋半盏，浸良久，少少灌耳中，其虫自出。

又方。

右用葱涕灌耳中，须臾虫出。

又方。

右用桃叶塞两耳，其虫立出。

又方。

右以桃叶裹盐，炙令热，用掩耳，冷即易之，其虫自出。

又方。

右用生油灌之，兼炒葱裹之，其虫自出。

又方。

右用瓷器于耳门上，打作声，虫闻其声即出。

又方。

右用好酒灌之，起行，其虫便出。

又方。

右捣蓝汁灌之，立出。

又方。

右以驴乳灌入耳中，即虫变为水，若虫入腹，即饮乳，差。

又方。

右用铜碗于耳边敲打，即虫自出。

又方。

右炒胡麻捣熟，以葛袋盛枕头，其虫自出。

又方。

右以牛酪满耳灌之，即出。若入腹，即空腹食酪一二升，即化为黄水，若消化不尽，即更服之。

又方。

右捣桃叶，布裹侧卧枕之，若造酥煎饼枕之，即速出。

治蜈蚣入耳方。

右用炙猪肉，掩两耳，即出。

又方。

右用生姜汁灌耳中，其虫自出。

治飞蛾入耳方。

右以苇管极气吸之，立出。

又方。

右用酱汁灌入耳，即自出。

又方。

右击铜器于耳傍，即出。

治蚁入耳方。

右以小[54]蒜捣研取汁，灌耳中。

又方。

鲮鲤甲烧灰，以水调，滤过，滴入耳中，即自出。

又方。

猪脂一指大，炙令香，安耳孔边，即出。

【校注】

① 及：日本抄本作"攻"。

② 斗：日本抄本作"升"。

③ 惹：沾染；染上。

④ 两：日本抄本作"分"字。

⑤ 取：日本抄本作“煎”字，义长可从。

⑥ 三：日本抄本作“二”。

⑦ 半：日本抄本作“一”。

⑧ 肉：日本抄本作“内”，义胜。

⑨ 五：日本抄本作“三”。

⑩ 三：日本抄本作“一”。

⑪ 脬：膀胱。

⑫ 熬：日本抄本作“熟”字，义长可从。

⑬ 鲠：日本抄本作“鲤”字。

⑭ 热：日本抄本作“然”字。

⑮ 拆：日本抄本作“折”字。

⑯ 二：日本抄本作“一”。

⑰ 熬：日本抄本作“熟”字。

⑱ 炮：其下日本抄本有“裂去皮脐”四字。

⑲ 授：日本抄本作“投”字，义长可从。

⑳ 三：日本抄本作“二”。

㉑ 撚（niǎn 撵）：揉搓。

㉒ 卬：据上下文疑为“印”字。

㉓ 两颗：日本抄本作“一两颗”。

㉔ 二：日本抄本作“一”。

㉕ 三：日本抄本作“二”。

㉖ 二：日本抄本作“一”。

㉗ 别：日本抄本作“锉”字。

㉘ 毛：日本抄本作“去”字，据文义疑为“去毛”。

㉙ 去：其下日本抄本有“皴”字。

㉚ 薯蓣：其下日本抄本有“一两半”三字。

㉛ 萞：日本抄本作“蓖”字。

㉜ 汗：日本抄本作“汁”字。

㉝ 渍皴：日本抄本作“溃铁”二字。

㉞ 五升：日本抄本作“七斤”二字。

㉟ 二：日本抄本作“三”。

㊱、㊲、㊴ 萞：日本抄本作“蓖”字。

㊳ 二枚：日本抄本作“一两”二字。

㊵ 一：日本抄本作“二”。

㊶ 儿：日本抄本作“见”字。

㊷ 相：日本抄本作“稠”字。

㊸ 且：日本抄本作“旦”字。

㊹ 聋：日本抄本作“鸣”字。

㊺ 诸方：据日本抄本补，此处脱文。

㊻ 蛙：日本抄本作“蛀”字。

㊼ 闻：日本抄本作“开”字。义长可从。

㊽ 藒（jiē 皆）：禾藁去皮颖。或作“秸”。

㊾ 縠（hú 胡）：有皱纹的纱。

㊿ 以：日本抄本作“水”字。

51 蓝：日本抄本作“盐”字。

52 分：日本抄本作“合”字。

53 浅：日本抄本作“泄”字。

54 小：日本抄本作“水”字。

卷第三十七

鼻衄论

夫脾移热于肝，则为惊衄，脾土也，肝木也，木本克土，今脾热，为土气翻盛，逆往乘木，是木之虚，不能制土，故受脾之移热也。肝之神为魂，而藏血，虚热则魂神不定，故惊也。凡血与气，内荣脏腑，外循经络，相随而行于身，周而复始，血性得寒则凝涩，热则流散。而气者，肺之所主也，肺开窍于鼻，热乘于血，则气亦热也，血气俱热，血随气发，出于鼻为衄也。诊其寸口，脉微芤者，衄血，脉微若寒为衄血也。寸口脉微弱，尺脉涩，发热而弱为无血，必厥，其人微呕，夫当眩不眩，而反头痛，痛则为实，下虚上实，必衄也。肝脉大喜为衄，脉阴阳错而浮，必衄血，脉细而数及在上，法当吐而不吐，其面颊上小赤，眼中白肤上，目有细赤脉如发，其趣至黑瞳子者，当衄，病人面无血色，寒热脉沉弦者，衄也，发从春夏为太阳衄，从秋至冬为阳明衄，连日不止者，其经劲劲，尺中自浮，目睛运黄，衄必未止，若目睛了慧[①]，如衄今[②]上，衄血脉滑小弱者生，实大者死，诊人衄，其脉小滑者生，大躁者死，鼻衄脉，沉沉细者生，浮大而牢者死。养生方云：思虑则伤心，心伤则吐血、衄血也。

治鼻衄诸方

夫鼻衄者，由气虚热故也，肝藏血，肺主气，而开窍于鼻，血之与气，相随而行，循于经络，荣于腑脏，若劳伤过度，腑脏生热，热乘血气，血性得热则流散妄行，从鼻出者，谓之衄也。

治五脏热结，鼻衄，心胸烦闷，宜服伏龙肝散方。

伏龙肝（二[③]两） 当归（二两） 赤芍药（二两） 黄芩（二两） 犀角屑（一两） 生干地黄（三两） 刺蓟（一两）

右件药，捣筛为散。每服五钱，以水一大盏，入青竹茹一鸡子大，煎至五分，去滓，温温服之。

治鼻衄，终日不止，心神烦闷，宜服茜根散方。

茜根草 黄芩 侧柏叶 阿胶（杵碎，炒令黄燥） 甘草（锉，生用，以上各一两）

右件药，捣粗罗为散。每服三钱，以水一中盏，入生地黄半两，煎至六分，去滓，温温服之。

又方。

生干地黄（一两，锉） 阿胶（一两，杵碎炒令黄燥） 蒲黄（半两）

右件药，以水二大盏，煎至一盏半，去滓，分为三服，温温服之。

又方。

生地黄（三[④]两，研取汁） 生姜（半两，研取汁） 阿胶（半两，杵碎炒令黄燥，捣为末）

右件药，以生姜地黄汁，入阿胶末，和匀，于银器内暖过，旋旋服之，兼治吐血。

又方。

豉（二合） 艾叶（如鸡子大） 鹿角胶（二两，杵碎炒令黄燥）

右件药，以水二大盏，煎取一盏二分，分为三服，徐徐服之。

又方。

右用故屏风纸，烧灰细研，以温酒调下一钱，立止。

又方。

右以贝母二两，炮黄，捣罗为末，以浆水调二钱服，良久再服，差。

又方。

右以生干地黄一两，细锉，于银器中，以酒一中盏，煎三五沸，去滓，顿服，其血立止。

又方。

右用谷精草，捣罗为末，以热面汤，调下二钱。

又方。

右以龙骨一两，捣碎，以水一大盏，煎至半盏，温温尽服之。

又方。

右用楮树叶，研绞取汁，温饮一大盏，立止，如未止再饮。

又方。

右取生葛根，捣取汁，每服一小盏，三服即止。

又方。

右用黄明胶洋如[⑤]稠饧，涂帛上，贴额上立止。

又方。

右用桑木耳，熬令焦，捣罗为末，撮如杏仁大，绵裹塞鼻中，数过即止。

又方。

右用人中白一分，硬成片者，入麝香末一钱，细研令匀，吹鼻内差。

又方。

右用石榴花，捣末吹鼻内效。

又方。

右用垣衣捣绞取汁，每服一小盏，频服效。

又方。

右用苍耳茎叶，捣绞取汁，每服一小盏，频服效。

治鼻卒衄，吹鼻散方。

右用釜底墨，细研，以少许吹鼻中，即止。

治鼻衄塞鼻散方。

右以蝟皮一枚，烧为灰，细研，每用半钱，绵裹内鼻中，数易之差。

又方。

右以赤马通，以绵裹如枣大，塞鼻中，新旧者悉可用，若大衄者，以水绞取汁，饮三[⑥]升，无新者，以水渍干者用之。

治卒鼻衄方。

右用水罐一枚，钻底作小窍子，盛新汲水，淋项后宛宛中，淋不过[⑦]，一两罐即差。

治鼻衄不止诸方

夫肝藏血，肺主气，肺开窍于鼻，血之与气，相随而行，内荣脏腑，外循经络，腑脏有热，热乘血气，血性得热，即流溢妄行，发于鼻者为鼻衄也，脏虚血盛，故衄不止矣。

治鼻衄血出，经日不止，刺蓟散方。

刺蓟　苦参　黄连（去须）　栀子仁　生干地黄　川大黄（锉碎微炒）　侧柏叶　（以上各一两）

右件药，捣筛为散。每服五钱，以水一大盏，入青竹茹半鸡子大，煎至五分，去滓，温温频服。

治鼻衄不止，子芩散方。

子芩（一两）　蒲黄（三分）　伏龙肝（三分）　青竹茹（三分）

右件药，捣筛为散。每服三钱，以水一中盏，煎至六分，去滓，入生藕汁一合，搅令匀，温服。

治鼻衄不止，心神烦闷，宜服生麦门冬煎方。

生麦门冬汁（三合）　生地黄汁（三合）　生藕汁（三合）　生姜汁（少许）　白药（一两）

右件药，捣罗白药为末，以前四般汁，更入熟水二合，同煎三五沸，用白药末搅令匀，不计时候，分温二服。

治鼻衄日夜不止，面无颜色，昏闷，宜服地黄散方。

生干地黄（半两）　赤芍药（三分）　柏叶（一两）　阿胶（半两，杵碎炒令黄燥）　当归（半两）　赤茯苓（三分）

右件药，细罗为散。每服，煎黄芪汤调下二钱。

又方。

乱发灰（半两）　伏龙肝（一两）

右件药，相和，细研令匀，以新汲水调三钱服之。

又方。

羊胫炭皮（二两，捣碎，醋拌，烧令通赤） 故纸（三十张，多年者烧灰）

右件药，细研为散，以新汲水调三钱服。

又方。

生地黄汁（一升） 白蜜（半两） 蒲黄（二[8]两）

右件药，相和，微暖过，每服一小盏，频服之，差。

治鼻衄日夜不止，头痛心烦，宜服此方。

石膏（一两，细研） 牡蛎（一两，烧为粉）

右件药，都细研为散，以新汲水，调如稀面糊，候血滴间断时，便点三五滴于鼻中，仍以新汲水调两钱服之。

治鼻中血出不断[9]，心闷欲绝方。

刺蓟汁（二合） 生地黄汁（一合） 生姜汁（半合）

右件药，调和令匀，徐徐饮之，仍将滓塞鼻中，差。

治鼻衄，累日不止，胸中痞闷，宜服此方。

生鸡苏叶（切，五合） 香豉（二合）

右件药，捣令极烂，圆如指大，长一寸许，内鼻中，止。

又方。

香墨 葱汁

右件药，以葱汁磨墨，滴少许于鼻中，即止。

治鼻衄不止，心闷欲绝，吹鼻散方。

麻鞋鞴（不限多少，烧为灰）

右件药，细研，以少许入吹鼻中，即止。

治鼻衄不止，眩冒欲死，吹鼻龙骨散方。

龙骨（半两） 乱发（一鸡子大，烧为灰）

右件药，都研如粉，以少许吹入鼻中，立止。

治鼻衄，日夜过[10]不止，眩冒欲死，灌鼻青箱[11]汁方。

青箱[11]草（不限多少）

右件细锉捣，研绞取汁一两合，少少灌入鼻中，差。

治鼻衄，经日夜不止方。

右用干姜，削如莲子大，塞鼻中，即止。

又方。

右浓研好墨，点鼻中，立止。

又方。

右用生姜研汁，滴入鼻中，立止。

治鼻衄，累医不止方。

粟壳（五两，烧灰）

右件药，研为末，每服二钱，以粥饮调服之，差。

治鼻衄不止，兼吐血方。

右烧赤马粪，和水绞取汁，每服一小盏，频服之。

治鼻久衄诸方

夫鼻衄者，由热乘血气也，肝藏血，肺主气，开窍于鼻，若脏腑劳损，血气生热，血得热则流散妄行，随气发于鼻者，名为衄血，若脏虚不复，劳热停积，故衄经久不差也。

治鼻久衄不止，刺蓟散方。

刺蓟（二两）　竹茹（二两）　蒲黄（一两）　艾叶（一两）　乱发灰（一两）　白药（一两）

右件药，捣罗为散。每服三钱，以水一中盏，煎至六分，去滓，入地黄汁一合，搅令匀，不计时候服。

治鼻衄久不止，令人目眩心烦，宜服乱发灰散方。

乱发灰（一分）　桂心（半两）　干姜（一分，炮裂）

右件药，捣细罗为散。每服，以温浆水调下二钱，先食浆水粥，后服。

治衄血久不止，阿胶散方。

阿胶（二两，杵碎，炒令黄燥）　桂心（一两）　当归（一两）　细辛（一两）　龙骨（二两）　蒲黄（一两）　乱发灰（三两，烧灰）

右件药，都捣，细罗为散。每服，以粥饮调下二钱。

又方。

羊胫炭皮（一两，杵碎，炒令通赤）　伏龙肝（半两）　麝香（一钱，细研）

右件药，细研如粉。每服，以新汲水调下二钱，研蓟刺汁调下亦得。

治鼻衄经久不止，立效方。

蒲黄（二两）　石榴花（一两，末）

右件药，和研为散。每服，以新汲水调下一钱。

又方。

故绵（五寸，烧灰）　人中白（一分）

右件药，细研为散。每服，以新汲水调下二钱。

治鼻衄久不止，诸药无效者，宜用此方。

人中白（一分）　石榴花（半两）　故绵灰（半两）

右件药，都细研如面，入麝香一钱，更研令匀，少少吹入鼻中，立止。

治鼻衄久不止方。

乱发灰（一钱）　人中白（半两）　麝香（半钱，细研）

右件药，相和细研，吹小豆大入鼻中，立效。

治鼻衄久不止，身面俱黄，宜用滴鼻，赤马通汁方。

赤马通（七块，以水一盏绞汁）　阿胶（三分，捣碎，炒令黄燥）

右件药，以马通汁调阿胶，令稀得所，少少滴入鼻中，须臾即止。

治鼻久衄不止，吹鼻散方。

绯帛灰（三钱）　乱发灰（二钱）

右件药，都细研，少少吹入鼻中，立效。

又方。

老鸱翅关大骨（微炙）

右捣细罗为散，少少吹入鼻中，差。

又方。

乌贼鱼骨（半两，去甲）

右捣细罗为散，少少吹入鼻中即止。如未止，更著少许干浮萍草末，吹入鼻中，即差。

又方。

右以干苔二[12]两，烧为灰，吹少许入鼻中，即止。

治鼻中沥血，经旬不止方。

南墙墙衣土（两杏仁大）

右以土鼻中塞之，初时被血推却，又取塞之，立止。

治鼻大衄诸方

夫鼻大衄者，由血气虚热故也。心藏血，肺主气，而开窍于鼻，血之与气相随而行，循于经络，荣于脏腑。若劳伤过度，脏腑生热，热乘于血，血性得热则流散妄行，从鼻出者，谓之鼻衄。其云鼻大衄者，因鼻衄而口耳皆出血，故云大衄也。

治大衄不止，宜服远志散方。

远志（半两，去心）　白芍药（三分）　桂心（一分）　天门冬（半两，去心）　麦门冬（半两，去心）　阿胶（半两，捣碎，炒令黄燥）　当归（半两）　没药（一两）　藕节（半两）　甘草（半两，炙微赤，锉）　川大黄（半两，锉碎，微炒）　生干地黄（一两）　柴胡（一两，去苗）　桃仁（一分，汤浸去皮尖双仁，麸炒微黄）

右件药，捣筛为散。每服三钱，以水一中盏，煎至五分，去滓，不计时候温服。

治大衄，口耳皆血出不止，苦参散方。

苦参（一两）　黄连（一两，去须）　川大黄（半两，锉碎，微炒）　栀子仁（半两）　柏叶（半两）　桑耳（一两）

右件药，捣筛为散。每服三钱，以水一中盏，煎至五分，去滓，入生地黄汁一合，搅令匀，不计时候温服。

治大衄未止，计数升，不知人事，宜服阿胶散方。

阿胶（三分，捣碎，炒令黄燥）　桂心（半两）　细辛（半两）　白龙骨（半两）　当归（半两）　乱发（半两，烧灰）　蒲黄（半两）

右件药，捣细罗为散。每服，以生地黄汁调下二钱。

治大衄不止，紫参散方。

紫参（一分）　郁金（半两）　子芩（一分）　甘草（半两，炙微赤，锉）　白龙骨（半两）　鹿角胶（半两，捣碎，炒令黄燥）

右件药，捣细罗为散。每服，以生地黄汁并蜜水相和，调下二钱。

治大衄立效方。

熟艾（二弹子大）　牛皮胶（一两，炙黄燥）

右件药，以煎了豉汁一大盏，同煎至七分，去滓，不计时候，分温二服。

治大衄，口耳皆出血不止，阿胶散方。

阿胶（半两，捣碎，炒令黄燥）　蒲黄（一两）

右件药，捣细罗为散。每服二钱，以水一中盏，入生地黄汁二合，煎至六分，不计时候温服。

又方。

断弓弦（一分，烧灰）　白矾（一分，烧灰）

右件药，细研为散。以二大豆许，入鼻中，差。

治大衄，口耳皆出血不止方。

蒲黄（一两）

右件药，细研为散。每服，以冷水调下二钱，即差。

又方。

右以盐半两，炒碾为末，分为二服，以冷水调下，未止更服。

又方。

右以槲叶，捣绞取汁，每服一小盏，频服，即止。

又方。

右以胡粉炒，令光黑，以醋调一钱服之，即止。

治鼻塞气息不通诸方

夫肺气通于鼻，若其脏为冷风所伤，故鼻气不通利，成齆也，为冷气结聚，搏于血气则生肉，冷气盛者则息肉生长，气息窒塞不通也。

治外伤风冷，鼻塞，气息不通，壅闷，宜服芎䓖散方。

芎䓖　槟榔　人参（去芦头）　赤茯苓　白术　麻黄（去根节）　肉桂（去皴皮）　郁李仁（汤浸，去皮尖，微炒）　杏仁（汤浸去皮尖双仁，麸炒微黄）　甘草（炙微赤，锉，以上各一两）

右件药，捣筛为散。每服三钱，以水一中盏，入生姜半分，煎至七分，去滓，每于食后温服。

治鼻塞不闻香臭，木通散方。

木通（一两，锉）　防风（半两，去芦头）　栀子仁（半两）　川升麻（一两）　石膏（二两）　麻黄（三分，去根节）　桂心（半两）

右件药，捣筛为散。每服三钱，以水一中盏，煎至六分，去滓，每于食后温服。

治鼻塞不闻香气，内鼻膏药方。

当归　薰草　木通　细辛　蕤仁（去赤皮，研，以上各一两）　芎䓖（半两）　白芷（半两）　羊髓（六两，猪脂亦得）

右件药，细锉，用羊髓入于铛内，以慢火煎令消，次下诸药，煎令白芷色黄，绵滤去滓，盛于不津器中。每日三度，取枣核大，内鼻中差。

治鼻窒塞，香臭不闻，妨闷疼痛，通鼻膏方。

白芷（半两）　芎䓖（半两）　木通（半两）　当归（三分）　细辛（三分）　莽草（三分）　辛夷（一两）

右件药，细锉，以猪脂一斤，煎令白芷色黄，绵滤去滓，盛于不津器中，候冷，绵裹枣核大，内鼻中，日三换之。

治鼻塞气息不通方。

木通（锉）　细辛　附子（炮裂，去皮脐，以上各一两）

右件药，捣罗为末，炼蜜和圆，如枣核大。每夜临卧，内一圆于鼻中差。

治鼻塞不通，常有涕，涂囟膏方。

杏仁（三分，去皮尖）　细辛　附子　川椒　（以上各一分）

右件药，并生用，锉碎，以醋五合，渍药一宿，明旦漉出，以猪脂五两煎之，候附子色黄，药成，去滓，以涂囟上，并鼻上，日再用之。

治鼻塞不通，塞鼻皂荚散方。

皂荚　细辛　辛夷　川椒（去目及闭口者，微炒去汗）　附子（炮裂，去皮脐，以上各一分）

右件药，捣罗为散。每取半钱，用绵裹，塞鼻中，以少许吹之亦得。

治鼻塞不闻香臭，宜用塞鼻甘遂散方。

甘遂　细辛　附子（炮裂，去皮脐）　木通（锉，以上各一分）

右件药，捣细罗为散。每用半钱，以绵裹塞入鼻中，当有清水出，病重者或下三二升，当以卧时安药，若微痛则忍之，勿触风冷。

治鼻窒塞不得喘息，宜用塞鼻菖蒲散方。

菖蒲（一分）　皂荚（一分，炙并[13]用子）

右件药，捣细罗为散。每用半钱，以绵裹，夜临卧时，塞于鼻中。

治鼻塞不闻香臭，塞鼻瓜蒂散方。

瓜蒂（一分）　藜芦（一分）

右件药，捣细罗为散。每服半钱，用狗胆汁和，绵裹塞于鼻中，日三易之。

治鼻塞不闻香臭，吹鼻通顶散方。

滑石（一分）　瓜蒂（七枚，为末）　麝香（半钱）　胡黄连（一分末）　蟾酥（半钱）

右件药，都研令细，每用少许，吹入鼻中。

治鼻中窒塞，气息不通者，皆已有肉柱，柱若不出，终不能差，余药虽暂通利，旋复生长，宜用此方。

白雄犬胆（一枚）　地胆（二十枚）

右件药，先捣罗地胆为细散，内犬胆中，以绳系定，三日，乃于日出时，令病患西[14]首卧中庭，以鼻孔向日，傍人以故笔粘药，涂入鼻孔中，一日一度，至五六日。当闻鼻柱里近眼痛，此是欲落，更后三四敷之，渐渐时嚏之即落，取将捐于四通道上，柱落后，急以绵塞之，慎风。

治鼻塞，多年不闻香臭，水出不止，灌鼻蒺藜汁方。

蒺藜（二握，当道[15]车碾过者）

右件药，以水一大盏，煮取半盏，仰卧，先满口含饭，以汁一合，灌入鼻中，不通，再灌之，大嚏，出一两个瘜肉，似赤蛹虫，即差。

治鼻塞，眼昏头疼，脑闷，滴鼻苦胡芦子，脑泻散方。

右用苦葫芦子一两，以童子小便一中盏浸之，夏一日，冬七日，取汁少许，滴入鼻中。

又方。

右用绵裹瓜蒂末，塞鼻中。

又方。

右以刺蓟二握，以水一大盏，煮取五分，去滓，顿服之。

又方。

右以水调服釜下墨三钱，日三服。

又方。

槐叶（二升）　葱白（三茎）　豉（一合）

右用水二大盏，煮取汁一盏，去滓，分温二服。

治鼻齆诸方

夫肺主气，其经手太阴之脉也，其气通于鼻，利则知于臭香，风冷伤于脏腑，而邪气乘于太阴之经，其气蕴积于鼻者，则津液壅塞，鼻气不通，故不知香臭，鼻塞而为齆也。

治鼻齆，窒塞不通气息，宜服羚羊角圆方。

羚羊角屑（一两）　连翘　汉防己　麦门冬（去心，焙）　薯蓣　槟榔　茯神　（以上各二分）　白鲜皮　人参（去芦头）　羌活　细辛　白芷　当归　黄芪（锉）　防风（去芦头）　旋覆花　枳壳（麸炒微黄，去瓤，以上各半两）

右件药，捣罗为末，炼蜜和，更捣三五百杵，圆如梧桐子大。每于食后，以温水下三十圆。

治齆鼻梁起，疼痛胀闷，宜用内鼻甘草圆方。

甘草（生用）　木通（锉）　细辛　附子（生用，以上各一分）

右件药，捣罗为末，以白雄犬胆，和圆如枣核大。以绵裹一圆，内鼻中，日二换之。

治齆鼻中结肉方。

青甜瓜蒂（二枚，晒干为末）　雄黄（半钱，细研）　麝香（半钱，细研）

右件药，都研令匀，用时，先将指甲掐破中肉，然后贴药在上，日三用之。

治鼻齆塞鼻，雄黄圆方。

雄黄（半两）　甘草（一分，炙微赤，锉）　附子（一分，炮裂，去皮脐）　细辛（一分）

右件药，捣罗为末，用狗胆和撚[16]，如枣核大。以绵裹一圆，内鼻中，移时恶物出，三二升差。

治鼻齆气息不通方。

瓜蒂（半两）　细辛（一分）

右件药，捣细罗为散。以绵裹豇豆大。塞鼻中，须臾通矣。

又方。

右用皂荚末，如小豆大，用竹管子吹入鼻中。

又方。

右用干姜末，蜜和，塞鼻中。

又方。

右用瓜蒂白矾等分，捣罗为末，以猪脂和，撚如枣核大。绵裹塞鼻中，经日再易之，以差为度。

治鼻中生疮诸方

夫鼻者，肺之窍，故肺气通于鼻也，若脏腑不调，阴阳否塞，气血壅滞，荣卫不通，则上焦生邪热之气，伏留不散，上攻于鼻，故令鼻中生疮也。

治鼻中生疮，咽喉闭塞及干呕头痛，宜服前胡散方。

前胡（去芦头）　木通（锉）　大青　青竹茹　麦门冬（去心，以上各三分）　川升麻（一两）　黄柏（半两，锉）　玄参（一两）　川芒硝

（一两）

右件药，捣筛为散。每服三钱，以水一中盏，煎至六分，去滓，每于食后温服。

治风热，鼻内生疮，滴鼻栀子仁煎方。

栀子仁　苦参　木通（锉，以上各一两）

右件药，细锉，以好酥四两，煎令香，去滓，倾入瓷盒中，旋以少许，滴入鼻中。

治肺壅，鼻中生疮，肿痛方。

川大黄（一分，生用）　黄连（一分，去须）　麝香（一钱，细研）

右件药，捣细罗为散。研入麝香令匀，以生油旋调，涂于鼻中。

又方。

杏仁（一分，汤浸去皮尖双仁，研为膏）　川大黄（一分，生为末）

右件药，相和研令匀，以猪脂调涂鼻中。

又方。

右以狗骨烧灰细研，猪脂和贴之。

又方。

右烧故马绊为末，敷之。

又方。

右捣杏仁乳和，敷之。

又方。

右以黄柏槟榔等分，捣罗为末，以猪脂调敷之。

又方。

右以乌牛耳垢，敷之。

又方。

右以牛鼻津，敷之。

治鼻中生息肉诸方

夫肺气通于鼻，肺脏若为风冷所乘，则鼻气不和，津液壅塞，而为鼻䶑，冷气搏于血气，停结鼻内，故变生息肉也。

治鼻中生息肉，鼻梁起，羊肺散方。

羊肺（一枚，晒干）　白术（一两）　肉苁蓉（三分，刮去皴皮）木通（三分，锉）　干姜（半两，炮裂，锉）　芎䓖（三分）

右件药，捣细罗为散。每于食后，以粥饮调三钱，服之。

又方。

木通（半两，锉）　真珠末（半两）　白矾（半两，烧汁尽）　细辛（半两）

右为细末，入真珠末令匀，撚棉如枣核，沾散内于鼻中，日二度。

又方。

木通（半两，锉）　细辛（半两）　甘遂（一分，煨令黄）　附子（一分，炮裂，去皮脐）

右为细末，炼蜜和撚如枣核大，内鼻中，日二[17]度换，当有清涕下。

治息肉妨闷疼痛方。

白矾（一两，烧汁尽）　木通（半两，锉）　细辛（半两）　朱砂（一分，细研）

右件药，捣细罗为散，入朱砂，同研令匀，以绵裹豇豆大，塞在鼻中，至病上日三易之，常[18]有涕下，以肉消尽为度。

治鼻中息肉渐大，气息不通，妨闷方。

藜芦（三分，去芦头，捣罗为末）　雄黄（一分，细研）　雌黄（一分，细研）

右件药，同研令匀，每用时即[19]以蜜调散，用纸撚子展药，点于息肉上，每日三度，则自消化，不得涂药在于两畔，恐涕落于药上。

治鼻中息肉，壅塞不通方。

白矾（半两，烧汁尽）　藜芦（半两，去芦头）　附子（半两，炮裂，去皮脐）　瓜蒂（二十枚）

右件药，捣细罗为散。每用小竹管子，取药如小豆大，内鼻中吹之，以绵塞鼻，日再用之，以愈为度。

治鼻中息肉肿大，气息闭塞不通，点药令消方。

生地胆（十枚）　细辛（半分，末）　白芷（半分，末）

右以地胆压取汁，和药末，以涂于息肉之上，取消为度，亦单以地胆汁于竹筒中盛，当上灌之，即消，无生者，即以酒煮汁用之。

治鼻中生息肉，不通利，塞鼻羊踯躅圆方。

羊踯躅花（半两） 白矾（半两，烧令汁尽） 矾石（半两，细研） 肉苁蓉（一分）

右件药，细罗为末，以青羊脂和，绵裹如枣核大，内鼻中，日夜四五度换之，以渐渐消烂，即差。

治鼻中息肉，不通利，塞鼻真珠散方。

真珠 白矾（烧为灰） 桂心 细辛 （以上各一两） 木通（半两，锉）

右件药，捣细罗为散。每服半钱，绵裹内鼻中，日三易之。

治鼻中息肉，敷鼻蚯蚓散方。

白颈蚯蚓（一条，韭园内者） 猪牙皂荚（一挺）

右件药，内于瓷瓶中，烧熟，细研，先洗鼻内令净，以蜜涂之，敷药少许在内，令清水下尽，即永除根本。

治鼻中息肉，敷鼻瓜蒂膏方。

右用陈瓜蒂一分，捣罗为末，以羊脂和，以少许敷息肉上，日三用之。

治鼻中息肉，不闻香臭，敷鼻白矾膏方。

右以白矾一两，烧为灰，细研，以羊脂旋和少许，敷着息肉上，即差。

又方。

右以蜣螂一十枚，内青竹筒中，以刀削去竹青，以油单裹筒口，令密。内厕坑中，四十九日，取出曝干，入麝香少许，同细研为散。涂息肉上，当化为水。

治鼻痛诸方

夫鼻痛不能忍者，由风冷伤于肺脏故也，是以肺气通于鼻，风邪随气入于鼻内，搏于正气，邪正相击，气道不宣，故令鼻痛也。

治风冷搏于肺脏，上攻于鼻，则令鼻痛，宜服没药散方。

没药　干蝎（微炒）　天南星（炮裂）　雄黄（细研）　当归（锉，微炒）　朱砂（细研）　牛黄（细研）　胡黄连　麝香（细研）　丁香　甘草（炙微赤，锉）　桂心　（以上各一分）　白芷（半两）　乌蛇（一两，酒浸，去皮骨，炙令微黄）　白附子（半两，炮裂，去皮脐）

右件药，捣细罗为散，入研了药，研令匀。每于食后，以温酒调下一钱。

治鼻塞多痛，芎䓖膏方。

芎䓖　吴茱萸　细辛　川椒　干姜（炮裂）　皂荚　（以上各三分）

右件药，细锉，以醋浸一宿，猪脂六两，同于银锅中，煎五七沸，滤去滓，倾入瓷盒中，每取枣核大，绵裹内鼻中。

治鼻痛，白芷膏方。

白芷　芎䓖　木通　当归　辛夷　（以上各半两）　细辛（三分）　莽草（三分）

右件药，都细锉，以不中水猪脂一升，煎五七沸，候白芷色焦黄，滤去滓，瓷盒中盛，每以枣核大，绵裹内鼻中，日三用之。

又方。

右以麻油频涂于鼻内外甚佳。

又方。

右以杏仁五两，去皮，压取油涂之，即差。

治鼻流清涕诸方

夫津液涕，得热即干燥，得冷则流溢不能自收。肺气通于鼻，其脏若冷，随气乘于鼻，故使津液流涕，不能自收也。

治肺虚，外伤风冷，致鼻塞常流清涕，头目昏疼，四肢不利，宜服诃黎勒散方。

诃黎勒（一两，煨用皮）　白术（一两）　防风（三分，去芦头）

细辛（三分） 前胡（三分，去芦头） 木通（三分，锉） 附子（一两，炮裂，去皮脐） 麻黄（一分，去根节） 甘草（半两，炙微赤，锉）

右件药，捣筛为散。每服三钱，以水一中盏，入生姜半分，煎至六分，去滓，每于食后温服。

治肺伤风冷，鼻流清涕，头目疼痛，胸膈不利，宜服细辛散方。

细辛（一两） 附子（三分，炮裂，去皮脐） 白术（三分） 桂心（三分） 蔓荆子（三分） 芎䓖（三[20]分） 诃黎勒（三分，煨用皮） 枳壳（半两，麸炒微黄，去瓤） 甘草（半两，炙微赤，锉）

右件药，捣筛为散。每服三钱，以水一中盏，入生姜半分，煎至六分，去滓，每于食后温服。

治鼻流清涕，日久不止，皆因肺脏虚寒，心膈壅滞，头目不利，宜服白术散方。

白术（一两） 丁香（三分） 诃黎勒（三分，煨用皮） 桂心（三分） 细辛（三分） 附子（三分，炮裂，去皮脐） 枳壳（半两，麸炒微黄，去瓤） 吴茱萸（一分，汤浸七遍，焙干，微炒）

右件药，捣细罗为散。每于食后，以温水调下一钱。

治伤冷鼻塞，清涕出不止方。

附子（半两，炮去皮脐） 细辛（一分） 川椒（一分，去目） 杏仁（一分，汤浸去皮尖双仁，研）

右件药，细锉。用醋淹一宿，以炼成猪脂半斤，以慢火煎药，候附子色黄，膏成，去滓，候冷，以绵裹枣核大，用鼻中，日三换之差。

治鼻塞脑冷，清涕出不止方。

木通（半两，锉） 辛夷（半两） 细辛 桂心 甘遂（微炒） 芎䓖 附子（炮裂，去皮脐，以上各一两）

右件药，捣罗为末，炼蜜和圆，如枣核大。以绵裹一圆，内鼻中，日三换之，用白狗胆汁和之，更佳。

治鼻塞，恒有清涕，塞鼻，桂膏方。

桂心 细辛 干姜（炮裂，锉） 川椒（去目及闭口者，微炒去汗，以上各半两） 皂荚（一分）

右件药，捣罗为末，以青羊脂和成膏，每用如枣核大，绵裹塞鼻中。

治鼻干无涕诸方

夫鼻干无涕者，由脏腑壅滞，内有积热，攻于上焦之所致也。凡肺气通于鼻，主于涕，若其脏挟于风热，则津液不通，皮毛枯燥，两颊时赤，头痛鼻干，故令无涕也。

治肺脏积热，皮肤干燥，鼻痛无涕，头疼心闷，宜服桑根白皮散方。

桑根白皮（一两，锉）　川升麻（一两半）　甘草（一两，炙微赤，锉）　木通（一两，锉）　川大黄（一两，锉碎，微炒）　石膏（三两）　葛根（三两，锉）

右件药，捣筛为散。每服三钱，以水一中盏，煎至六分，去滓，每于食后，温服。

治肺脏积热，两颊时赤，皮肤枯燥，鼻干无涕，头目多疼，宜服木通散方。

木通（一[21]两，锉）　麦门冬（一两半，去心）　赤茯苓（一两）　白前（一两）　石膏（二两）　桑根白皮（一两，锉）　犀角屑（半两）　杏仁（一两，汤浸去皮尖双仁，麸炒微黄）　甘草（半两，炙微赤，锉）

右件药，捣筛为散。每服三钱，以水一中盏，煎至六分，去滓，每于食后，温服。

治肺热，鼻干无涕，心神烦闷，宜服犀角散方。

犀角屑（半两）　木通（半两，锉）　麦门冬（一两，去心，焙）　赤茯苓（半两）　川升麻（半两）　黄芪（半两，锉）　马牙消（半两）　杏仁（半两，汤浸去皮尖双仁，麸炒微黄）　朱砂（一分，细研）　龙脑（一钱，细研）　甘草（一分，炙微赤，锉）

右件药，捣罗为散。每于食后，以竹叶汤，调下一钱。

治鼻干无涕，吹鼻散方。

龙脑（半钱）　马牙消（一钱）　瓜蒂（十四枚，为末）

右件药，一处细研，每用一豆大，吹入鼻中，差。

吐血论

夫吐血者，皆由大虚损及饮酒劳伤所致也。肺者五脏上盖心肝，又俱主于血，上焦有邪，则伤诸脏，脏伤则血下入于胃，胃既得血，则满闷气逆，气逆上冲，故吐血也。吐血有三种，一曰内衄，二曰肺疽，三曰伤胃。内衄者出血，俱不从鼻出，是近心肺间，津出还流入胃，或如豆汁，疑停胃里，因即满闷，便吐，或去数升，乃至一斗是也。肺疽者，言饮酒之后，毒闷便吐，吐已后，有一合二合，或半升一升血者，是也。伤胃者，是饮食大饱之后，胃内冷不能消化，则便烦闷，强呕吐之，所食之物，与气共上冲，蹙内伤，损胃口，便至吐血，色鲜正赤是也。凡吐血之后，体恒俺然，心里烦燥，闷乱纷纷，颠倒不安，寸口脉微而弱，气俱虚则吐血，关上脉微而芤，亦吐血，脉细沉者生，喘嗽上气，脉数浮大者死。久吐不差，面色黄黑，无复气血，或发寒热，或恶寒者，难治也。

治吐血诸方

夫心主血，肝藏于血，是以愁忧思虑，则伤心，恚怒气逆，上而不下，则伤肝，肝心二脏俱伤，故血散不止，若胸胃中气逆，则呕而出血也。

治吐血，心胸气逆，疼痛，宜服伏龙肝散方。

伏龙肝（二两）　生干地黄（二两）　芎䓖（半两）　赤芍药（半两）　当归（半两）　桂心（半两）　白芷（半两）　细辛（三分）　甘草（一两，炙微赤，锉）

右件药，捣粗罗为散。每服五钱，以水一大盏，入竹茹一鸡子大，煎至五分，去滓，放温，频服效。

治心热，吐血不止，黄芩散方。

黄芩（一两半）　地榆（一两半，锉）　玄参（二两）　茜根（二

两，锉） 寒水石（一两） 麦门冬（二两半，去心，焙） 川升麻（二两） 犀角屑（一两） 甘草（一两，炙微赤，锉）

右件药，捣粗罗为散。每服五钱，以水一大盏，入竹叶二七片，煎至五分，去滓，每于食后温服。

治吐血，此皆由脏气虚，气上冲所为，宜服黄芪散方。

黄芪（锉） 白芍药 芎䓖 当归 桂心 黄芩 甘草（炙微赤，锉，以上各一两）

右件药，捣粗罗为散。每服五钱，以水一大盏，入竹茹一鸡子大，煎至五分，去滓，每于食后温服。

治吐血并衄血不止，紫苏散方。

紫苏（二[22]两） 桂心（一两） 生干地黄（二两） 当归（一两） 牛膝（一两，去苗） 阿胶（一两，捣碎，炒令黄燥）

右件药，捣筛为散。每服五钱，以水一中盏，煎至五分，去滓，每于食后温服。

治吐血内崩上气，面色如土，宜服艾叶散方。

艾叶（二两） 阿胶（二两，捣碎，炒令黄燥） 柏叶（二[23]两） 干姜（一两，炮裂，锉）

右件药，捣粗罗为散。每服三钱，以水一中盏，煎至六分，去滓，每于食后温服。

治心肺热盛，吐血不止，宜服地榆散方。

地榆（半两，锉） 柏叶（三分） 甘草（半两，锉，生用） 吴蓝（三分） 黄芩（三分） 刺蓟（一两）

右件药，捣粗罗为散。每服四钱，以水一中盏，入青竹茹一分，煎至六分，去滓，每于食后温服。

治吐血衄血及大小便下血不止，宜服刺蓟散方。

刺蓟 白芍药 白术 人参（去芦头） 生干地黄 鹿角胶（捣碎，炒令黄燥，以上各一两） 芎䓖 桂心 黄芩 （以上各半两）

右件药，捣细罗为散。不计时候，以生地黄汁调下二钱。

治吐血不止，心胸疼痛方。

当归（二两） 黄芩（二两） 干姜（一两，炮裂，锉） 白芍药

（二[24]两） 阿胶（二两，捣碎，炒令黄燥）

右件药，捣细罗为散。不计时候，以生地黄汁调下二钱。

治吐血久不止，松花散方。

松花（一两半） 甘草（半两，炙微赤，锉） 紫菀（半两，去苗） 百合（半两） 薯蓣（一两） 人参（半两，去芦头） 鹿角胶（一两，捣碎，炒令黄燥） 生干地黄（一两） 白茯苓（半两） 茜草根（半两，锉） 刺蓟（半两） 艾叶（一分）

右件药，捣细罗为散。不计时候，以粥饮调下二钱。

治肺心热盛，吐血不止方。

伏龙肝（一合） 红蓝花（二两） 甘草（半两，生用）

右件药，捣细罗为散。每于食后，煎竹茹汤，调下二钱。

治吐血口鼻俱出，至一斗不止方。

生地黄汁（半升） 刺蓟汁（半升） 白蜜（三合） 麦门冬汁（半升） 伏龙肝（二两，细研如粉）

右件药，相和，以慢火熬如稀饧，不计时候，含半匙咽津。

治吐血经日，百治不差者，宜服此方。

生地黄汁（一升） 川大黄（一两，锉碎，微炒，杵末）

右件药，相和，煎至半升，分为二服，温温食复[25]服之。

治吐血红花散方。

红花（一两） 诃黎勒（三枚，兼核生用） 川朴硝（五两）

右件药，捣粗罗为[26]。每服三钱，以酒半中盏，水半中盏，煎至六分，去滓，入赤马通一合，不计时候温服。

又方。

生藕汁（二合） 刺蓟汁（二合）

右件药，合搅令匀，入生蜜一匙，调和令细，呷之。

治吐血立效方。

白蒲薄纸（五张，烧灰）

右将纸灰，以水调，顿服之，立效。

治吐鲜血方。

红锦（三寸）

右将锦烧灰，研为末，水调服之，差。

治吐血及鼻衄不止方。

右以伏龙肝二两，用新汲水一大盏，淘取汁，入蜜一匙，搅匀，顿服之。

又方。

右以乌贼鱼骨，捣细罗为散。不计时候，以清粥饮调下二钱。

又方。

生刺蓟（三两） 生地黄（五两）

右捣绞取汁，入白蜜一两，煎三五沸，不计时候温服。

又方。

右以生葛根捣绞取汁，每服一小盏，宜频服，以止为度。

又方。

右以刺蓟根叶，捣绞取汁一中盏，分为二服，相次服之。

治卒吐血诸方

夫卒吐血者，因心肺二脏壅滞，暴热所伤，或饱食饮酒，劳损所致也。心肺在于上焦，俱主于血，若为邪热所伤，则血下入于脾胃，得血则壅闷气逆，故卒吐血也。

治卒吐血不止，甘草散方。

甘草（锉，生用） 白术 阿胶（捣碎，炒令黄燥） 干姜（炮裂，锉） 黄芩 （以上各一两） 伏龙肝（一合）

右件药，捣粗罗为散。每服三钱，以水一中盏，煎至六分，去滓，不计时候温服。

治卒吐血，皆因心肺暴热，毒入胃，致吐不止，宜服生干地黄散方。

生干地黄（二[27]两） 黄芩（一[28]两） 阿胶（二两，捣碎，炒令黄燥） 甘草（二两，锉，生用） 柏叶（一两） 犀角屑（一两） 刺蓟（一两）

右件药，捣筛为散。每服三钱，以水一中盏，入青竹茹一鸡子大，煎至六分，去滓，不计时候温服。

治劳伤，或饱食气逆，致卒吐血不止，宜服鸡苏散方。

鸡苏茎叶（一两） 黄芪（一两，锉） 甘草（一两，生用） 干姜（半两，炮裂，锉） 艾叶（半两） 阿胶（一两，捣碎，炒令黄燥）

右件药，捣筛为散。每服三钱，以水一中盏，煎至五分，去滓，入赤马通汁一合，搅令匀，不计时候温服。

治卒吐血不止方。

生地黄汁（一大盏） 黄明胶（一两，炙令黄燥）

右件药，捣胶细罗为散，内地黄汁中，以瓷器盛，于一斗米饭甑上蒸之，候饭熟，分为二服，甚者，不过再剂。

又方。

柏叶（半斤，洗净）

右件药，捣碎，以水三大盏，煎取一盏半，去滓，分为三服。

又方。

右以葛粉细研，用新汲水，调下三钱。

又方。

右浓煮鸡苏汁饮之，以多为妙，亦疗下血佳。

又方。

右用东向蘘荷根一把，绞取汁服之，亦疗虫毒。

又方。

桂心（二[29]两） 羊角（二枚，炙令黄焦）

右件药，捣罗为末，不计时候，以糯米粥饮调下二钱。

又方。

右以肉桂四两，去粗皮，捣罗为末，以糯米粥饮调下一钱服。日夜可十服，神验，亦治下血不止。

又方。

右以蒲黄半两，温水调下，未差再服。

又方。

黄连末（一两）

右于铫子内，先熔黄蜡一两，内黄连末，候稍凝，分为三圆，以糯米粥化一圆，服之。日尽三圆，差。

治吐血不止诸方

夫吐血不止者，由心肺积热，饮酒劳伤之所致也。肺为上盖，心肝俱主于血，若上焦壅滞，邪热伤于诸脏，则血下流，入于胃中，胃得血则满闷气逆，故吐血也。或因饮食大饱，未能消化，心胸壅闷，强吐之，所食之物，与气上冲于心肺，伤裂胃口，则令吐于鲜血。又有脏腑劳损，气血不和，思虑忧愁，恚怒气逆，结滞于胸膈之间，伤损于肺肝心之脏，则血流散，故令吐血不止也。

治吐血不止，心胸烦热，宜服茜根散方。

茜根（二两，锉） 白芍药（三两） 麦门冬（三两，去心） 鸡苏叶（四两） 小蓟根（三两） 青竹茹（四两）

右件药，捣筛为散。每服三钱，以水一中盏，煎至五分，去滓，入生地黄汁一合，搅令匀，不计时候温服。

治吐血不止，立效羚羊角散方。

羚羊角屑（三两） 伏龙肝（五两） 熟艾（一两） 地榆（二两，锉） 牛膝（三两，去苗） 牡丹（二两） 白芍药（四两） 生干地黄（二两） 柏叶（二两） 大蓟根（三两） 鸡苏叶（一两） 蛴螬（五枚，切破，慢火炙黄）

右件药，捣筛为散。每服三钱，以水一中盏，入生姜半分，煎至六分，去滓，温服。

治吐血不止，地榆散方。

地榆（一两，净洗去泥土） 白芍药（一两） 阿胶（三分，捣碎，炒令黄燥） 甘草（一分，生用） 艾叶（一两） 小蓟根（一两）

右件药，捣筛为散。每服三钱，以水一中盏，煎至六分，去滓，不计时候温服。

治心热吐血不止，红蓝花散方。

红蓝花（二两） 伏龙肝（一升，以水二升半浸滤，取汁） 乱发灰（一两） 甜竹茹（三合）

右件药，捣筛为散。每服三钱，以伏龙肝水一中盏，煎至六分，去滓，频频温服。

治吐血不止，刺蓟饮子方。

刺蓟汁　生地黄汁　生藕汁　童子小便　（以上各二合）　赤马通汁（一合）

右件药，都和令匀，每服一小盏，频频温服。

治吐血不止，宜服鹿角胶方。

鹿角胶（一两，炙黄，为末）　生地黄汁（一升二合）

右件药，同于铜器中盛蒸之，令胶消，分温二服。

又方。

右以白药一两，旋烧地赤安之，以物合定，不得泄气，良久取出，捣细罗为散。每服，以粥饮调下一钱。

又方。

右以乱发一两，烧灰细研，每服，以温水调下一钱。

又方。

茜根（一两）

右以淡浆水一大盏，煎取半盏，去滓，温服之。

治呕血诸方

夫心者主血，肝者藏血，愁忧思虑则伤心，恚怒气逆，上而不下，则伤肝。肝心二脏俱伤，故血流散不止，气逆则吐，而血出也。

治呕血头疼壮热，遍身疼痛，四肢烦闷，宜服刺蓟散方。

刺蓟（一两）　鸡苏叶（半两）　青竹茹（一两）　麦门冬（一两半，去心，焙）　白茯苓（半两）

右件药，捣粗罗为散。每服三钱，以水一中盏，入生姜半分，煎至六分，去滓，入生地黄汁一合搅匀，不计时候温服。

治呕血久不差，心神烦闷，脏腑劳伤，宜服竹茹散方。

竹茹（一团，如鸡子大）　白芍药（半两）　当归（半两）　茜根

（二两）　羚羊角屑（一两半）　甘草（一两，炙微赤，锉）　生干地黄（半两）　麦门冬（一两半，去心，焙）　鹿角胶（一两半）

右件药，捣粗罗为散。每服三钱，以水一中盏，入生姜半分，煎至六分，去滓，不计时候温服。

治伤中胸里，挛痛，咳呕血出，时作寒热，小便赤黄，此是劳伤所致，宜服黄芪散方。

黄芪（一两半，锉）　阿胶（一两，捣碎，炒令黄燥）　生干地黄（一两）　当归（一两）　桂心（一两半）　远志（一两，去心）　人参（一两，去芦头）　大麻仁（一两）　桑根白皮（一两，锉）

右件药，捣筛为散。每服三钱，以水一中盏，入生姜半分，煎至六分，去滓，不计时候温服。

治忧恚呕血，烦满少气，胸中疼痛，宜服阿胶散方。

阿胶（二两，捣碎，炒令黄燥）　甘草（一两，炙微赤，锉）

右件药，捣细罗为散。每服三钱，以水一中盏，入生地黄汁二合，煎至七分，和滓温服。

又方。

右以柏叶，捣罗为散。不计时候，以粥饮调下二钱。

又方。

右以荆芥，捣细罗为散。不计时候，以生地黄汁调下二钱。

治吐血衄血诸方

夫口鼻之中俱出血者，由因劳热而成，是以血者本属于心，经脉流行，不暂停滞，一关不利，百病俱生，或有忧悸之所因，或有卒惊之所致。此皆食饮过度，饮酒劳伤，壅滞积蓄于心胸，热毒熏蒸于肝肺，脏腑既蕴邪热，则血流散上行，故令吐血而兼鼻衄也。

治吐血衄血，此为内损，或劳伤所致，宜服竹茹散方。

青竹茹（一两）　白芍药（一两）　芎䓖（一两）　桂心（一两）　生干地黄（三两）　当归（一两）　甘草（半两，炙微赤，锉）

右件药，捣筛为散。每服三钱，以水一中盏，煎至六分，去滓，不计时候温服。

治吐血衄血，至一斗不止，宜服麦门冬饮子方。

生麦门冬汁（五合） 生刺蓟汁（五合） 生地黄汁（五合）

右件药汁相和，于银锅中，略暖过，每服一小盏，调伏龙肝末一钱，服之。

治吐血衄血，藕汁饮子方。

生藕汁（三合） 生地黄汁（三合） 牛蒡根汁（二合） 生蜜（一匙）

右件药汁，调和令匀，每服一小盏，细细饮之。

治吐血衄血不止，郁金散方。

郁金 木香 飞罗面 黄柏（锉，以上各一两） 甘草（一两半，炙微赤，锉）

右件药，捣罗为散。以生地黄汁一大盏，旋旋拌药后，焙令干，又拌之，令地黄汁尽为度，再捣细罗为散，不计时候，煎青竹茹汤调下二钱。

治吐血衄血，立效鸡子白圆方。

鸡子白（三个） 好香墨（二两）

右件药，捣墨细罗为末，以鸡子白和圆，如梧桐子大。不计时候，以生地黄汁下十圆。

治吐血衄血，或发或止，背心藏积热所致，宜服黄芩散方。

黄芩（一两，去心中黑腐）

右捣细罗为散。每服三钱，以水一中盏，煎至六分，不计时候，和滓温服。

又方。

伏龙肝（一两）

右捣细罗为散。不计时候，以蜜水调下二钱。

又方。

贝母（一两，炮令黄）

右捣细罗为散。不计时候，以温浆调下二钱。

治吐血衄血，积日不止方。

新羊血

右热饮一二小盏即愈，慎勿刺羊取血，神道不祐，当无差也。

又方。

石榴树根下地龙粪（不限多少，细研）

右以新汲水一中盏，调三钱，饮之即差。

又方。

楮[30]叶

右捣绞取汁，不计时候，服一小盏。

又方。

人中白

右细研为散，入少许麝香相和，以少许吹入鼻中，立效。

治唾血诸方

夫唾血者，由肺伤故也。肺为五脏之华盖，其体轻虚，怕热而恶寒，则易为伤损也，若或邪热之气，伏留在脏，伤于经络，致荣卫否涩，胸膈壅滞，故唾血也。

治肺脏壅热，痰唾内有血，咽喉不利，宜服鸡苏散方。

鸡苏茎叶（一两）　赤茯苓（一两）　甘草（半两，炙微赤，锉）　半夏（一两，汤洗七遍，去滑）　桔梗（一两，去芦头）　生干地黄（二两）　黄芪（一两，锉）　麦门冬（一两半，去心，焙）

右件药，捣粗罗为散。每服五钱，以水一大盏，入生姜半分，煎至五分，去滓，每于食后温服。

治呕血不止，胸膈烦痛，宜服伏龙肝散方。

伏龙肝（一两）　桂心（一两）　当归（一两）　赤芍药（一两）　白芷（一两）　芎䓖（一两）　甘草（一两，炙微赤，锉）　细辛（半两）　生干地黄（四两）　阿胶（二两，捣碎，炒令黄燥）

右件药，捣筛为散。每服五钱，以水一大盏，煎至五分，去滓，放温，入阿胶末一钱，搅匀。每于食后服之。

治唾血不止，胸膈气闷，宜服石膏散方。

石膏（四两） 麻黄（二两，去根节） 五味子（二两） 杏仁（三两，汤浸去皮尖双仁，麸炒微黄） 鸡苏茎叶（二两） 半夏（二两，汤浸七遍去滑）

右件药，捣粗罗为散。每服五钱，以水一大盏，入生姜半分、小麦五十粒，煎至五分，去滓，每于食后温服。

治热伤肺脏，唾血不止方。

生干地黄（四两） 阿胶（二两，捣碎，炒令黄燥） 蒲黄（二两）

右件药，捣筛为散。每服三钱，以水一中盏，入竹茹一鸡子大，煎至五分，去滓，每于食后温服。

治心肺藏热壅致唾血，白茅[31]根散方。

白茅根（一两，锉） 犀角屑（三分） 刺蓟根（一两半） 黄芩（一两） 桑根白皮（二两，锉） 紫菀（一两，洗去苗土）

右件药，捣粗罗为散。每服四钱，以水一中盏，入竹茹一分，煎至五分，去滓，入生地黄汁一合，更煎三两沸，每于食后温服之。

治吐血日夜不止，白前散方。

白前（二两半） 桑根白皮（二两，锉） 桔梗（一两，去芦头） 甘草（一两半，炙微赤，锉）

右件药，捣筛为散。每服三钱，以水一中盏，煎至六分，去滓，每于食后温服。

又方。

生干地黄（四两） 黄芩（一两） 柏叶（一两） 阿胶（二两，杵碎炒，令黄燥） 甘草（一两，炙微赤，锉） 黄芪（二两，锉）

右件药，捣细罗为散。每于食后，以糯米粥饮调三[32]钱服之。

治忧恚绝[33]伤，胸膈疼痛及虚劳唾血，地黄煎方。

生地黄汁（五升）

右于银锅内，以慢火煎至三升，又入白蜜一升，酒一升，却煎至三[34]升，每于食后，温温服小半盏。

治吐血口干诸方

夫吐血口干者，因脏腑虚竭，荣卫不理，阴阳隔绝，阳虚于上，故身体虚热，胸中否涩，则口干也。

治心肺客热吐血，唇口干燥，宜服杏仁散方。

杏仁（汤浸去皮尖双仁，麸炒微黄） 赤茯苓 黄连（去须） 栀子仁 黄芩 川大黄（锉碎，微炒，以上各一两） 桂心（半两） 栝楼根（三分）

右件药，捣筛为散。每服三钱，以水一中盏，煎至六分，去滓，不计时候温服。

治心肺壅热，上焦不利，吐血口干，宜服犀角散方。

犀角屑（一两） 黄芩（一两） 人参（一两，去芦头） 生干地黄（一两） 麦门冬（一两，去心） 栝楼根（一两） 甘草（半两，炙微赤，锉） 杏仁（二两，汤浸去皮尖双仁，麸炒微黄）

右件药，捣筛为散。每服三钱，以水一中盏，煎至六分，去滓，不计时候温服。

治心胸烦热，吐血不止，口舌干燥，头疼，宜服石膏散方。

石膏（二两） 甘草（半两，炙微赤，锉） 麦门冬（二两，去心） 黄芩 川升麻 生干地黄 青竹茹 栝楼根 葛根 （以上各一两）

右件药，捣筛为散。每服三钱，以水一中盏，煎至六分，去滓，不计时候温服。

治肺热吐血，口干心燥，宜服生地黄煎方。

生地黄汁（一升） 生姜汁（一合） 白蜜（五合） 生麦门冬汁（三合） 酥（五合） 白沙糖（三两） 杏仁（二[35]两，汤浸去皮尖双仁，麸炒，研）

右件药，都煎成膏，不计时候，服半匙，含化，咽津。

治心热吐血口干方。

生藕汁（二合）　牛蒡汁[36]（二合）　生地黄汁（二合）　小蓟根汁（二合）　白蜜（一匙）

右件药相和，搅令匀，不计时候，细细呷之，差。

又方。

右用刺蓟叶及根，捣绞取汁，每服一小盏，频服即止。

治舌上出血诸方

夫舌者心之候，心气通于舌，而主于血也。若脏腑壅滞，气血充盛，则经络否塞，荣卫不行，致邪热毒气搏于心经，流于血脉。血得热则妄行，上注于舌，故令舌上出血，如涌泉也。

治舌上忽出血，如簪孔者方。

生干地黄（二两）　鹿角胶（二两，捣碎，炒令黄燥）

右件药，捣细罗为散。每于食后，以糯米粥饮调下二钱。

又方。

巴豆（一枚，烧灰）　乱发如鸡子大（烧作灰）

右件药，同研令匀，以酒调下，顿服之。

又方。

黄连（半两，去须）　黄柏（半两）　栀子仁（二七枚）

右件药，细锉，以酒一大盏，浸一宿，早晨煮三五沸，去滓，放温，顿服之。

治舌上黑，数孔出血如涌泉，兼心腹痛方。

戎盐　黄芩　黄柏（去粗皮，锉）　川大黄（锉碎，微炒）　人参（去芦头）　甘草（生用，锉）　桂心　（以上各一两）

右件药，捣罗为末，炼蜜和圆，如梧桐子大。每服，以温粥饮下二十圆，并以三两圆，于舌上，以烧铁烙之。

治舌上忽出血，如簪孔者方。

右浓煮香茙汁，服一中盏，日三服。

又方。

右用豉一升，水五升，煮取二升，去滓，每服一小盏，温温服之。

治舌上出血如泉方。

右烧铁箸，热烙孔中良。

治九窍四肢指歧间出血诸方

夫荣卫大虚，脏腑伤损，血脉空竭，因其恚怒失节，惊忿过度，暴气逆[37]溢，致令腠理开张，血脉流散也。凡九窍出血，喘咳而上气，其脉数有热，不得卧者，难治也。

治九窍四肢指歧出血方。

青竹茹（半两）　生地黄（一两，细的）　蒲黄（半两）

右件药，以水一大盏，煎至六分，去滓，每于食后温服。

又方。

蒲黄（一两，微炒）　龙骨（一两，烧赤）

右件药，都细研为散。每服，以糯米粥饮调二钱服之。

治卒九窍出血，暴惊所为方。

右用新生犊子，未食草，堕地脐皮，曝干为末，水调服一钱，日四五服愈。

又方。

右以井华水，卒然噀其所患人面，勿使病者先知，其血即止。

又方。

右用生地黄汁一升，生姜汁一升，相和，温服一小盏，日四五服。

治小便出血诸方

夫心主于血，与小肠合，若心脏有热，积蓄不散，流注于小肠，故小便血也。下部脉急强者，风邪入于少阴，则小便出血，尺脉微而芤，亦尿血也。

治小便出血，皆因心脏积邪，毒流于小肠，宜服生干地黄散方。

生干地黄（二两） 芎䓖（二两） 黄芩（二两） 赤芍药 茅根 车前 人参（去芦头） 甘草（生用，以上各一两）

右件药，捣筛为散。每服五钱，以水一中盏，入青竹茹一鸡子大，煎至五分，去滓，温温空腹服之。

治因虚损，小便出血，柏叶散方。

柏叶 黄芩 桂心 阿胶（捣碎，炒令黄燥，各一两） 甘草（半两，锉，生用） 熟干地黄 （以上各一两）

右件药，捣筛为散。每服五钱，以水一[38]大盏，煎至五分，去滓，温温频服。

治下元虚惫尿血，鹿茸圆方。

鹿茸（酒洗，去毛，涂酥，炙令黄） 当归 生干地黄 冬葵子（微炒，以上各二两） 蒲黄（一合）

右件药，捣罗为末，炼蜜和捣三二百杵，圆如梧桐子大。每于食前，以炒盐汤下二十圆。

治小肠积热，因尿血出方。

蒲黄（二两） 郁金（二两） 生干地黄（三两）

右件药，捣细罗为散。每服，以粥饮调下三钱，日三四服。

治劳损伤中尿血，牡蛎散方。

牡蛎（烧为粉） 车前子 桂心 黄芩 熟干地黄 白龙骨（烧令赤，以上各一两）

右件药，捣细罗为散。每于食前，以粥饮调下二钱。

治因行路伤热，卒尿血方。

川大黄（半钱） 川芒硝末（半钱）

右件药相和，以新汲水调，顿服立止。

治小便出血方。

右以茅根一把，切，以水一大盏，煎至五分，去滓，温温频服。

又方。

右以乱发烧作[39]灰，细研，每服，以温水调下半钱。

又方。

右以益母草，捣绞取汁，每服三合，温温服之。

又方。

右以棘刺五两，以水二大盏，煎至一大盏，去滓，食前分温二[40]服。

又方。

右以蒲黄末，每以粥饮调下一钱。

又方。

右以车前叶，捣绞取汁，每服三合，每于食前服之。

治大便下血诸方

夫大便下血者，此由五脏伤损。脏气既伤，则风邪易入，热气在内，亦大便下鲜血而腹痛，冷气在内，亦大便下血，色如小豆汁，出而疼时不甚痛。前便后下血者，血来远，前下血后便者，血来近。远近者言病在上焦下焦也，令人面无颜色，时寒时热，脉浮弱，按之绝者，下血也。

治大便下血，此皆因脏气虚伤，腹中疼痛，宜服桂心散方。

桂心　赤芍药　芎䓖　当归　黄芩　（以上各一两）　甘草（半两，炙微赤，锉）

右件药，捣筛为散。每服三钱，以水一中盏，入青竹茹半鸡子大，煎至六分，去滓，空腹及晚食前温服。

治大便下血，久不止，宜服地榆散方。

地榆（锉）　赤芍药　生干地黄　茜根（锉）　龙骨　黄芩　鸡苏苗（以上各一两）

右件药，捣筛为散。每服三钱，以水一中盏，煎至六分，去滓，每于食前温服。

治大便下血不止，宜此方。

赤芍药　阿胶（捣碎，炒令黄燥）　当归　（以上各一两）　甘草

（半两，炙微赤，锉）

右件药，捣筛为散。每服三钱，以水一中盏，入竹叶二七片，煎至六分，去滓，每于食前温服。

又方。

生干地黄（二两）　阿胶（二两，捣碎，炒令黄燥）　白蔹（五两）

右件药，捣筛为散。每服三钱，以水一中盏，煎至六分，去滓，每于食前温服。

治大便下血，皆因心肺积热，流注大肠，宜服生地黄散方。

生干地黄（二两）　黄芩　赤芍药　黄连（去须）　蒲黄　地骨皮（以上各一两）

右件药，捣筛为散。每服五钱，以水一大盏，入竹茹一鸡子大，煎至五分，去滓，频温服之。

治大肠积热，下血不止，日夜度数无恒，宜服黄芩散方。

黄芩　黄柏　黄连（去须）　生干地黄　地榆（锉）　犀角屑　（以上各一两）

右件药，捣筛为散。每服三钱，以水一中盏，入青竹茹半鸡子大，煎至六分，去滓，每于食前温服。

治内伤风冷，大便下血不止，宜服熟干地黄圆方。

熟干地黄　龙骨（烧赤）　黄芪（锉）　紫苏子（微炒）　蒲黄　当归　附子（炮裂，去皮脐）　艾叶（微炒）　白矾（烧，令汁尽）　阿胶（捣碎，炒令黄燥，以上各一两）　枳壳（半两，麸炒微黄，去瓤）

右件药，捣罗为末，炼蜜和捣三二百杵，圆如梧桐子大。每日空心及晚食前，以粥饮下三十圆。

【校注】

① 慧：日本抄本作“惠”字。

② 今：日本抄本作“令”字。

③ 二：日本抄本作“三”。

④ 三：日本抄本作“二”。

⑤ 如：日本抄本作“心”字。

⑥ 三：日本抄本作“一、二”。

⑦ 过：日本抄本作“至”字。人卫本作“止”

⑧ 二：日本抄本作“三”。

⑨ 断：日本抄本作“绝”字。

⑩ 过：日本抄本作“遏”字。

⑪ 箱：日本抄本作“葙”字。

⑫ 二：日本抄本作“三”。

⑬ 并：日本抄本作“开”字。

⑭ 西：日本抄本作“面”字。

⑮ 道：日本抄本作“头”字。

⑯ 撚（niǎn 撵）：揉搓。

⑰ 二：日本抄本作“三”。

⑱ 常：日本抄本作“当”字，义胜。

⑲ 即：日本抄本作“节”字。

⑳ 三：日本抄本作“二”。

㉑ 一：日本抄本作“二”。

㉒ 二：日本抄本作“一”。

㉓ 二：日本抄本作“一”。

㉔ 二：日本抄本作“一”。

㉕ 复：日本抄本作“后”字。

㉖ 为：其下日本抄本有“散”字。

㉗ 二：日本抄本作“三”。

㉘ 一：日本抄本作“二”。

㉙ 二：日本抄本作“一”。

㉚ 楮：日本抄本作“柿”字。

㉛ 茅：日本抄本作“芦”字。

㉜ 三：日本抄本作“二”。

㉝ 绝：日本抄本作“欸”字。

㉞ 三：日本抄本作“二”。

㉟ 二：日本抄本作“三”。

㊱ 牛蒡汁：日本抄本作“生牛蒡汁”四字。

㊲ 逆：日本抄本作“迷”字。

㊳ 一：日本抄本作“二”。

㊴ 作：日本抄本作“为”字。

㊵ 二：日本抄本作“一”。

卷第三十八

服乳石体性论

夫金石之性，坚刚而急烈，又性情清净，而恶滓秽。凡服乳石讫，即须以意消息，寻检旧法，不可无备忌也，但人性或冷或热，或宽或急，皆须量性将卫，不可轻有犯触。凡乳食一服之后，石气恒在肠胃，若人气力衰，石气强，即发动，若人气盛，石气安，即强健，谨按古法，皆令五十以上，始服乳石，殊谓不然，今验所见，年少服者，得力尤速，兼无病患。何以言之，年少筋力满盛，饮食饱饫，弥益精明壮健，终无发理，年岁迟暮，气候衰竭，食饮失宜，此石气胜人，无不发动，历观得失，莫过于此。夫人年少，纵不吃饮食，血气自强，李[①]老力微，纵食肉精细，犹不可健，以此言之，是明古法疏矣。凡人身血脉，经行不绝，如血脉微有滞处，便于其处发疮或发热，神气昏闷，必欲防之。每朝及暮，温一两盏清酒，或可以生姜剉碎和少吴茱萸末饮之，令遍体热重重，又作热羹粥歠之，使肠胃通利，即石气流行，其初服石一二百日，尤宜作此将息，是古法服食。不取夏月，即取冬月，所以然者，石有发动，与服时背，此又殊乖通论。今验服石饮食失时，劳役过度，亡即发动，岂待背时，今历见将卫得宜，并不发动，复见名医，平章服石之人，恒作热将息，倘发，调适乃易耳。脱若石气发动，暂须宣泄，服少冷药，便得转泻，若得通畅，热气并除，若常作冷将息，脱若石气发动，用冷药无由得转，此之所说，今故存之，但欲广闻见，示其将息，皆须自量本性，冷热为候，务取安稳，不可苟执石论，舍己从人，庶通玄君子以此为意也。

研炼钟乳及单服钟乳法

研炼钟乳法。

取韶州钟乳，无问厚薄，但令颜色明净，光泽者即堪入炼。唯黄赤两色不任用，欲炼，亦不限多少，置钟乳于金银铛内，著水，用火煎之，如鱼眼沸，水减即暖水添之。若薄乳，三日三夜即得，若粗肥厚管者，即七日七夜，候乳色变黄白即熟。如疑生更煎，满十日最佳，煮讫，出铛内，其煮乳黄浊水弃之，勿令人服。服必损人咽喉，伤人肝肺，令人头痛，兼复下痢不止，其有犯者，食猪肉即愈。弃此黄水讫，更著清水，更煮半日许，即出之。其水色澄清，乳无毒矣，即于乳钵中，用玉锤著水研之，其锤及钵，须用夹白练袋，笼口稍长，使锤得转，及通上下。每日著水搅令匀调，勿使著锤钵即封系练袋研之，觉干涩，即是水尽，更添水，恒令如稀泔状。乳细者皆浮在上，粗者沉在下，复绕锤钵四边研之，不及者，即粗细不匀。为此，每日须一开或二开，搅刮令匀，勿令著锤即得匀熟，免有粗细不匀。研至四五日，状若乳汁，研揩视之，状如书中白鱼腻，即成矣。自然光白，便以水洗之，不随水落为限者即熟，若得水而落者，即未成，更须研之，以不落为限。熟讫，澄取曝干，任将和药及和酒，空腹服佳。

单服钟乳法。

炼成钟乳粉一两，分为二服，以清酒调服之，朝服夜尽，无问多少，一准此法。凡服乳，皆须温清酒服之，恒令酒气不绝为佳，不得使醉吐，唯须少食，日食一升许，饮得满三日，即乳不随食下化为度。三日外，任意作美食将息，其乳多少，任人贫富服之，云服一斤，百病自除，服二斤，药力流及三世，服三斤至死颜容不变。

治风虚劳损，腰脚缓弱，补益充悦强气力，乳煎钟乳法。

右用钟乳三两，研令如面，以夹帛练袋盛，稍宽容，紧系，以一大升乳，煎之，三分减一分即住，去袋，空饮乳汁，不能顿服。再服亦得，若再服，即待晚间食消服之，如能服，即早朝尽服之，不吐不利。若稍虚冷人，即微少溏利，亦无所苦，明朝又以一大升半乳，准前煎之，依法服饵。其练袋，每煎讫，即以少许冷水濯之，不然气不通泄。如此二十度以上，即力尽，其袋中滓和面，饲母鸡，取其生鸡子亦好，不然用浸药酒亦得。欲服白石英，并依此法，若患冷人，即用酒煎，患热人，即以水煎，若用水及酒，例须减半乃好，若用牛乳，二分减一分，补益虚损，无以加之，永不发动。

钟乳酒方

治风虚气上，安五脏，通百节，利九窍，益精明目，补下焦伤竭，脚弱疼痛，久服延季益寿，肥健悦泽，不老钟乳酒方。

右用钟乳五两，细研，两重帛炼袋盛，内五升清酒中，用白瓷瓶盛，密封。安汤中煎，令二分，减二分即出汤，还添酒满元数，更封好。七日后，每服暖饮三合，日一服。

钟乳浸酒服饵方。

炼成钟乳三两，以夹熟绢袋盛之，用无灰新熟清酒一斗，不津瓷瓶中浸之，密封。冬七日，夏三日，空腹取酒温服三合，日再服，渐加以知为度，十五日令尽。亦有用此三两和酒，服三七日，令尽亦佳，宜节食，忌阳事。

治虚损通顺血脉，补益下元，钟乳酒方。

炼成钟乳（五两，绵裹）　附子（三两，炮裂，去皮脐）　石斛（五两）　甘菊花（二两）　肉苁蓉（五两，酒浸，去皴皮，炙令干）

右件药，细锉，以生绢袋盛，用酒三斗，浸经五日，密封头，勿令泄气，候日满坼开。每于空心，温饮二合，渐加五合，晚食前再服之。

五石寒食散更生散及钟乳圆散诸方

治男子五劳七伤，虚羸著床，久医不效，宜服此五石更生散方。

炼成钟乳（二两） 白石英（细研，水飞过） 紫石英（细研，水飞过） 赤石脂 硫黄 海蛤（以上各一两，细研） 防风（一两，去芦头） 桔梗（去芦头） 细辛 桂心 人参（去芦头，各一两） 干姜（炮裂，锉） 防葵 白术 （以上各三分） 栝楼根（一两）

右件药，捣细罗为散，入研了药和匀。每服，空心及晚食前以温酒调下二钱。

治虚劳百病，羸瘦，咳逆短气，骨间有热，四肢烦痛，或腹鸣疞痛，大小便不利，尿多赤黄，头眩胃[②]闷，恶寒风痹，食饮不消，并宜服此五石护命散方。

炼成钟乳（二两） 紫石英（二两，细研，水飞过） 白石英（二两，细研，水飞过） 硫黄（二两） 赤石脂（二两） 海蛤（二两，细研） 防风（三分，去芦头） 黄芪（一两，锉） 麦门冬（二两，去心，焙） 生干地黄（一两） 桂心（三分） 桔梗（一两，去芦头） 栝楼根（二两） 白术（一两） 干姜（一两，炮裂） 细辛（一两） 人参（一两，去芦头） 附子（三分，炮裂，去皮脐）

右件药，捣细罗为散，入研了药和，令匀。每服，空心及晚食前，以温酒调下二钱，服药后，稍有力者，宜行百余步，所贵药势皈下。

治男子妇人宿寒虚羸，胸胁逆满，手足不仁，饮食全少，身体多病，乍寒乍热，极者着床，众药不差，宜服此更生散方。

炼成钟乳（三两） 白石英（三两，细研，水飞过） 海蛤（二两，细研） 赤石脂（二两，细研） 羌活（二两） 栝楼根（二两） 白术（一两） 石斛（一两，去根节） 干姜（一两，炮裂） 细辛（三分） 桂心（三分） 牛膝（三分，去苗） 人参（三分，去芦头） 附子（三分，炮裂，去皮脐） 防风（一两，去芦头）

右件药，捣细罗为散，入研了药和匀。每服，空心及晚食前，以温酒调下二钱。饮酒常令醺醺，及行百余步，以展药势。

治风劳积冷，消除诸病，三石散方。

炼成钟乳（二两） 紫石英（一两，细研，水飞过） 白石英（一两，细研，水飞过） 人参（三分，去芦头） 白术（三分） 白茯苓（一两） 细辛（三分） 附子（三分，炮裂，去皮脐） 桂心（一两） 栝楼根（一两） 川椒（三分，去目及闭口者，微炒去汗） 杜仲（一两，去粗皮，炙令微黄，锉） 牡蛎（一两，烧为粉） 干姜（三分，炮裂，锉） 防风（一两，去芦头） 桔梗（半两，去芦头）

右件药，捣细罗为散，入研了药令匀。每服，空心及晚食前，以温酒调下二钱。

治丈夫衰老，阳气虚乏，手足常冷，心中少气，髓血虚耗，腰疼脚痹，体烦口干，不能饮食，宜服此安五脏，补肠胃，能息万病，下气消食，长肌肤，和中焦，钟乳圆方。

炼成钟乳（三两） 吴茱萸（半两，汤浸七遍，焙干，微炒） 石斛（一两，去根，锉） 菟丝子（二[③]两，酒浸一宿，焙干，别研为末） 雄蚕蛾（五十枚，微炒） 肉苁蓉（二两，酒浸一宿，刮去皴皮，炙干）

右件药，捣罗为末，炼蜜和捣三二百杵，圆如梧桐子大。每服，空心及晚食前，以温酒下三十圆，服讫行数百步，更饮温酒三五合。饮讫，复行百余步，以展药势，及吃干饭豆酱一日，不用闻见尸臭等气，及勿食粗臭陈恶物。

补虚损劳冷，诸阳气不足，悦颜色令充实，宜服此钟乳圆方。

炼成钟乳（三两） 石斛（一两，去根，锉） 蛇床子（一[④]两） 人参（一两，去芦头） 桂心（一两） 干姜（半两，炮裂，锉） 川椒（三分，去目及闭口者，微炒去汗）

右件药，捣罗为末，炼蜜和捣三二百杵，圆如梧桐子大。每服，空腹及晚食前，以温酒下三十圆。

治诸虚不足，羸弱，不能起止，钟乳散方。

炼成钟乳（三两） 人参（二两，去芦头） 熟干地黄（二[⑤]两） 黄芪（二两，锉） 甘草（一两，炙微赤，锉） 杜仲（二[⑥]两，去粗皮，炙令微黄，锉）　白茯苓（二[7]两）　薯蓣（二两）　麦门冬（三两，去心焙）　石斛（二两，去根，锉）　肉苁蓉（二[8]两，酒浸一宿，去皴皮，炙令干）

右件药，捣细罗为散，入钟乳研令匀。每服，空心及晚食前，以温酒调下二钱。

治虚劳，益气力，消食饮，钟乳散方。

炼成钟乳（二[9]两）　防风（三分，去芦头）　人参（三分，去芦头）　细辛（半两）　桂心（半两）　干姜（半两，炮裂，锉）

右件药，捣细罗为散，研入钟乳令匀。每服，空心及晚食前，以温酒调下二钱。

治虚羸不足，六十以上人，瘦弱不能食，若百病不愈，并宜服此钟乳散方。

炼成钟乳（三两）　人参（三分[10]，去芦头）　石斛（一两，去根，锉）　干姜（三分，炮裂，锉）

右件药，捣细罗为散，研入钟乳令匀。每服空心及晚食前，以温酒调下二钱。

飞炼石英及单服石英法

治消渴，阴痿不足，咳逆，胸膈间久寒，益气除风湿痹，肺萎，下气利小便，补五脏，明目轻身，飞炼研煮石英法。

白石英（半斤，上好者）

右先以生绢袋盛，于一斗米饭甑中，蒸四五遍，然后捣罗，又用玉锤乳钵内细研，以清水飞过。更以白绢袋盛，于饭甑中，又蒸三遍，取猪脂一斤，以水浸，逐日三两度换水。候赤脉尽，则剥去薄膜，微火炼，次以石英末和之，搅令相入，每服，空心及晚食前，以热酒调下一茶匙。

治风虚劳损，眼目不明，神思昏浊，宜服石英粉法。

白石英（任多少莹静者）

右研，飞炼如前法成粉讫，每四两为一剂，取炼成白蜜和之，分为二十一圆，用瓷盒盛之。每日空心及晚食前，用暖酒嚼一圆，服后吃少粥了。宜行百步，以展药力。

治风虚久冷湿痹，补诸阳不足，宜服烧石英法。

白石英（三[11]两）

右以甘埚子盛，盖头，于炭火中烧之，令赤，投[12]入五升无灰酒中，又取石英烧令赤，再投于酒中，如此三遍，盛于瓷瓶中，密封头，勿令泄气。每日旋开取，空心及晚食前，暖一中盏服之，服后宜吃少粥饭压之。

治久虚心烦或渴，脚膝无力，视听不聪，银罐煮白石英服水法。

白石英（五两，上好者）

右以银罐盛，受可一升者，罐底开小孔子，令遍侧畔近下，又两行开孔子绕匝于铁铛中。著水五升，则内银罐于水中，于炭火上煎取二升，去罐，澄水令清，分为五服，每日空心一服，服讫，食少酒脯[13]，行一二百步。其石可用三遍，煎每回打碎一片作两片，乃至如豆大即止。

白石英和草药服饵方

治五劳七伤，羸瘦，体热心烦，小便不利，夜多恍惚，白石英圆方。

白石英（五两，炼成粉者）　生干地黄（三[14]两）　白茯苓（三[15]两）　人参（三两，去芦头）　天门冬（五两，去心，焙）　地骨皮（三[16]两）

右件药，捣罗为末，入石英粉研令匀，炼蜜和捣五七百杵，圆如梧桐子大。每服，不计时候，煎黄芪汤，下三十圆。

法煮白石英水，治诸虚邪气，安定心脏，宜服此方。

白石英（五两）　金（十两）　银（四两）　人参（五两，去芦头）

右取一铁釜净洗，即下前件药于釜中，先下水三升，以杖子长者一枚，入釜中至底，水所浸著处，即刻记，更下水二斗七升，通前总三斗，以慢火煎之。如鱼眼沸，渐减至杖刻处即停火，急以湿土置于釜底，去滓，取其汁，贮于不津器中，每服，不计时候，暖三合服之。

牛乳中煮炼石英及以石英饲牛取乳服饵方

牛乳煮白石英，治风虚劳损，益气安神明目，宜服此方。

白石英（五两，捣令碎）　牛乳（二升）　水（五升）

右先下牛乳于铛中，即以生蜜绢两重作袋盛石英，系头，以物悬下著乳中，即勿令袋著底，别以杖则为记，然后下水，以炭火涓涓煎之，水尽，乳在，还至前杖刻之处即止。出石袋沥尽乳，以绵滤之，冷暖调适，每朝，空腹细细服三二合。若患冷气，宜加八颗荜茇和煎之，大善。

乳酒煮白石英，治虚损劳瘦，皮肤干燥，四肢烦疼，阴痿脚弱，宜服此方。

白石英（五两，捣碎，绵裹，用密绢袋盛）　牛乳（三升）　酒（三升）

右以乳酒相和，以慢火煎石英，至四升后，出袋沥干，其汁盛于瓷瓶中，每于食前，暖三合服之，其石英可三度用之亦效。

白石英饲牸[17]牛，取乳服饵，能润养脏腑，悦泽肌肉[18]，令人体健，宜服此方。

白石英（三斤，取上好者）

右捣罗为末，更细研如粉，后取一牸牛十岁以上，养犊者惟瘦甚佳，每日称一两石英末，拌豆与食，经七日后即取乳。每朝空腹，暖服半升，余者作粥，任意所食，忌如常法，五月上旬起服，大好。如急要服，亦不待时节，其牛粪用粪地随意种菜，供服乳人吃之，甚有所益。

白石英和草药浸酒方

白石英磁石及诸草药，浸酒服饵，能除风虚湿痹，脚弱筋挛，阴痿体寒，视听不明，宜服此方。

白石英（五两，上好者捣碎）　磁石（五两，捣碎）　石斛（三两，去根）　萆薢（一两）　丹参（一两）　牛膝（三两，去苗）　杜仲（一两，去粗皮，炙令微黄）　防风（一两，去芦头）　生干地黄（二两）　山茱萸（一两）　黄芪（一两）　附子（三两，炮裂，去皮脐）　羌活（一两）　桂心（二[19]两）　羚羊角屑（一两）　白茯苓（二两）　酸枣仁（一两）

右件药，细锉，以绢袋盛，用酒二斗，入瓷瓶中，密封头。浸二七日后，每于空心及晚食前，暖一小盏服之，其酒服五七日后，旋添一二升，至酒味淡薄即止。

治风虚湿痹，筋脉拘挛，脚弱，不能行李，白石英酒方。

白石英（五两，上好者捣研）　续断（二两）　薏苡仁（五两）　茵芋（二两）　牛膝（五两，去苗）　防风（二两，去芦头）　附子（二两，炮裂，去皮脐）　石斛（三两，去根，锉）　桂心（二两）　羌活（二两）　枸杞子（二两）　山茱萸（一两）　生干地黄（半斤）　白茯苓（二[20]两）

右件药，细锉，用生绢袋盛，以酒三斗密封。浸二七日后，每于空心及晚食前，暖服一小盏，忌生冷。

服乳石有五乖、七急、八不可、三无疑法

五乖

重衣更寒一乖。凡人寒，衣即暖，服石人，宜薄衣，若重衣更寒。经云，热极生寒，故云一乖。

饥则生臭二乖。平人饮食不消，作生食气，服石人忍饥生食，即有生食气，与常人不同，故云二乖。

极即自劳三乖。平人有所疲极，即须消息怡养，服石人久坐久卧，疲极唯须自劳，适散石气，即得通畅，故云三乖。

温则泄利四乖。平人因冷乃利，得暖便愈，服石人温则泄，冷即差，故云四乖。

饮食欲寒五乖。平人食温暖，则五内调和，服石人食饮欲寒，乃得安

稳，故云五乖。

七急

当洗勿失时一急。若觉身体缓疼，关节强直，翕翕发热，愦愦心闷，即须洗浴。若初寒先用冷水，后用生熟汤，若初热，先用暖水，后用冷水浴讫，可以三二升冷水淋头，故云一急。

当食忍饥二急。须食即食，不得忍饥，故云二急。

酒必淳清令温三急。无问冬夏常须饮，多少任性，热饮尤佳，故云三急也。

衣温便脱四急。

食必极冷五急。

卧必榻薄六急。

食不厌多七急。

八不可

冬寒欲火一不可。

饮食欲热二不可。

当疹自疑三不可。凡服石，常须消息节度，觉小不安时，须依法不得自生狐疑。

畏避风湿四不可。若觉头风热闷，愦愦心烦，则宜当风梳头，以水洗手面即好，不比寻常风温[21]，依此尤佳。

极不能行五不可。若久坐久卧有所疲极，必须行役自劳。

欲食畏多六不可。

居贪厚席七不可。

所从意八不可。不用从急所迟，石性将息，节度为妙。

三无疑

务遣常理一无疑。

委心弃本二无疑。

寝处必寒三无疑。

凡服石之人，若能依此五乖、七急、八不可、三无疑者，可以蠲旦夕之暴庶[22]，免乳石发动也。

乳石阴阳体性并草药触动形候论并诸方

论曰，乳者阳中之阴，石者阴中之阳，从来阴阳精体，处至阴之里，有正阳伏其中，正阳之中，复有至阴在其里，故阳生十一月甲子后，服乳，阴生五月甲子后，服石，阴阳发萌，互相为用，时而服之，皆理在内，不泄于外也。夫人肤虚，皆带风气，理之有则，祸害不生，乖于时候，危瘵立至，窃览古法，皆云四月服石，此为浮学，不晓由来，按素问承开石，佥曰，四月虽开，而未平，六月谓得气之节，他皆仿此，常以不全实其腑，不全虚其脏，即八风之道，无所滞焉，或有药触成疴，饮食发疾，今备载之。

夫神农桐君，深达药性，所以制相反畏恶，备于本草，而江左有道弘制解散，对治云，钟乳动术，则令人头痛、目眶疼，术动钟乳，则胸塞气短，海蛤动钟乳，即目痛短气，虽患不同，其源一矣。其五石散，自从人发动将疗，亦非古法，乃云钟乳与术，更互相动，本草虽无正文，而经方备载，今故存焉。

钟乳动术，又动栝楼，其主肺，上通胸头，术动钟乳，胸塞短气，钟乳动术，头痛目疼，钟乳虽不动海蛤，海蛤能动钟乳，钟乳动则目疼短气，有时术动钟乳，头痛胸塞，然钟乳与术为患，不能过此，虽所患不同，其源一矣。发动之始，要有所由，始觉体中有异与患相应，便须速服葱豉汤方。

葱白（八茎，去须，切）　豉（二合）　人参（一两，去芦头）　甘草（一两，炙微赤）

右件药，细锉，以水二大盏，煮取一盏半，去滓，分温三服，后便使人案[23]摩摇动，口中嚼物，后复仰卧，覆以暖衣，汗出良久，热已歇，便易温服。

若服前药未解，更服甘草汤方。

甘草（一两，炙微赤）　桂心（半两）　豉（二合）　葱白（八茎，去须）　人参（半两，去芦头）　麦门冬（一两，去心）

右件药，细锉，以水三大盏，煮取一盏半，去滓，分温三[24]服。

硫黄动防风，又动细辛，其治主脾肾，通至[25]腰脚。防风动硫黄，烦热脚疼腰痛，或嗔忿无常，下痢不禁。防风、细辛能动硫黄，而硫黄不能动彼，始觉发动，便服杜仲汤方。

杜仲（一两，炙，去粗皮，炙令微黄）　栀子仁（一十枚）　豉（二合）　枳壳（半两，麸炒微黄，去瓤）　李核仁（半两）　甘草（一两，炙微赤）

右件药，细锉，以水三大盏，煮取一盏半，去滓，分温三服。

如服前药未解，宜服大麦奴汤方。

大麦奴（一两）　麦门冬（半两，去心）　人参（半两，去芦头）　川芒硝（一两）　桂心（半两）　甘草（半两，炙微赤）

右件药，细锉，以水三大盏，煮取一盏半，去滓，分温三服。

白石英动附子，其治主胃，通至脾肾。附子动白石英，烦热腹胀。白石英动附子，呕逆不得食，或口噤不开，或言语艰难，手脚疼痛，如觉，宜服麦门冬汤方。

麦门冬（一两，去心）　麻黄（半两，去根节）　甘草（半两，炙微赤）　豉（二合）

右件药，细锉，以水三大盏，煮取一盏半，去滓，分温三服。

如服前药未解，宜服大黄汤方。

川大黄（一两，锉碎，微炒）　豉（二合）　栀子仁（二七枚）　甘草（半两，炙微赤）　细辛（半两）

右件药，细锉，以水三大盏，煮取一盏半，去滓，分温三服。

若热势犹未除，更宜服栝楼汤方。

栝楼（一两）　大麦奴（一两）　甘草（一两，炙微赤）　葱白（八茎，去须）　豉（一合）

右件药，细锉，以水三大盏，煎至一盏半，去滓，分温三服。

紫石动人参，其治主心肝，通主于肾，治腰脚。人参动紫石，心急而痛，或惊悸不得眠，或恍惚妄误，失性发狂，闇闇[26]欲眠，或愦愦[27]欲瞑[28]，或差或剧，乍寒乍热，身[29]聋目暗。又防风虽不动紫石，紫石犹动防风，则亦心痛烦热，头强，觉发，宜服人参汤方。

人参（一两，去芦头）　白术（一两）　细辛（半两）　豉（二合）

桂心（半两）　甘草（半两，炙微赤）

右件药，细锉，以水三大盏，煎至一盏半，去滓，分温三服，若瞑盛，加大黄、黄芩、栀子各半两，同煎服之。

若妄误狂发未除，服麦门冬汤方。

麦门冬（一两，去心）　葱白（八茎，去须）　豉（二合）　人参（半两，去芦头）　甘草（半两，炙微赤）

右件药，细锉，以水三大盏，煎至一盏半，去滓，分温三服。

海蛤动栝楼，海蛤先发，手足烦热，栝楼先发，噤寒清涕出，宜服此方。

栝楼（一两）　甘草（一两，炙微赤，锉）　川大黄（半两，锉碎，微炒）　栀子仁（二七枚）

右件药，细锉，以水三大盏，煎至一盏半，去滓，分温三服。

赤石脂动桔梗，其治心至胸背。**桔梗动赤石脂，心痛寒噤，手足逆冷，心中烦闷，赤石脂动桔梗，头痛目赤，身体壮热，如觉发，宜温酒饮之，随其能否，酒势行则解，亦可服米麨[30]及服此方**。

葱白（八[31]茎，去须）　豉（二合）　甘草（二两，炙微赤）

右件药，细锉，以水三大盏，煎至一盏半，去滓，分温三服。

附子动白石英，亦动赤石脂，附子发，即呕逆，手脚疼，体强，骨节痛，或项直，面目肿，壮热烦闷，发即饮酒，吃米麨，宜服大黄汤方。

川大黄（一两，锉碎，微炒）　黄芩（半两）　栀子仁（半两）　葱白（八[32]茎，去须）　豉（二合）

右件药，细锉，以水三大盏，煎至一盏半，去滓，分温三服。

治饵寒食五石诸杂石等发动解散兼下石诸方

夫服五石散及钟乳诸石药等，既差节度，触动多端，发状虽殊，将摄相似，比来人遇其证，专执而疗之，或取定古法，则与本性有违，或取决庸医，则昧于时候，皆为自忤，遂推为石过，深省其理，未曰合宜，每寻古医，互相晦见，直言沐浴，实未探微，寒温适情，盖须自度，随时之义，易所通焉，今之世人，多有单服乳石多，亦有兼草药服之，比[33]等虽非五石，至于将息慎忌，发动病由，消息增益，亦是五石之例，或人既见单石，而不称意，便乃轻之，唯以诸石散，及至发动，乃至困危，若能明于节度，则疾无不愈矣。凡五石散皆名寒食散者，言此散宜寒冷食，及水洗取寒，惟酒即欲清热饮之，不尔，即生百病也。

治石散发动，寒热，胸中塞[34]面肿，手足烦疼，是钟乳发，宜服生麦门冬汤方。

生麦门冬（二两，去心）　豉（二合）　葱白（八茎，去须，切）

右件药，以水三大盏，煎至一盏半，去滓，分温三服，未效，即再合服之。

治石毒卒发者，栗栗如寒，或欲饮食，或不欲饮食，若服紫石英发毒者，亦热闷惛惛喜卧少起，无力，或寒，皆是脏腑气不和，宜荠苨汤方。

荠苨（二两）　甘草（半两，炙微赤，锉）　蓝子（半两）　赤茯苓（半两）　赤芍药（半两）　黄芩（半两）　蔓荆子（一两）

右件药，捣粗罗为散。每服四钱，以水一中盏，煎至六分，去滓，不计时候温服。

治五石发动，除热鸭通汤方。

白鸭通（五升，沸汤二升半淋之，澄令清取汁二升）　麻黄（二[35]两，去根节）　石膏（二[36]两）　滑石（二两）　栀子仁（三十枚）　甘草（二[37]两，炙微赤，锉）

右件药，捣粗罗为散。每服四钱，以水一中盏，入豉半合，煎至五分，去滓，入鸭通汁二合，更煎三两沸，不计时候温服。

治五石发动，体热心烦，肢节疼痛，大小便难，大黄散方。

川大黄（二两，锉碎，微炒）　黄柏（一两，锉）　黄连（一[38]两，去须）　川升麻（一两）　甘草（一两，炙微赤，锉）　赤芍药（一两）　黄芩（一两）　犀角屑（一两）　栀子仁（三分）

右件药，捣筛为散。每服半两，以水一大盏，入淡竹叶三七片、豉半合，煎至七分，去滓，不计时候，分温三服。

治五石发动，热气上冲，心神烦躁，口干昏闷，宜服此方。

麦门冬（一两，去心）　豉（一合）　葱白（二七寸，去须，切）　荠苨（一两）　黄芩（半两）　甘草（半两，生用）

右件药，都细锉，以水二大盏，煎至一大盏半，去滓，分温五服。

治五石忽发动，体热烦疼，心躁闷乱，宜服葱豉汤方。

葱白（八茎） 香豉（二合） 蓝叶（三分） 柴胡（一两，去苗） 川升麻（半两） 犀角屑（半两） 赤芍药（半两） 甘草（半两，炙微赤，锉）

右件药，细锉，以水五大盏，煎至两盏半，去滓，分温五服，未效，再合服之。

矾石发，则令人心急口噤，骨节疼强，或时即体热生疮，以冷水洗浴，然后却用生熟汤淋之，数遍毕，宜吃少暖食，饮一中盏稍热酒，行百余步，即服人参汤方。

人参（半两，去芦头） 麦门冬（一两，去心） 甘草（半两，炙微赤，锉） 麻黄（半两，去根节） 豉（二合） 葱白（八茎，切去须）

右件药，以水二大盏，煮取一盏半，去滓，分温三服，覆暖衣，汗出即差。

治硫黄发，遍身热方。

右以大麻油二合，煎熟放温，以铜匙抄少许啜之，三五服，效。

治硫黄忽发气闷方。

右以羊血一合，服之，效。

治硫黄发时，令人背膊疼闷，眼暗漠漠，宜服乌梅汤方。

乌梅肉（一两，微炒） 沙糖（半两）

右件药，以浆水一大盏，煎至七分，时时温呷。

治丹石发动，令人体热烦疼，心躁口干，宜服露蜂房散方。

露蜂房（一两） 荠苨（一两） 甘草（一两，生用）

右件药，捣罗筛为散。每服四钱，以水一中盏，煎至六分，去滓，不计时候温服。

治丹石发动，诸药不能治，宜服酒豉方。

美酒（一升） 好豉（二合）

右以酒煮豉五七沸，去滓，稍热饮之，使尽，未愈再服。

治诸石热气结滞，经季[39]数发者，宜服此方。

胡荽（五月五日采，阴干）

右取一两，以水一大盏，煎至七分，去滓，分温二服，未差更服。

治乳石发动，壅热羸困，宜服此下石方。

露蜂房（二两，捣碎）

右以水二大盏，煮取一盏，分为二服，空心，温温相次服之。其石当从小便中下如细砂，砂尽住服。

下石散主药发甚方。

黍米（一升，蒸作糜）　炼成猪脂（五两）

右件药，调和令匀，宿不食，明旦空腹食之，令饱，晚当石下。

又方。

肥猪肉（二斤，切）　葱白（四两，去须，切）　薤白（四两，去须，切）

右以水煮令烂熟，空腹食令尽，不尽，明旦更服。

治乳石发动上冲头面及身体壮热诸方

夫乳石之性，暖而且速，能捍风寒，逐暑湿，导经脉，行饮食之气。在阴即补其不足，在阳即能发其炎，阴盛阳虚，则二仪亢位，所以炎上。此皆由将息过温，脏腑否塞，石气在内，不得宣通，故令上冲头面及身体壮热也。

治乳石发动，热气上攻头面，眼昏，心神热躁，四肢烦疼，口干不食，宜服荠苨散方。

荠苨（二两）　甘草（三分，生锉）　蓝子（半两）　赤茯苓（一两）　赤芍药（一两）　黄芩（一两）　蔓菁子（二合，微炒）　石膏（二两）　玄参（一两）

右件药，捣筛为散。每服四钱，以水一中盏半，入黑豆半合、生姜半分、青竹叶三七片，煎至六分，去滓，不计时候温服。

治乳石发动，毒气上冲，头面烦热，小便赤涩，四肢疼痛，宜服五加皮散方。

五加皮（一两，锉）　赤茯苓（一两）　玄参（一两）　吴蓝叶[40]（三分）　甘草（半两，生锉）　黄芩（一两）　蘧麦（一两）　柴胡（一

两，去苗） 赤芍药（三分[41]） 木通（一两，锉） 大麻仁（一合）

右件药，捣筛为散。每服四钱，以水一中盏，煎至六分，去滓，不计时候温服。

治乳石发热，上攻头面，四肢骨节烦疼，口干心躁，不思饮食，宜服犀角散方。

犀角屑（三分） 玄参（三分） 赤芍药（一两） 柴胡（一两，去苗） 知母（三[42]分） 黄芪（三分，锉） 葳蕤（三分） 甘草（半两，生用） 生麦门冬（一两，去心） 赤茯苓（一两） 地骨皮（一两）

右件药，捣筛为散。每服四钱，以水一中盏，入生姜半分，煎至六分，去滓，不计时候温服。

治乳石发热，上攻头面，及咽喉肿塞，四肢烦热，不下饮食，宜服射干散方。

射干（一两） 犀角屑（一两） 玄参（一两） 川升麻（一两） 黄芩（一两） 甘草[43] 枳壳（一两，麸炒微黄，去瓤） 川芒硝（一两） 川大黄（一两，锉碎，微炒）

右件药，捣粗罗为散。每服四钱，以水一中盏，煎至五分，去滓，入蜜半分，更煎一两沸，不计时候温服。

治乳石发动，上冲头目，烦热昏闷，口干心躁，大小便不利，心神恍惚，宜服此方。

荠苨（一两） 犀角屑（三分） 茯神（三分[44]） 地骨皮（三分[45]） 子芩（三分） 木通（三分，锉） 玄参（三分） 石膏（一两半） 麦门冬（一两半，去心，焙） 川芒硝（二[46]两） 枳壳（一两，麸炒微黄，去瓤） 甘草（半两，生用）

右件药，捣粗罗为散。每服四钱，以水一中盏，入生姜半分，煎至六分，去滓，入蜜半合，更煎一两沸，不计时候温服。

治乳石发热，上攻头面，烦热，咽喉不利，舌粗语涩，大小便不通，宜余甘子散方。

余甘子（三分） 红雪（三两） 犀角屑（一两） 子芩（半两） 独活（半两） 葛根（半两，锉） 川升麻（半两） 防风（半两，去芦头） 甘草（半两，生用）

右件药，捣细罗为散。每服，不计时候，用生地黄汁二合，调下二钱。

治乳石发热，上冲头面，口舌干燥，麦门冬散方。

麦门冬（二两，去心，焙） 葳蕤（一两） 石膏（二两） 葛根（一两，锉） 甘草（半两，生锉）

右件药，捣粗罗为散。每服四钱，以水一中盏，入生地黄一分，葱白七寸，豉一百粒，煎至六分，去滓，不计时候温服。

治乳石发动头痛寒热诸方

夫服乳石之人，将息过温，荣卫否塞，石气在于脏腑，不得宣通，致心肺有热，热毒之气上攻于头，则令头痛也。因其荣卫壅滞，气血不和，阴阳二气，更相乘克，阳盛则热，阴胜则寒，阴阳不等，虚实相并，则生寒热疾也。

治乳石发动，寒热头痛复似天行，四肢烦疼，心躁口干多渴，不能下食，宜服葛根汤方。

葛根（三分） 石膏（二两，捣碎） 麻黄（三分，去根节） 栀子仁（三七枚） 甘草（半两，生用） 甜[47]竹叶（一握） 生姜（半两） 豉（一合） 葱白（七茎，半须）

右件药细锉，以水五大盏，煎至两盏半，去滓，分温五服，不计时候服之。

治乳石发动，头面热，四肢烦疼，大小便壅滞，宜服葳蕤散方。

葳蕤（一两） 犀角屑（三分） 川升麻（三分[48]） 黄芩（一两） 大青（三分） 栀子仁（半两） 川大黄（一[49]两，锉碎，微炒） 川朴硝（一两） 甘草（半两，生用）

右件药，捣筛为散。每服四钱，以水一中盏，煎至六分，去滓，温温频一服，以快利为度。

治乳石发动，寒热头痛，百节酸疼，唇口干焦，舌卷语涩，宜服知母散方。

知母（一两） 石膏（一[50]两） 川升麻（一两） 木通（一两，锉） 川芒硝（一两） 黄芩（一两） 独活（一两） 甘草（半两，生用）

右件药，捣筛为散。每服四钱，以水一中盏半，生姜半分、竹茹一分、黑豆半合，煎至六分，去滓，不计时候温服。

治乳石发动，头痛，寒热不可解者，宜服麻黄汤方。

麻黄（三分，去根节） 豉（一合） 甘草（半两，生用） 栀子仁（半两） 赤芍药（半两） 荠苨（半两） 生姜（半两）

右件药，细锉，都以水五大盏，煎至两盏半，去滓，不计时候，分温五服。

治乳石发动，头痛鼻塞，寒热，宜服石膏散方。

石膏（二两） 白鲜皮（三分） 枳壳（三分，麸炒微黄，去瓤） 玄参（三分） 荠苨（一分） 黄芩（三分） 前胡（一两，去芦头） 葳蕤（三分） 甘草（半两，生用）

右件药，捣筛为散。每服四钱，以水一中盏，入生姜半分、葱白七寸，煎至六分，去滓，不计时候温服。

治乳石发动，头痛，口舌干焦寒热，发歇似鬼神为病者，宜服麦门冬圆方。

麦门冬（一两半，去心，焙） 五加皮（半两，锉） 犀角屑（半两） 川大黄（三分，锉碎，微炒） 赤芍药（二分） 黄芩（三[51]分） 大青（半两） 甘草（半两，生用） 苦参（三分，锉）

右件药，捣罗为末，炼蜜和捣三二百杵，圆如梧桐子大。每服，不计时候，煎竹叶汤下三十圆。

治乳石发动，头痛寒热，如伤寒又似疟状，宜服前胡散方。

前胡（二两，去芦头） 黄芩（三分） 甘草（半两，生锉） 知母（一两） 牡蛎（一两，烧为粉） 石膏（二两）

右件药，捣筛为散。每服四钱，以水一中盏，入生姜半分，煎至六分，去滓，不计时候温服。

治乳石发动烦闷诸方

夫服乳石之人，将适失宜，冷热相搏，石热不得宣化，热气乘于腑脏，故令烦闷也。

治乳石发动，烦热，心胸痰逆，不纳饮食，竹茹汤方。

青竹茹（一两） 黄芩（一两） 枳壳（一两，麸炒微黄） 甘草（半两，生用） 麦门冬（一两，去心） 茅根（半两） 栝楼根（一两） 赤芍药（半两） 栀子仁（半两）

右件药，细锉和匀，每服半两，以水一大盏，入生姜半分、小麦半合，煎至五分，去滓，不计时候温服。

治乳石发动，四肢烦热，心中闷乱，不下饮食，宜服麦门冬散方。

麦门冬（一两，去心） 地榆（半两，锉） 葳蕤（半两） 赤茯苓[52]（一两） 余甘子（一两） 甘草（半两，生锉） 黄芩（半两） 玄参（半两）

右件药，捣筛为散。每服四钱，以水一中盏，入生姜半分、小豆五十粒、竹叶二七片，煎至六分，去滓，不计时候温服。

治乳石发动，心神烦闷，四肢壅热，宜服犀角屑散方。

犀角屑（一两） 葳蕤（一两） 荠苨（一两） 玄参（一两） 木通（一两，锉） 石膏（二两） 川升麻（一两） 甘草（半两，生锉） 栝楼根（一两）

右件药，捣筛为散。每服四钱，以水一中盏，入生姜半分、生地黄一分，煎至六分，去滓，不计时候温服。

治乳石发动，心膈壅热，烦闷渴逆，不下饮食，芦根汤方。

芦根（二两） 葛根（一两） 麦门冬（一两，去心） 甘草（半两，生用） 人参（一两，去芦头）

右件药，都细锉和匀。每服半两，以水一大盏，入竹茹一分、生姜半分，煎至七分，去滓，不计时候温服。

治乳石发动，热势壅盛，心神烦闷，宜服吴蓝散方。

吴蓝（半两） 龙胆（半两，去芦头） 犀角屑（半两） 黄连（半两，去须） 川大黄（一两，锉碎，微炒） 黄芩（半两） 栀子仁（半两） 川升麻（半两） 大青（半两） 甘草（半两，生锉） 麦门冬（一两，去心） 石膏（二两）

右件药，捣筛为散。每服四钱，以水一中盏，入生姜半分、竹茹一分，煎至六分，去滓，不计时候温服。

治乳石发动,壅热上攻,心膈不利,头烦闷,宜服此方。

麦门冬（三分，去心） 玄参（三分） 石膏（二两） 黄芩（三分） 枳实（三分，麸炒微黄） 前胡（一两，去芦头） 甘草（半两，生锉） 栝楼根（一两） 赤芍药（三分） 栀子仁（半两）

右件药，捣筛为散。每服四钱，以水一中盏，入生姜半分，煎至六分，去滓，不计时候温服。

治生服金石,热发,医所不制,金石凌法,服之立愈方。

川朴硝（一斤） 川芒硝（半斤） 石膏（四两） 凝水石（四两）

右件药，以熟水五升，渍朴硝、芒硝一宿，澄取清，安铜器中，粗捣凝水石、石膏，内其中，仍内金五两，微微煎之，数以箸头柱，看箸成凌雪，去滓，倾置铜器中，又安于水盆中，冷一宿，皆成凌也。停三日以上，候干，研作末，若热病及石发，皆蜜水调下二钱，日三四服。

治乳石发动,烦闷体热,宜服此方。

滑石（一两） 马牙消（一两）

右件药，细研令匀。每服，以新汲水调下一钱，日三四服。

治乳石毒发,壅热,烦闷口苦方。

猪肪（二[53]两） 川芒硝（一两） 葱白（五茎，去须） 豉（一两半）

右件药，以水三大盏，都煎至一盏半，去滓，分温三服，一日服尽。

治乳石发动,烦闷及诸风热,朴硝散方。

川朴硝（炼成者半斤）

右细研如粉，每服，以蜜水调下一钱，日三四服。

又方。

白鸭通（一合）

右以[54]汤一大盏，渍之，澄清，候冷，任性饮之，以差为度。

又方。

右用生绿豆二合，以水一大盏，研取汁，入少蜜和服，如不通转妨闷，以童子小便，磨槟榔服之。又以黑铅水浸，经宿，取汁服之，偏解硫黄毒。

又方。

右以石南叶捣末，以新汲水调一钱，服之效。

治乳石发动烦渴诸方

夫阳处其表，阴处其里，则非纯阴在其下，复非纯阳在其上，皆须阴阳通平。阴阳通平，则五气不乏，五气不乏，人则无病，秖[55]如服石之人，多为阴虚，而服饵之将息，遇温即经脉凑溢，或遇阳时，亦有发动也。正阳本自浮升，石力更藏阳气，客主两阳，并蒸肝肺，故患渴也。

治乳石发动，壮热头痛，烦渴，背膊拘急，不欲饮食，宜服麦门冬散方。

麦门冬（一两，去心） 子芩（三[56]分） 白茅根（一两，锉） 玄参（三分） 犀角屑（三分） 川升麻（三分） 葛根（半两，锉） 柴胡（一两，去苗） 荠苨（三分） 石膏（二[57]两） 地骨皮（三[58]分） 甘草（半两，生锉）

右件药，捣筛为散。每服四钱，以水一中盏，入生姜半分、竹叶二七片，煎至六分，去滓，不计时候温服。

治乳石发动，四肢疼痛，口干烦渴，起卧不安，少思饮食，宜服柴胡散方。

柴胡（一两，去苗） 赤芍药（三分） 知母（三分） 子芩（三分） 荠苨（三分） 秦艽（三分，去苗） 甘草（半两，生锉）

右件药，捣筛为散。每服四钱，以水一中盏，入生姜半分、豉一百粒、葱白七寸，煎至六分，去滓，不计时候温服。

治乳石发动，热毒上攻，头痛眼赤，心躁多渴，筋脉拘急，骨节烦疼，不欲饮食，宜服黄连散方。

黄连（一两，去须） 玄参（三分） 石膏（一两） 大青（三[59]分） 川芒硝（一两） 防风（三分，去芦头） 栀子仁（三分） 黄芩（三分） 甘草（三分，生锉） 独活（三分） 川升麻（三分） 葛根（三[60]分，锉）

右件药，捣筛为散。每服四钱，以水一中盏，入生姜半分、竹叶三七片、黑豆五十粒，煎至六分，去滓，不计时候温服。

治乳石发动，心闷烦渴，不下饮食，宜服人参散方。

人参（一两，去芦头） 栝楼根（一两） 枳壳（一两，麸炒微黄，去瓤） 甘草（半两，生锉） 前胡（一两，去芦头）

右件药，捣筛为散。每服四钱，以水一中盏，入生姜半分，煎至六分，去滓，不计时候温服。

治乳石发动，壮热烦渴，身体疼痛，大小便滞涩，心胸壅闷，不能饮食，宜服黄芪散方。

黄芪（一两半，锉） 麦门冬（一两，去心） 木通（一两，锉） 前胡（一[61]两，去芦头） 栝楼根（二两） 赤芍药（一两） 川升麻（一两） 甘草（半两，生锉） 川大黄（一两，锉碎，微炒） 知母（一两） 赤茯苓（一两） 黄芩（一两）

右件药，捣筛为散。每服四钱，以水一中盏，入生姜半分、竹叶三七[62]片、小麦一百粒，煎至五分，去滓，又入生地黄汁一合，更煎三两沸，不计时候温服。

治乳石发动，热毒上攻，口干心躁，烦渴头痛，宜服葛根煎方。

生葛根汁（一合） 生地黄汁（一升） 生麦门冬汁（一升） 白蜜（一升） 枣膏（五合） 生姜汁（二合）

右件药，都以慢火煎之，候如稀饧，以瓷盒盛。不计时候，服一茶匙，以差为度。

治乳石发动，烦渴不止，宜服此方。

黄连（一两，去须） 麦门冬（三[63]两，去心，焙） 生地黄汁（三合） 牛乳汁（三[64]合） 栝楼根汁（三合，以上三味汁相合）

右二味，捣细罗为散。每服，用药汁二合，调下二钱，日三四服。

治乳石发动，烦热大渴，竹叶汤方。

淡竹叶（五十片） 赤茯苓（一两） 石膏（二[65]两，捣碎） 小麦（一合） 甘草（一两，生用） 栝楼根（一两） 麦门冬（一两，去心） 芦根（一两）

右件药，都细锉和匀。每服一两，以水一大盏，煎至七分，去滓，分温二服，日三四服。

治乳石发动，燥热烦渴不止，宜服滑石汤方。

滑石（半两）

右细研如粉，以水一中盏，绞如白饮，频[66]服之，未差再服。

又方。

常含寒水石如棋子大，咽津，良。

又方。

黄连（一两，去须）

右锉碎，以煎汤一大盏，浸[67]候汤冷，分为三服。

治乳石发动口舌生疮诸方

夫服乳石之人，口舌生疮者，由心脾壅热故也，手少阴心之经也，心气通于舌，足太阴脾之经也，脾气通于口。若脏腑否[68]涩，石气不宣，上冲于口与舌，故令生疮也。

治乳石发动，口舌生疮，咽喉不利，宜服黄连散方。

黄连（一两，去须）　麦门冬（一两，去心）　川升麻（一两）　大青（半两）　黄柏（一两，锉）　射干（二两）　玄参（半两）　黄芩（半两）　甘草（半两，生锉）

右件药，捣筛为散。每服四钱，以水一中盏，入竹叶二七片，煎至六分，去滓，不计时候温服。

治乳石发动，心神烦闷，四肢拘急，口舌生疮，宜服升麻散方。

川升麻（二两）　乌梅肉（十枚，微炒）　黄芩（一两）　杏仁（一两，汤浸去皮尖双仁，麸炒微黄）　黄柏（一两）　栀子仁（一两）　黄连（一两，去须）　栝楼根（一两）　甘草（一两，生锉）

右件药，捣筛为散。每服四钱，以水一中盏，入竹叶二七片，煎至六分，去滓，不计时候温服。

治乳石发动，体赤烦乱，口舌疮烂，表里如烧，疼痛不能食，大青散方。

大青（一两）　蔷薇根（二两，锉）　栀子仁（一两）　川大黄（一两，锉碎，微炒）　川升麻（一两）　甘草（半两，生锉）

右件药，捣筛为散。每服四钱，以水一中盏，煎至六分，去滓，不计时候温服。

治乳石发动，头痛心烦，口舌生疮，干呕恶食，宜服黄柏散方。

黄柏（三分，锉） 川升麻（一两） 石膏（二[69]两） 犀角屑（三[70]分） 玄参（一两） 甘草（一两，生锉） 麦门冬（一两半，去心，焙） 牛蒡子（半[71]两，微炒）

右件药，捣粗罗为散。每服四钱，以水一中盏，入生姜半分，煎至六分，去滓，不计时候温服。

治乳石发动，因饮食失度，毒热上攻，口舌生疮，宜用漱口汤方。

黄芩（二[72]两） 川升麻（二两） 甘草（二两，生锉） 石膏（五两） 蔷薇根（三两，锉）

右件药，都捣令碎，以水五大盏，煎至二大盏，去滓，冷含漱口，良久吐却，日十数度即差。

又方。

黄柏（二[73]两） 龙胆（半[74]两，去芦头） 黄连（二两，去须） 川升麻（二[75]两） 苦竹叶（一握）

右件药，细锉，以水四大盏，煮取二大盏，去滓，温含吐，五七口止，每日五七度用，以差为度。

治乳石发动，口舌生疮，浮萍草圆方。

干浮萍草（半两） 川升麻（半两） 黄药（半两） 黄丹（半两，炒令紫色，研）

右件药，捣罗为末，研入黄丹令匀，炼蜜和圆，如鸡头实大，常含一圆，咽津。

又方。

铅霜（一分[76]） 杏仁（半两，汤浸去皮尖双仁，麸别[77]，研如膏） 腻粉（一字）

右件药，都研令匀，每用，如鸡头实大，以绵裹含咽津。

治乳石发动吐血衄血诸方

夫服乳石之人，石气壅滞，心肺有热，则令吐血鼻衄也，心主于血，血得热则流溢，因胃气逆，则吐血也。肺主于气，气开窍于鼻，气血之行，相随上下，循环经络，若为热所乘，则血妄行，随气而上，故令鼻衄也。

治乳石发动，热盛吐血，宜服地黄汤方。

生地黄（二两） 苦竹茹（一两） 刺蓟（一两） 黄芩（三分） 豉（一合） 川升麻（三分） 黄连（三分，去须） 栀子仁（半两）

右件药，细锉和匀。每服半两，以水一大盏，煎至七分，去滓，分温二服，如人行五里再服。

治乳石发动，心神烦躁，吐血或衄血不止，宜服此方。

蓝汁（一合） 藕节汁（二[78]合） 蜜（三合） 生姜汁（半合） 生地黄汁（三合） 刺蓟汁（二合）

右件药，都合一处，分为四服，每服，调下伏龙肝末一钱，如人行五里再服。

治乳石发动，毒气盛鼻衄不止方。

胡粉 光墨末 釜下墨末 干姜末 发灰末 伏龙肝末

右件药，数内但得一味，以少许，用笔管内吹入鼻中，即止。

治乳石发动，头痛壮热，衄血，四肢烦疼，宜服刺蓟汤方。

刺蓟（一两） 青竹茹（一两） 生麦门冬汁（一两，去心） 茜根（半两，锉） 当归（半两） 鸡苏（二两） 生姜（半两） 生地黄（二两）

右件药，细锉和匀。每服半两，以水一中盏，煎至六分，去滓，不计时候温服。

治乳石发动，壅热至甚，心闷吐血，宜服此方。

麦门冬（一两，去心） 生地黄（二两） 甘草（半两，生用） 荠苨（一两） 玄参（一两） 茅根（一两） 香豉（一合） 青竹茹（一两） 生姜（半两）

右件药，细锉和匀。每服半两，以水一中盏，煎至六分，去滓，温服，如人行五里一服，以差为度。

又方。

生刺蓟，捣绞取汁，每服三合，入少蜜搅匀服之。

又方。

生地黄，捣绞取汁，每服三合，宜频服即止。

又方。

生藕，捣绞取汁，每服三合，入少蜜搅匀服之。

又方。

伏龙肝，以水搅，取清，每服一小盏，三服即止。

又方。

蒲黄一两，以水一中盏，调搅，分为二服。

治乳石发动虚热痰饮呕逆诸方

夫人有五脏，五为五合，则脾与胃合，为水谷之府，且国府足谷，则足食足兵也。人胃足食，则荣卫不厥，若人能食，则能悦也，阴阳和平，有何患乎？若服石之人，昧于调适，皆增于热，失时不食，则胃口干焦，则土气不足。或因饮酒水而食少，变为痰结，酒水流下，迎阴上升，下焦无阳，即成虚热，中府无谷，至令吐哕，经日阳数，即呕吐，又曰呕哕，发下焦之间，此其义也。

治乳石发动，热毒上攻，心神烦躁，痰饮呕逆，不纳饮食，宜服前胡散方。

前胡（一两，去芦头）　赤茯苓（三分）　陈橘皮（三分，汤浸去白瓤，焙）　黄芪（三分，锉）　枳壳（一两，麸炒微黄，去瓤）　芦根（一两，锉）　甘草（半两，炙微赤，锉）　川大黄（一两，锉碎，微炒）　麦门冬（三分，去心）　枇杷叶（三分，拭去毛，炙微黄）

右件药，捣筛为散。每服四钱，以水一中盏，入生姜半分、竹茹一分，煎至六分，去滓，不计时候温服。

治乳石发动，虚热烦闷，痰饮呕逆，宜服人参散方。

人参（一两，去芦头）　甘草（半两，炙微赤，锉）　白术（半两）　栝楼根（一两）　黄芩（半两）

右件药，捣粗罗为散。每服四钱，以水一中盏，入生姜半分，煎至六分，去滓，不计时候温服。

治乳石发动，结热痰饮，心中否塞，呕逆不止，雁肪汤方。

雁肪（二两[79]） 甘草（一分，炙微赤，锉） 当归（一分，锉，微炒） 大枣（五枚） 赤芍药（一分） 人参（一分，去芦头） 石膏（一两，捣碎） 桂心（一分） 川大黄（半两，锉碎，微炒） 枳实（一分，麸炒微黄） 桃仁（一分，汤浸去皮尖双仁，麸炒微黄）

右件药，细锉，都以水五大盏，入生姜三分，煎至二盏半，去滓，分为五服，频服之效。

治乳石发动，心躁烦热，痰饮呕逆，不下饮食，宜服黄芩汤方。

黄芩（半两） 薤白（一握） 陈橘皮（半两，汤浸去白瓤，焙） 豉（一合） 石膏（一两，捣碎） 麦门冬（半两，去心） 粟米（半两） 生姜（半两）

右件药，细锉，都以水三大盏，煎至一盏半，去滓，分为三服，不计时候温服。

治乳石发动，虚热痰饮呕逆，不可饮食，白茅根汤方。

白茅根（一握） 麦门冬（一两，去心） 陈橘皮（半两，汤浸去白瓤，焙） 淡竹茹（半两） 赤茯苓（半两） 甘草（半两，炙微赤） 生姜（半两） 枇杷叶（半两，拭去毛，炙微黄）

右件药，细锉，以水三大盏，煎至一盏半，去滓，分为三服，不计时候温服。

治乳石发动，虚热痰饮，呕逆头闷，不下饮食，宜服此方。

人参（半两，去芦头） 甘草（半两，炙微赤） 栝楼根（半两） 麦门冬（半两，去心） 黄芩（半两） 芦根（一两） 半夏（一两，汤浸七遍去滑） 前胡（三分，去芦头）

右件药，细锉和匀。每服一两，以水一大盏，入生姜半分，煎至七分，去滓，不计时候，分温二[80]服。

治乳石发动，虚热痰饮，头目不利，食即呕逆，四肢烦痛，宜服此方。

前胡（一两，去芦头） 石膏（二两） 黄芪（一两，锉） 甘草（半两，生锉） 芦根（二两，锉） 麦门冬（一两，去心） 子芩（一两） 赤芍药（一两） 枇杷叶（半两，拭去毛，炙微黄）

右件药，捣筛为散。每服四钱，以水一中盏，入生姜半分，煎至六分，去滓，不计时候温服。

治乳石发动，头面虚热，心胸痰饮，呕逆，不下饮食，黄芪散方。

黄芪（三分[81]锉） 甘草（半两，炙微赤，锉） 麦门冬（一两半，去心，焙） 地骨皮（三分） 人参（一两，去芦头） 前胡（一两，去芦头）

右件药，捣粗罗为散。每服四钱，以水一中盏，入生姜半分，煎至六分，去滓，不计时候温服。

治乳石发动心膈痞满腹痛诸方

夫服石之人，发状非一，或发于外阳，则皮肤作疾，痈肿头痛是也，或发于内阴，则令脏腑烦满，口疮吐血是也。凡石性清净，不喜烦秽，目之所睹，鼻之所闻，皆欲馨香，不欲郁腐。若失其宜，即生诸疾，或食陈臭生酸之物，贮于胃府不消，心腹痞满，而致坚积，便令疼痛，觉有此候者，可速涤清胃中，无令壅滞，则自然宣畅也。

治乳石发动，因服冷药太过，致心膈痞满，腹内疼痛，不思饮食，宜服枳实散方。

枳实（三分，麸炒微黄） 前胡（一两，去芦头） 赤芍药（三分） 青橘皮（三分，汤浸，去白瓤，焙） 当归（三分，锉，微炒） 白术（三分） 大腹皮（三分，锉）

右件药，捣粗罗为散。每服四钱，以水一中盏，入生姜半分、枣二枚，煎至六分，去滓，不计时候温服。

治乳石发动，大肠壅滞，心膈痞满，腹痛烦热，宜服大黄汤方。

川大黄（三分，锉碎，微炒） 前胡（半两，去芦头） 当归（半两，锉碎，微炒） 枳壳（半两，麸炒微黄，去瓤） 葱白（二七寸[82]切） 豉（一合） 生姜（半两）

右件药，细锉和匀。每服半两，以水一中盏，煎至六分，去滓，不计时候温服。

治乳石发动，烦热，心膈痞满，大肠气壅，腹痛，不思饮食，槟榔散方。

槟榔（半两） 赤茯苓（三分） 川大黄（一两半，锉碎，微炒）

枳实（三分，麸炒微黄）　木香（半两）　赤芍药（半两）　芎䓖（三分）　甘草（一分，炙微赤，锉）

右件药，捣筛为散。每服四钱，以水一中盏，入生姜半分，煎至六分，去滓，不计时候温服。

治乳石发动，心膈痞满，喘息微促，腹胁疠痛，大腹皮散方。

大腹皮（一两，锉）　木香（半两）　枳壳（半两，麸炒微黄，去瓤）　赤芍药（半两）　前胡（三分，去芦头）　陈橘皮（三分，汤浸，去白瓤，焙）　赤茯苓（三分）

右件药，捣筛为散。每服四钱，以水一中盏，入生姜半分，煎至六分，去滓，不计时候温服。

治乳石发动，心膈痞满，腹内疠痛，不思饮食，宜服此方。

枳实（二两，麸炒微黄）　白术（二两）　栀子仁（一两）　桔梗（二[83]两，去芦头）　甘草（半两，炙微赤，锉）

右件药，捣筛为散。每服四钱，以水一中盏，入生姜半分，煎至六分，去滓，不计时候温服。

治乳石发动，头痛烦闷，心膈痞满，腹内疠痛，宜服诃黎勒散方。

诃黎勒（三分，煨用皮）　川大黄（一两半，锉碎，微炒）　枳实（三分，麸炒微黄）　前胡（三分[84]，去芦头）　甘草（半两，炙微赤，锉）

右件药，捣筛为散。每服四钱，以水一中盏，入生姜半分，煎至六分，去滓，不计时候温服。

治乳石发动心腹痛噤诸方

夫服乳石之人，膈间有寒，胃管有热，寒热相搏，气逆攻腹乘心，故心腹痛。其寒气盛胜于热气，荣卫否涩不通，寒气内结于心，故心腹痛而心噤寒也。

治乳石发动，心腹痛噤，四肢寒颤，不欲饮食，宜服木香散方。

木香（半两）　犀角屑（三分）　赤芍药（三分）　白术（三[85]分）　人参（半两，去芦头）　枳壳（半两，麸炒微黄，去瓤）　黄芩（半两）

当归（三分，锉，微炒）

右件药，捣粗罗为散。每服四钱，以水一中盏，入生姜半分、枣二枚，煎至六分，去滓，不计时候稍热服。

治乳石发动，体颤寒热，心腹痛噤，不能饮食，宜服白术散方。

白术（一两）　当归（三分，锉，微炒）　柴胡（一两，去苗）　桂心（半两）　青橘皮（三分[86]，汤浸去白瓤，焙）　桔梗（半两，去芦头）　甘草（半两，炙微赤，锉）

右件药，捣粗罗为散。每服四钱，以水一中盏，入生姜半分、枣二枚，煎至六分，去滓，不计时候稍热服。

治乳石发动，心腹痛噤，吐逆不下食，宜服茅香花散方。

茅香花（半两）　芎䓖（三分）　桂心（半两）　槟榔（三分）　赤芍药（三[87]分）　麦门冬（一两半，去心，焙）

右件药，捣粗罗为散。每服四钱，以水一中盏，入生姜半分，煎至六分，去滓，不计时候稍热服。

治乳石发动，心胸壅闷，腹痛，寒噤不食，前胡散方。

前胡（一两，去芦头）　槟榔（一两）　桂心（一两）　赤茯苓（二两）　犀角屑（三分）　白术（三分）　赤芍药（三分）　木香（半两）　甘草（半两，炙微赤，锉）

右件药，捣筛为散。每服四钱，以水一中盏，入生姜半分，煎至六分，去滓，不计时候稍热服。

治乳石发动身体浮肿诸方

夫服乳石而身体浮肿者，由食饮温，而久不自劳，药热与石气相并，使气壅在肌肤，不得宣散，故令浮肿。或外有风湿，内有停水，皆与石势相搏，致令烦热，而气壅滞，亦令浮肿。若食饮温不自劳而肿者，但烦热虚肿而已，其风湿停水而发者，则心中满，烦热，或小便涩，而身体浮肿也。

治乳石发动，痰结不食，身体浮肿，腹胁满闷，喘息气粗，宜服汉防己散方。

汉防己（三[88]分） 桑根白皮（一两，锉） 枳壳（三分，麸炒微黄，去瓤） 赤茯苓（三分） 紫苏茎叶（一两） 木通（三[89]分，锉） 大腹皮（一两，锉） 黄芩（半两） 半夏（半两，汤洗七遍，去滑） 甘草（半两，炙微赤，锉） 前胡（一两，去芦头）

右件药，捣筛为散。每服四钱，以水一中盏，入生姜半分，煎至六分，去滓，温服，日三四服。

治乳石毒气攻注，皮肤浮肿，心神烦躁，体热不得睡卧，宜服吴蓝散方。

吴蓝（半两） 汉防己（半两） 黄芩（半两） 栀子仁（半两） 玄参（半两） 犀角屑（半两） 川升麻（半两） 白鲜皮（半两） 甘草（半两，生锉） 川大黄（一两，锉碎，微炒） 桑根白皮（三分，锉） 川朴硝（一两）

右件药，捣筛为散。每服四钱，以水一中盏，煎至六分，去滓，温服，日三四服。

治乳石发热，心神烦躁，身体赤肿，胸中满闷，枳壳散方。

枳壳（一两，麸炒微黄，去瓤） 桑根白皮（一两，锉） 牛蒡子（一两，微炒） 石膏（二两） 川升麻（一两） 汉防己（三分） 赤茯苓（一两） 黄芩（三分） 大青（三分） 沙参（三分，去芦头） 麻黄（三分，去根节） 甘草（半两，生用）

右件药，捣粗罗为散。每服四钱，以水一中盏，入生姜半分，煎至六分，去滓，温服，日三四服。

治乳石发热，身体微肿，头面疮出，宜服紫雪散方。

紫雪（三两） 川升麻（一两） 犀角屑（半[90]两） 黄芩[91]（一两） 葳蕤（一两） 甘草（半两，生锉） 栀子仁（半两）

右件药，捣粗罗为散。每服四钱，以水一中盏，煎至六分，去滓，温服，日三四服。

治乳石发动，心神烦躁闷乱，身体面目浮肿，喘促坐卧不得，宜服赤茯苓散方。

赤茯苓（一两） 泽泻（一两） 柴胡（一两，去苗） 川大黄（一两半，锉碎，微炒）　汉防己（一两）　猪苓（一两，去黑皮）　麦门冬（一两，去心）　桑根白皮（一两，锉）　犀角屑（一两）　紫苏茎叶（一两）　槟榔（一两半）　子芩（一两）　木通（一两，锉）

右件药，捣筛为散。每服四钱，以水一中盏，入生姜半分、葱白二七片，煎至六分，去滓，不计时候温服。

治乳石发动生痈肿诸方

夫六腑不和而成痈，凡服乳石之人，若将适失宜，散动热气，内乘六腑，六腑血气行于经脉，经脉为热所搏，而外有风邪乘之，则石热壅结，血气否涩，而成痈肿也。

治乳石发作生痈肿，心神烦躁，口干，肩背拘急，四肢疼痛，宜服犀角散方。

犀角屑（三分）　川升麻（一两）　黄芪（一两，锉）　玄参（一两）　荠苨（一两）　麦门冬（一两，去心）　甘草（一分，生锉）　地骨皮（一两）　木香（一两）　黄芩（三分）　葛根（一两，锉）　川大黄（二两，锉碎，微炒）

右件药，捣筛为散。每服四钱，以水一中盏，入竹叶三七片，煎至六分，去滓，温服，日三四服。

治乳石发热毒生痈肿焮疼痛，口干烦闷，宜服升麻散方。

川升麻（一两）　川大黄（三[92]两，锉碎，微炒）　枳壳（一两，麸炒微黄，去瓤）　赤芍药（一两）　当归（一两）　木香（三[93]分）　川芒硝（二[94]两）　黄芩（一两）　甘草（一两，生锉）

右件药，捣筛为散。每服四钱，以水一中盏，煎至六分，去滓，温服，日三四服，以利为度。

治乳石发动，烦热，生痈肿疼痛，宜服玄参散方。

玄参（三分[95]）　紫雪（二两）　川升麻（一两）　沉香（一两）　犀角屑（三分）　川大黄（一两，锉碎，微炒）　甘草（半两，生用）　黄芩（三分）　葳蕤（三分）　地骨皮（三分）　栀子仁（三分）　连翘

（三分）

右件药，捣筛为散。每服四钱，以水一中盏，入竹叶三七片，煎至六分，去滓，温服，日三四服。

治乳石发动，生痈肿，烦疼壮热，口干心躁，大小便涩滞，宜服黄芪散方。

黄芪（一两，锉） 犀角屑（三[96]分） 地柏（三[97]分，微炙） 玄参（三分） 赤茯苓（三分） 当归（三分） 川芒硝（一两半） 木香（半两） 连翘（半两[98]） 甘草（三分，生锉） 枳壳（三分，麸炒微黄，去瓤） 栀子仁（三分） 川升麻（一两） 川大黄（二两，锉碎，微炒） 黄芩（一两）

右件药，捣筛为散。每服四钱，以水一中盏，入竹叶三七片，煎至六分，去滓，温服，日三四服。

治乳石发毒生痈肿，烦热疼痛，口干心躁，筋脉拘急，头项强硬，宜服连翘散方。

连翘（三分） 黄芪（三分，锉） 木香（半两） 川升麻（三分） 葛根（三分，锉） 地骨皮（三分） 红雪（二两） 麦门冬（三分，去心） 犀角屑（三分） 甘草（半两，生用） 石膏（二两） 沉香（半两） 黄芩（三分） 防风（半两，去芦头）

右件药，捣筛为散。每服四钱，以水一中盏，入竹叶三七片，煎至六分，去滓，温服，日三四服。

治乳石发动，生痈赤肿，毒气攻注，筋脉拘急，言语謇涩，心神烦躁，宜服独活散方。

独活（三分） 汉防己（半两） 犀角屑（半两） 石膏（一两） 川升麻（三分） 黄芩（三分） 防风（半两，去芦头） 甘草（半两，生锉）

右件药，捣筛为散。每服半两，以水一中盏，煎至五分，去滓，入竹沥半合，温服，日三四服。

治乳石发动，生痈肿，烦热疼痛，口干心躁，宜服大青散方。

大青（三分） 苦竹叶（三十片） 石膏（一两） 地骨皮（一分） 甘草（一分，生锉） 黄芩（一分） 犀角屑（一分[99]） 吴蓝（一分） 川升麻（一分）

右件药，捣筛为散。以水三大盏，入黑豆一合，煎至一盏半，去滓，分为三服，不计时候温服。

治乳石发动，心神烦躁，肩背拘急，生痈肿疼痛，大肠壅滞，宜服此方。

黄连（一两，去须）　川芒硝（一两）

右件药，捣细罗为散。每服，煎甘豆汤调下二钱，日三四服。

又方。

黄连（三两，去须）　苦参（三两[100]，锉）　黄芩（三[101]两）

右件药，捣碎，分为三度，每度以水二升，煮取一升，去滓，看冷暖，洗痈疮，日三度，宜避风。

治单服硫黄，发为痈方。

右以大醋和豉，研熟如膏，以涂痈上，燥则易之，甚良。

治乳石发痈肿，疼痛不可忍方。

右以滑石捣细罗为散，用水调涂痈肿处，干即更涂之。

治乳石发动身体生疮诸方

夫服乳石之人，若将适失宜，外有风邪，内有积热，乘于血气，血气壅滞，故使[102]生疮也。

治乳石发动，热毒气盛，头面赤肿，身体生疮，心神烦闷，宜服升麻散方。

川升麻（一两）　葳蕤（一[103]两）　黄芩（一两）　紫雪（二两）　甘草（半两，生锉）　犀角屑（三[104]分）　栀子仁（半两）　大青（三[105]分）

右件药，捣粗罗为散。每服四钱，以水一中盏，入竹叶三七片，煎至五分，去滓，入蜜半合，酥一分，更煎三两沸，放温服之，日三四服。

治乳石发动，心神烦躁，身上生疮，四肢疼痛，小便赤涩，宜服犀角散方。

犀角屑（半两）　子芩（一两）　川芒硝（一两）　玄参（一两）　麦门冬（一两半，去心，焙）　川大黄（一两，锉碎，微炒）　枳壳（三分，麸炒微黄，去瓤）　川升麻（一两）　沙参（三分，去芦头）　蘧麦（三分）　甘草（半两，生用）

右件药，捣粗罗为散。每服四钱，以水一中盏，入淡竹叶三七片、豉五十粒，煎至六分，去滓，温服，日三四服。

治乳石发动，烦热满闷，身体生疮，宜服黄芩散方。

黄芩（一两） 川芒硝（一两） 麦门冬（一两，去心） 白鲜皮（三分） 秦艽（三分，去苗） 枳壳（三分，麸炒微黄，去瓤） 川大黄（一两，锉碎，微炒） 栀子仁（一两） 甘草（半两，生用）

右件药，捣筛为散。每服四钱，以水一中盏，煎至六分，去滓，温服，日三四服。

治乳石发动，身体生疮，宜用飞雪汤方。

麻黄（四两，去根节） 石膏（二[106]两） 黄芩（三[107]两） 川芒硝（四两）

右件药，捣碎，以水五升，煮取二升，去滓，内生鸡子白二枚，搅令匀，以帛浸药汁拭疮，以差为度。

治乳石发动，卒热生疮，宜服麦门冬汤方。

麦门冬（一两，去心） 豉（一合） 人参（半两，去芦头） 甘草（半两，生用） 葱白（四茎，去须）

右件药，锉，以水二大盏，煮取一盏三分，去滓，分温三服。

治乳石热发，烦闷心躁，身体生疮，宜服此方。

黄芩（二[108]两） 川芒硝（二[109]两） 麦门冬（三两，去心，焙） 川大黄（二两，锉碎，微炒） 栀子仁（三七枚） 甘草（一两，生用）

右件药，捣粗罗为散。每服四钱，以水一中盏，入生姜半分、葱白七寸、豉五十粒，煎至六分，去滓，温服，日三四服。

治乳石发动，皮肤生疮，赤肿疼痛，烦热不止，宜服牛蒡子圆方。

牛蒡子（一两，微炒） 川升麻（三分[110]） 黄芩（三分） 秦艽（三分，去皮） 川大黄（一两，锉碎，微炒） 防风（半两，去芦头） 白蒺藜（三分，微炒，去刺） 枳壳（三[111]分，麸炒微黄，去瓤） 黄连（一两，去须） 沙参（半两，去芦头） 栀子仁（半两）

右件药，捣罗为末，炼蜜和捣三五百杵，圆如梧桐子大。每服，以温浆水下三十圆，日三四服。

治乳石发动，皮肤生疮，壮热疼痛，口干，宜服此方。

乌豆（一升） 川芒硝（三[112]两） 生地黄汁（一小盏）

右件药，以水三升，煮豆至一升，去豆更煎如稀饧，下蜜三合及消地黄汁，更煎一二十沸，收于瓷盒中，每抄半匙细细含，咽津，以得利，即差。

治乳石发动变下痢诸方

夫乳石，性刚烈，气多炎上，理之伤温，即火转为炽，内煎脾肺。若热遂成其渴，饮水过多即溲，肠胃得水即吐，肠得水即寒，而阳虽寒火炎不减。水渐流下而为行潦，遂变下痢，胃气虚冷，水谷不消，在阳则益热不食，在阴则肠鸣而泄也。

治乳石发动，烦热腹痛，变为痢，不欲饮食，宜服地榆散方。

地榆（一两）　木香（半两）　葳蕤（三[113]分）　当归（三分，锉，微炒）　黄芩（三分）

右件药，捣粗罗为散。每服四钱，以水一中盏，煎至六分，去滓，不计时候稍热服。

治乳石发动，心神虚烦，变为下痢，腹痛，不思饮食，宜服犀角散方。

犀角屑（半两）　地榆（一两）　赤芍药（三分）　木香（半两）　黄芩（三分）

右件药，捣筛为散。分为六服，以水一中盏，煎至六分，去滓，不计时候稍热服。

治乳石发动，多服凉药过度，致脾胃虚冷，腹痛下痢，不能饮食，宜服白术散方。

白术（一两）　人参（三分，去芦头）　当归（一两，锉，微炒）　木香（半两）　陈橘皮（一两，汤浸去白瓤，焙）

右件药，捣粗罗为散。每服四钱，以水一中盏，入生姜半分、枣三枚，煎至六分，去滓，不计时候稍热服。

治乳石发动，热毒伤肠胃，下痢腹痛，宜服黄芪散方。

黄芪（一两）　茜根（三分）　黄柏（三分）　地榆（一两）　犀角屑（半两）　当归（一两，锉，微炒）

右件药，捣筛为散。每服半两，以水一大盏，煎至六分，去滓稍热，分为二[114]服，日三四服。

治乳石发动，变下痢赤色，腹内疞痛不可忍，木香散方。

木香（三分） 黄连（一两，去须） 当归（一两，锉，微炒） 地榆（一两，锉） 甘草（半两，炙微赤，锉） 赤芍药（一两）

右件药，捣粗罗为散。每服四钱，以水一中盏，煎至六分，去滓，不计时候稍热服。

治乳石发动小便淋涩诸方

夫服乳石，石势归于肾，肾气宿虚者，若因石热，而又将适失度，虚热相搏，热乘于肾，肾主水，水行小肠，入于脬为小便。肾虚则小便数，热结则小便涩，涩则茎内痛，故成淋涩不快也。

治乳石发动，心神烦热，小便淋涩，脐下疼痛，犀角散方。

犀角屑（一两） 川升麻（一两） 玄参（一两） 川大黄（一两，锉碎，微炒） 赤芍药（一两） 木通（一两，锉） 滑石（二两） 当归（一两，锉，微炒）

右件药，捣粗罗为散。每服三钱，以水一中盏，入生姜半分、葱白七寸，煎至六分，去滓，温服，日三四服。

治乳石发动，小便淋涩不通，心中烦热，小腹妨闷，泽泻散方。

泽泻（三分） 蘧麦（一两） 玄参（一两） 黄芩（一两） 木通（一两，锉） 麦门冬（一两，去心） 桑螵蛸（二十[115]枚，微炒） 甘草（半两，炙微赤，锉） 赤茯苓（一两）

右件药，捣筛为散。每服四[116]钱，以水一中[117]盏，入生姜半分、淡竹叶二七片、葱白七寸，煎至六分，去滓，温服，日三四服。

治乳石发动，小便赤涩，心腹烦闷，麦门冬散方。

麦门冬（三[118]分，去心） 赤茯苓（一两） 车前草（三分） 川芒硝（一两） 川升麻（一两） 黄芩（三分） 葵根（三分，锉） 甘草

（半两，炙微赤，锉） 木通（一两，锉）

右件药，捣筛为散。每服四钱，以水一中盏，煎至六分，去滓，温服，日三四服。

治乳石发动，小肠中热，下血淋涩，脐下疞痛，地黄散方。

生干地黄（二[119]两） 犀角屑（三分） 赤芍药（一两） 蜀葵根（三分，锉） 葵子（半两） 黄芩（一两） 甘草（半两，生锉） 当归（二分，锉，微炒） 木通（一两，锉）

右件药，捣粗罗为散。每服四钱，以水一中盏，入淡竹叶二七片，煎至六分，去滓，温服，日三四服。

治乳石发动，小便淋涩，小腹妨闷，心神烦热，滑石散方。

滑石（二两） 木通（一两，锉） 石韦（一两，去毛） 蘧麦（一[120]两） 川芒硝（一两） 冬葵子（一两） 黄芩（一两） 甘草（半两，炙微赤，锉） 白茅根（一两，锉）

右件药，捣粗罗为散。每服四钱，以水一中盏，煎至六分，去滓，温服，日三四服。

治乳石发动，热气盛实，四体烦满，气脉紧数，小便淋涩，宜服升麻散方。

川升麻（一两） 黄柏（一两，炙微赤，锉） 犀角屑（三[121]分） 白鸭通汁（二合） 甘草（一两，炙微赤，锉） 黄芩（一两） 赤芍药（三分） 滑石（一两） 蒲黄（三分）

右件药，捣粗罗为散。每服三钱，以水一中盏，入竹叶三七片，煎至五分，去滓，入鸭通汁半合，不计时候温服。

治乳石发动，小便淋涩不通，心神闷乱方。

船底青苔（如半鸡子大）

右以水一大盏，煎至五分，去滓，温服，日三四服。

治乳石发热，体气昏昏，不痛不痒，小便赤涩，宜服此方。

生茅根（不限多少，锉）

右净洗捣绞取汁，时取二合服之。

治乳石发热，口舌干焦，小便赤涩，宜服此方。

甘蔗去皮尽意[122]吃之，若口痛，捣绞取汁服之。

治乳石发动大小肠壅滞不通诸方

夫乳石发动，大小肠壅滞者，由阴阳不和，荣卫否涩，肠胃虚弱，津液不通，糟粕结于肠中，膀胱积于留水，若不利其关格，无以得其宣通也。

治乳石发动，壅热上攻，心神烦乱，小肠[123]**壅滞，宜服蘧麦散方。**

蘧麦（一两）　大青（一两）　黄芩（一两）　甘草（半两，生锉）　川芒硝（二两）　赤茯苓（一两）　白茅根（一两，锉）　栀子仁（三分）　川大黄（一两半，锉碎，微炒）

右件药，捣筛为散。每服四钱，以水一中盏，入生姜半分、豉一百粒、葱白七寸，煎至六分，去滓，温服，日三四服。

治乳石发动，心胸痰结，头目昏闷，大小肠壅滞不通，四肢烦疼，饮食不下，宜服大腹皮散方。

大腹皮（一两）　前胡（一两，去芦头）　半夏（半两，汤浸七遍去滑）　旋覆花（半两）　枳壳（一两，麸炒微黄，去瓤）　赤茯苓（一两）　川大黄（二两，锉碎，微炒）　川升麻（三分）　川芒硝（一两）　陈橘皮（半两，汤浸去白瓤，焙）　甘草（半两，炙微赤，锉）

右件药，捣筛为散。每服四钱，以水一中盏，入生姜半分，煎至六分，去滓，温服，日三四服。

治乳石发动，胸膈痰结，不下饮食，大小肠壅滞，胁肋妨闷，宜服枳实散方。

枳实（一两，麸炒微黄）　前胡（一两，去芦头）　槟榔（一两）　木通（一两，锉）　木香（半两）　川大黄（二[124]两，锉碎，微炒）　甘草（半两，炙微赤，锉）

右件药，捣粗罗为散。每服四钱，以水一中盏，入生姜半分，煎至六分，去滓，不计时候温服。

治乳石发动，三焦气壅，心神烦闷，大小肠壅滞不通，宜服羚羊角散方。

羚羊角屑（一两）　槟榔（一两）　木通（一两，锉）　枳壳（一

两，麸炒微黄，去瓤）　红雪（二[125]两）　甘草（半两，炙微赤，锉）　川升麻（三分）

右件药，捣粗罗为散。每服四钱，以水一中盏，入生姜半分，煎至六分，去滓，温服，日三四服。

治乳石发动，心膈气滞，痰结，不下饮食，腹胁满闷，四肢烦疼，大小肠壅滞不通，宜服犀角散方。

犀角屑（半两）　子芩（三分）　赤茯苓（一两）　蘧麦[126]（三分）　槟榔（三[127]分）　枳实（一两，麸炒微黄）　柴胡（一两，去苗）　甘草（半两，炙微赤，锉）　木通（一两，锉）　半夏（三分，汤洗七遍，去滑）　紫苏茎叶（一两）

右件药，捣筛为散。每服四钱，以水一中盏，入生姜半分，煎至六分，去滓，温服，日三四服。

治乳石发动，心躁烦热，痰结，不下饮食，大小肠壅滞，腰背疼重，槟榔散方。

槟榔（一两）　川芒硝（一两）　甘草（半两，炙微赤，锉）　枳壳（一两，麸炒微黄，去瓤）　川大黄（一两，锉碎，微炒）

右件药，捣细罗为散。每服，煎竹茹汤，调下二钱，如人行十里，再服，以利为度。

治乳石发动，大小肠壅滞，脐腹妨闷，葵子散方。

葵子（半两）　木通（三分，锉）　赤茯苓（三分）　牛蒡子（一两，微炒）　枳壳（一两，麸炒微黄，去瓤）　川大黄（一两，锉碎，微炒）

右件药，捣细罗为散。每服，煎紫苏汤调下二钱，如人行十里，再服，以利为度。

治乳石发热，大小肠壅滞不通，三黄圆方。

川大黄（三两，锉碎，微炒）　黄芩（三两）　黄连（三两，去须）

右件药，捣罗为末，炼蜜和捣三二百杵，圆如梧桐子大。每服，不计时候，以暖水下四十圆。

服乳石后饮食所宜法

论曰，凡服乳石人，饮食时，宜以自调护，随其取适，若二[128]依之慎之，则动成滞碍，能依此法，庶得通济，宜食少脂猪肉，一月二服，百沸馎饦任性无妨，新熟白酒少饮亦得，及食白羊头蹄，并猪肉作姜豉，可任作食之，豉及肥肉梨柿等甚佳。凡欲吃羊肉馎饦，宜先食三五匙冷饭后吃之，即不畏热，食讫乃速以冷服压之，行步适散，乃可不虑致损，生菜亦然，芸苔、胡荽等，亦不宜多食，服乳石人，有性好面嗜醋，不能禁慎者，宜食淡糠醋，百沸馎饦，及水摸饼，即不虑热冷，韭羹亦大补，时时宜食之，诸饮食品类既多，不可二，但不得食所不宜者。服乳石人，亦不宜多饮酒，饮酒多则失食味，失食味则不多食，不多食则令人虚热，若虚热则令乳石数发恶寒寡况，又损乳石力，唯酒能压乳石也。多饮则损乳石势，亦令人风虚脚弱，此由饮酒太过致之尔，若能饮又能食者，大佳。又服乳石特忌热面陈臭哀孝哭泣忧恚，大醋、生蒜、蒿、芥、酱，鸡、犬肉，老牛肉，鲍鱼、肉鲊，冲热忍饥，冷酒有灰酒，荞麦、小豆、胡麻，热馎饦，枸杞羹，仓米臭鱼脯，此色之物，切宜忌之。勿乘饥虚热沐浴，夏月不宜多食猪肉冷水，恐肠滑利不止及伤冷饮食不消，致成霍乱，特宜消息慎之。

凡服乳石后，将息补饵，一二[129]百日内，吃精细饮食，羹粥酒等，使血脉通利，俾令脏腑无诸滞碍，宜作羹法。

右取獐鹿兔雉鹅鸭肉等，以水净洗，切如指大，于铛中炒，令欲熟，即多下葱白，少下椒盐，熬令香，即下少水煮，吹[130]下粳米糁，次下豉清酱汁调和，咸酸适口，每欲食，先须啜十数口羹汁，令胃口开通，皮肤津润，然后进诸食。纵啖炙肉，亦无所虑，作此将养，食多且健，纵啖馎饦，亦须多啜臛[131]汁。

凡服乳石，若觉体气沉滞，石势不行，慎勿吃面，若觉虚惙，任饵薯蓣馎饦无妨。

右取大薯蓣，刮去皮，薄切，日曝干，乘微润，挼[132]作粉，不粉者更曝，准前挼取粉，干以暖汤及盐和溲如面法，别细切羊肉作臛，如前羹法，用浇薯蓣馎饦，任食之，内补益，强筋骨，止渴。

凡服乳石，若少觉不下食，宜服生姜汁酒方。

生姜汁（半合）　白蜜（一匙）　清酒（五合）

右相和，微温，顿服之，半日乃效，甚佳。

凡服乳石，若觉食不下，兼体弱乏气力，即食鲜脍法。

右取鲜鲫鱼，剥去鳞，破去肠血，勿洗之，但用新布三二条，净拭，令血脉断，依常切脍法，羹作蒜齑，但用椒姜酱等，尤益人下食，亦疗气痢冷痢。

紫馎饦法。

右取乌豆，不限多少，煮浓汁，以和面，稍咸和之，依常法作馎饦，以此豆汁中煮熟，日三二十沸，即以猪羊肉为臛亦好，或薯蓣粉代面尤妙。

面饼法。

右取面，溲如家常作饼法，细切如小豆许，以面于簸箕中拌令圆，煮之，令极熟，乘热，任以诸肉治臛食之，大良，补腰脚。又夏月冒热远行，食晚失饥石气发动，宜作大麦饼，将于行路食之，亦压得石气也，

凡服乳石后，有不可食者，有通食而益人者，有益利乳石者，药菜等物。

油脂，其性滑肠，而令人不能食纵吃而勿令多。

芜荑，能生疮，发石气。

荠苨，能发石，亦云损石。

芥子及芥菜，皆能发药发焚。

蔓菁菜，发气触石。

葵菜，滑而且壅，亦不可食。

酥，其物润腹，而能行石气。

冬瓜龙葵，此二物甚压石，宜多食之。

【校注】

① 李：日本抄本作"年"字，义长可从。

② 胃：日本抄本作"冒"字，义长可从。

③ 二：日本抄本作"三"。

④ 一：日本抄本作"二"。

⑤ 二：日本抄本作"一"。

⑥ 二：日本抄本作"一"。

⑦ 二：日本抄本作"一"。

⑧ 二：日本抄本作"一"。

⑨ 二：日本抄本作"一"。

⑩ 分：日本抄本作"两"字。

⑪ 三：日本抄本作"二"。

⑫ 投：日本抄本作"后"字。

⑬ 酒脯：酒和干肉。后亦泛指酒肴。

⑭ 三：日本抄本作"二"。

⑮ 三：日本抄本作"二"。

⑯ 三：日本抄本作"二"。

⑰ 牸（zì 字）：雌性牲畜。

⑱ 肉：日本抄本作"血"字。

⑲ 二：日本抄本作"三"。

⑳ 二：日本抄本作"一"。

㉑ 温：日本抄本作"湿"字，义长可从。

㉒ 庶：日本抄本作"度"。

㉓ 案：同"按"。

㉔ 三：日本抄本作"二"。

㉕ 至：日本抄本作"主"字，义长可从。

㉖ 闇：同"暗"。

㉗ 愦愦：烦闷貌；忧愁貌。

㉘ 瞑：闭上眼睛。

㉙ 身：日本抄本作"耳"字，义长可从。

㉚ 麨：炒的米粉或面粉。

㉛ 八：日本抄本作"二"。

㉜ 八：日本抄本作"二"。

㉝ 比：日本抄本作"此"字，义长可从。

㉞ 塞：日本抄本作"寒"字。

㉟ 二：日本抄本作"一"。

㊱ 二：日本抄本作"一"。

㊲ 二：日本抄本作"一"。

㊳ 一：日本抄本作"三"。

㊴ 季：日本抄本作"往年"二字。

㊵ 吴蓝叶：日本抄本作"吴茱"二字。

㊶ 分：日本抄本作"两"字。

㊷ 三：日本抄本作"二"。

㊸ 甘草：其下日本抄本有"半两生用"四字。

㊹ 三分：日本抄本作"一两"二字。

㊺ 分：日本抄本作"两"字。

㊻ 二：日本抄本作"三"。

㊼ 甜：日本抄本作"胡"字。

㊽ 分：日本抄本作"两"字。

㊾ 一：日本抄本作"二"。

㊿ 一：日本抄本作"三"。

51 三：日本抄本作"一"。

52 赤茯苓：日本抄本作"赤芍药"三字。

53 二：本日本抄本作"一"。

54 以：其下日本抄本有"温"字。

⑮ 秖：古同"祇"，仅仅。
⑯ 三：日本抄本作"半"字。
⑰ 二：日本抄本作"一"。
⑱ 三：日本抄本作"二"。
⑲ 三：日本抄本作"二"。
⑳ 三：日本抄本作"二"。
㉑ 一：日本抄本作"二"。
㉒ 七：日本抄本作"十"。
㉓ 三：日本抄本作"二"。
㉔ 三：日本抄本作"二"。
㉕ 二：日本抄本作"一"。
㉖ 频：日本抄本作"顿"字。
㉗ 浸：日本抄本作"缓"字。
㉘ 否：日本抄本作"发"字。
㉙ 二：日本抄本作"一"。
㉚ 三：日本抄本作"二"。
㉛ 半：日本抄本作"十"。
㉜ 二：日本抄本作"三"。
㉝ 二：日本抄本作"一"。
㉞ 半：日本抄本作"二"。
㉟ 二：日本抄本作"三"。
㊱ 分：日本抄本作"两"字。
㊲ 别：日本抄本作"炒锉"二字。
㊳ 二：日本抄本作"三"。
㊴ 二两：其下日本抄本有"去羽"二字。
㊵ 二：日本抄本作"三"。
㊶ 分：日本抄本作"两"。
㊷ 二七寸：日本抄本作"一两半"。
㊸ 二：日本抄本作"一"。
㊹ 分：日本抄本作"两"字。
㊺ 三：日本抄本作"一"。
㊻ 分：日本抄本作"两"。
㊼ 三：日本抄本作"二"。
㊽ 三：日本抄本作"二"。
㊾ 三：日本抄本作"二"。
㊿ 半：日本抄本作"一"。
91 黄芩：日本抄本作"玄参"二字。
92 三：日本抄本作"二"。
93 三：日本抄本作"二"。
94 二：日本抄本作"一"。
95 三分：日本抄本作"二两"。
96 三：日本抄本作"二"。
97 三：日本抄本作"二"。
98 两：日本抄本作"分"。
99 分：日本抄本作"两"。
100 两：日本抄本作"分"。
101 三：日本抄本作"一"。
102 使：日本抄本作"便"字。
103 一：日本抄本作"二"。
104 三：日本抄本作"一"。
105 三：日本抄本作"二"。
106 二：日本抄本作"三"。
107 三：日本抄本作"一"。
108 二：日本抄本作"一"。
109 二：日本抄本作"一"。
110 分：日本抄本作"两"。
111 三：日本抄本作"二"。
112 三：日本抄本作"二"。

⑬ 三：日本抄本作“二”。

⑭ 二：日本抄本为“三”。

⑮ 二十：日本抄本作“三”。

⑯ 四：日本抄本作“五”。

⑰ 一中：日本抄本作“半”字。

⑱ 三：日本抄本作“二”。

⑲ 二：日本抄本作“一”。

⑳ 一：日本抄本作“二”。

㉑ 三：日本抄本作“二”。

㉒ 意：日本抄本作“急”字。

㉓ 小肠：据上下文当为“大小肠”三字。日本抄本作“大小便”三字。

㉔ 二：日本抄本作“三”。

㉕ 二：日本抄本作“一”。

㉖ 蘧麦：即“瞿麦”。

㉗ 三：日本抄本作“二”。

㉘ 若二：据上下文当为“若不”二字。日本抄本作“苦不”二字。

㉙ 一二：日本抄本作“三”。

㉚ 吹：日本抄本作“次”字，义长可从。

㉛ 臛（huò 或）：肉羹。

㉜ 挼（ruó）：揉搓。

卷第三十九

解俚人药毒诸方

夫有大毒之药，不可入口鼻耳目，即杀人者，一曰钩吻，生朱崖；二曰鸩，又名䲹，状如黑雄鸡，生山中；三曰阴命，赤色，著木悬其子，生山海；四曰海姜，状如龙，赤色，生海中；五曰鸩羽，状如鹳雀，黑项赤喙，食腹蛇，生海内。但被此诸毒药发动之状，皆似劳黄，头项强直，背痛而欲寒，四肢酸洒，毛悴色枯，肌肉缠急，神情不乐，又欲似瘴病，或振寒如疟，或壮热似时行，或吐或利，多苦头痛。又言人齿黑，舌色赤，面多青者，并著药之候也。岭外俚人，别有不强药、不蓝药，有焦铜药、金药、菌药，此五种药中人者，亦能杀人，但此毒初著，人不能知，欲知是毒非毒，初得便以灰磨洗好熟银令净，复以水杨枝洗口齿，含此银一宿卧，明旦吐出。看之银黑者是不强药，银青黑者是不蓝药，银紫斑者是焦铜药，此三种但以不强药最急。毒若热酒食里中者，六七日便死，冷酒食里中者，经半月始可知尔。若含银，银色不异，而病候与著药之状不殊，心疑是，欲得知者，可食鲤鱼脍，食毕此毒即发，亦空腹取银含之，可两食顷出著露下，明旦看银色若变黑，即是药毒。又言取熟鸡子去壳，令病人齿啮鸡子白处，亦著露下，若齿痕处黑即是也。又言觉四大不调，即饮酒，空腹，食炙鸡、炙豚鸭等，触犯令药发，即治之便差。若久未治，毒侵肠胃，难复攻治也。若定知药著，而四大未羸者，取大戟，长三寸许为末，水服必大吐利，若色青者是焦铜药，色赤者是金药，吐菌子者是菌药。此外，杂药亦无定色，但小异常尔。又有两种毒药，名当孤草，其著人时，脉浮大而洪，病发时恶寒头微痛，干呕背迫急，口噤不觉嚼舌，大小便秘涩，面色、眼眶、唇口、指甲皆青是也。又别一种当孤草毒者，其病发时，口噤而干，舌不得言，咽喉如锥刀刺，胸中甚热，髆胛满闷，不至百日，身体唇口手足背青而死。又著乌头毒者，其病发时，咽喉强而眼睛疼，鼻中闻臭，手脚沉重，常呕吐，腹中热闷，唇口青，颜色乍青乍赤，经百日乃死。凡人若色黑，骨大肉肥者，皆胃厚则胜毒，若瘦者，则胃薄不胜毒也。

治初中俚人毒药未得饮药且令定方。

生姜（四两，切）　甘草（三两，生，锉）

右以水四大盏，煎取二盏，去滓，分为三服，服讫，然后用调理。

又方。

黄藤（十两，锉，岭南皆有之）

右以水一斗，煮取二升，分为三服，服讫，药毒内消。若恒服此藤，中毒自然不发，云恒服之，亦治小便数，大益也。

又方。

都惏[1]藤（十两，锉，岭南皆有土人皆识之）

右以水五大盏，酒二大盏，都煮取三盏，分为六服，相次服讫，毒药并逐小便出，十日慎毒食，未差，更服之愈。

又方。

干蓝实（四两）　白花藤（四两，锉，出隽州者上，不得妄取野葛食之）

右以水二大盏，酒一大盏，煮取一盏，去滓，空腹分温二服，即差，单用干蓝捣末，水煮频服之，亦差。

又方。

都惏藤（五两，锉）

右以酒五大盏，同入罂中，蜜封，以糠火烧四边，令三五沸，待冷出之，温服，常令有酒气，亦无禁忌。

治若不获已，食俚人食者方。

用生甘草一寸，烂嚼吞之，食者著毒药，即便吐也，是中药毒，依前疗之即差，常囊盛甘草随行，以防备矣。

解诸药毒诸方

凡药毒及中一切毒，皆能变乱，于人为害，亦能杀人，但毒有大小，可随所犯而救解之。若毒重者，令人咽喉肿强，而眼睛疼痛，鼻干，手脚沉重，常呕吐，唇口习习，腹里热闷，颜色乍青乍赤，经久则难疗。其轻者乃身体习习而痹，心胸涌涌然而吐，或利无度是也。但从酒得者难治，言酒性行诸血脉，流遍身体故也，因食得者易治，言食与药俱入于胃，胃能容杂毒，又逐大便，泄出毒气，毒气未流于血脉，故易愈也，若觉有前诸候，便以解毒之药救之。

解诸毒药伤人方。

云南根（半两）　商陆（五两，切，晒干，炒令黄）　肉桂（一两，去皴皮）　甘草（一两，生用）　猪牙皂荚（三两，去皮，涂酥，炙令焦黄，去子）

右件药，捣筛为散。每服五钱，以水一大盏，煎至五分，温温服之，以吐泻为度，令吐在盆中，要得看验，只得吃粥将息为妙。

解毒药方。

金星地鳝（末，二钱）　婆娑石（半钱）　牛蒡根（一两，切碎焙干）　灶下黄土（一两）

右件药，捣细罗为散。每服，以热酒调下一钱，服之。

解中毒，似觉胸心烦闷，状如锥刀刺痛不可忍，宜速吐之方。

生犀角屑（一分）　生玳瑁（一分）

右件药，捣细罗为散。以新汲水调下一钱，频服之，以吐为度。

治吐却恶毒物后，觉胸心安稳，即服此承气汤方。

茯神（一两）　麦门冬（一两，去心）　人参（一两，去芦头）　青竹茹（半两）

右件药，捣筛为散。每服五钱，以水一大盏，入枣三枚，煎至五分，去滓，温服，日三服，三两日内宜食粥。

解一切药发，不问草石，始觉恶，即宜服此方。

麦门冬（二[②]两，去心）　葱白（切，一合）　豉（一合）

右件药，以水三大盏，煎至一盏半，去滓，分为三服，如人行三二里，再服。

解一切药毒方。

甘草（一两）　荠苨（一两）

右件药，都锉，以水二大盏，煎至一盏，去滓，更入蜜半合，煎一两沸，分为二服，放冷服之，良久再服。

解中一切药毒，烦躁不止方。

甘草（一两，生锉）　蜜（一合）　梁米粉（二合）

右件药，以水三大盏，煮甘草取汁二盏，去滓，歇火，热内米粉汤中，搅令稠，次内蜜煎令熟，如薄粥，适寒温顿服之。

解诸毒药，鸡肠散方。

鸡肠草（三分）　蓝子（半两，微炒）　赤芍药（半两）　甘草（半两，锉）　当归（半两，微炒）　荠苨（一两）　坟土（一分）　川升麻（一两）

右件药，捣细罗为散。每服，以冷水调下一钱，多饮水为佳。若蜂蛇众毒虫所螫，以针刺螫上血出，著药如十[③]豆大，令湿即差。若为药箭所中，削竹如钗股，长一尺五寸，以绵缠，水浇令湿，取药内疮中，深浅皆令至底即止，有好血出者即住，若服诸药有毒水，服此散一钱，其毒即解。

解中药毒方。

荠苨（半两）　蓝叶并花（半两）

右件药，都捣细罗为散。以冷水调下二钱服之。

解毒圆方。

金星礜石　银星礜石　太阴玄精　云母粉　不灰木（以牛粪火烧，令通赤，以上各二两）

右件药，将四味用炭火烧，令通赤，与不灰木同入盆下盖，出火毒。一宿后，细研如粉，入龙脑二钱，更研令匀，以糯米粥和圆，如豇豆大。每服一圆，以生姜汁少许，并新汲水研破服之。

解药毒不论年月深浅，无不差方。

婆娑石（半两） 猪血（半两） 雄黄（一分） 麝香（一分） 乳香（一分[4]）

右件药，都研为末，用软饭并猪血，和圆如梧桐子大。每服，以温水研下二圆，又含一圆，即吐出病根，差。如不吐即已内消也，于端午日午时合，如急要，即取辰日辰时合亦得。

解诸药毒预合方。

水银（一两，以枣肉研，令星尽） 腻粉（一两半） 不灰木（一两，捣罗为末） 鸡子（三[5]枚） 蓝根（一两，捣罗为末） 生姜汁（二合）

右件药，以腊日拌和，入瓷罐内，掘地坑埋，至端午日取出，用软饭和，圆如豇豆大。每服，以甘草汁生米泔，嚼下一圆，差。

又方。

右以黑豆煮，令熟，多饮其汁，无黑豆，豉亦可用之。

又方。

右用蓝叶，蓝子亦通解诸毒，恒预蓄之。凡煮诸药汁解毒者，皆不可热饮之，使诸毒更甚，宜小冷尔。

解药毒方。

右用白矾一两，捣为末，以新汲水调灌之，口鼻耳中皆出黑血，勿怪。

又方。

右以春燕毛二枚，烧灰细研，水调服之。

治药毒，救解欲死者方。

鸡子（三枚，去壳）

右用物开其口灌之，须臾吐出，便差。

又方。

右用生鸭，就口断鸭头，以血沥口中，入咽即活。若口不开者，取大竹筒去节，以头拄其胁，取冷水内筒中，数易水须臾口开，即可下药。若人多者，两胁及脐中，各与下筒，甚佳。

治中药毒欲死方。

右用新小便和人粪，绞取汁半升，顿服入口即活，解诸毒无过粪汁也。

治中鸩毒，气欲绝者方。

右用葛粉三合，水三中盏，相和饮之，如口噤者，以物拗开口灌之。

解百药蛇虫诸毒诸方

解百药毒。

甘草　荠苨　大小豆汁　蓝汁及蓝实并解之。

射肉毒。

蓝汁　大小豆汁　竹沥　麻子汁　六畜血　贝齿屑　葛根　地龙粪　藕芰汁　并解之。

野葛毒。

鸡子清　葛根汁　甘草汁　鸭头热血　猪脂　并解之。

斑蝥芫菁毒。

猪脂　大豆汁　戎盐　盐汁　盐汤　巴豆　并解之。

狼毒毒。

杏仁　蓝汁　白蔹　盐汁　木占斯　并解之。

踯躅毒。

用栀子汁解之。

巴豆毒。

黄连汁　大豆汁　生藿汁　菖蒲汁　煮寒水石　并解之。

藜芦毒。

雄黄　煮葱汁　温汤　并解之。

甘遂毒。

用大豆汁解之。

川椒毒。

葵子汁　桂汁　豉汁　人溺　冷水　地浆　食蒜　鸡毛烧吸烟，及水调服，并解之。

半夏毒。

生姜汁及煮干姜汁，并解之。

芫花毒。

防风　甘草　桂等汁并解之。

乌头天雄附子毒。

大豆汁　远志　防风　枣肉　饴糖　并解之。

莨菪毒。

荠苨　甘草　犀角屑　蟹汁　并解之。

马刀毒。

清水解之。

大戟毒。

菖蒲解之。

桔梗毒。

白粥解之。

杏仁毒。

蓝子汁解之。

防葵毒。

葵根汁解之。

案：防葵本经无毒，试用亦无毒，今用葵根汁，应是解狼毒尔。

野芋毒。

地浆及人粪汁，解之。

鸡子毒。

淳醋解之。

蛇虺百虫毒。

雄黄　巴豆　麝香　丹砂　干姜　并解之。

蜈蚣毒。

桑汁及煮桑根汁　并解之。

蜂毒。

蜂房　蓝青汁　解之。

狗毒。

杏仁　白矾　韭根　人粪汁　并解之。

蜘蛛毒。

蓝青　麝香　并解之。

恶气瘴毒。

犀角　羚羊角　雄黄　麝香　并解之。

喉痹肿，邪气恶毒入腹。

川升麻　犀角　射干　并解之。

风毒肿。

沉香　木香　薰陆香　鸡舌香　麝香　紫檀香　并解之。

解金石毒诸方

食金毒。

鸭血　鸡子清　人参汁　煮葱汁　鸡粪白　烧作屑，以腊月猪脂和，服如豇豆大三圆，并解之。

治食金欲死方。

右用鸡粪半升，以水一升，淋汁，顿之灌[6]，如人行三二里，再灌之。

又方。

右吞水银二两，即裹金转出也，若毒少者，一两亦可，足得一服，每一两水银，三遍服之，扶坐，与吞令入腹中，即活。

又方。

鸭血　鸡子并解之。

雄黄毒。

汉防己解之。

礜石毒。

大豆汁解之。

解金银铜铁毒方。

右以鸭粪汁解之。

铁毒。

磁石解之。

治服药过度诸方

夫合和汤药，自有限剂，至于圭铢分两，不可乖违。若增加失宜，便生他疾，其为疾也，令人吐下不已，呕逆闷乱，手足逆冷，腹疼转筋，若不已，药解之亦能致死，宜速治之，则无害也。

治服药过度，烦闷及中毒多，烦闷欲死方。

右刮东壁土，以水搅和，每服饮一中盏。

又方。

右于屋溜下，掘作坎，方二尺，深三尺，以水七升灌坎中，以物搅之，令沫出，取一升饮之，未解复作。

又方。

右捣蓝取汁服数升，无蓝，即洗青布绢，取汁饮之，亦得。

治服药过度，腹中烦苦方。

右饮生葛根汁大良，如无生葛根，干者捣罗为末，水服三合，亦可煮汁服之。

又方。

右生吞鸡子黄数枚即愈，未差更服。

治服石药过度方。

右用白鸭粪为末，每服一钱，以新汲水和服之。

又方。

川大黄（二两，锉）　川芒硝（二两）　生地黄汁（五合）

右件药，以水二大盏，煎取一盏，顿服，得利便愈。

治卒服药，吐不止方。

右饮新汲水一盏即止。

治药中有巴豆，下痢不止方。

干姜（一两，炮裂，锉）　黄连（一两，去须，微炒）

右件药，捣细罗为散。每服，以水调二钱服，如人行五里，再服。

治诸饮食中毒诸方

夫人往往因饮食忽忽困闷，少时致甚，乃[⑦]死者，名为饮食中毒。言人假以毒物投于食里而杀人，但其颊内或悬痈内，初如酸枣，渐渐长大，是中毒也。急治即差，久不治，则毒入腹脏则死，脉浮之无阳，微细而不可知者，中毒也。凡食饮有毒者，倾于地下溃起者，皆杀人也。

治饮食中毒方。

苦参（一两，锉）

右以酒二大盏，煮取一盏，顿服，以吐便愈。

治饮酒不知是中何毒方。

右用甘草、荠苨通疗诸毒，皆宜煮汁服之。

治食诸饼臛百物毒方。

右以贝齿一枚，含之，须臾吐出所食物，差。

又方。

右捣韭汁服一中盏，冬以水煮根服之。

治食六畜肉中毒诸方

凡六畜者，谓牛、马、猪、羊、鸡、狗也，此等本无毒，不害人，其自死及著疫者则有毒。人食之中此毒者，则令人心神烦闷，而吐利无度，是也。

治食六畜肉中毒，心胸烦闷方。

右以水服壁底黄土一钱，差。

治食六畜肉中毒方。

右冬月取其六畜干粪为末，水服之佳，若是自死六畜肉毒，水服黄柏末一钱，须臾便愈。

又方。

右烧藊[8]豆，捣末，水调服三钱，神效。

凡六畜五脏，著草自动摇，及得酸咸不变色，又堕地不污，又与犬，犬不肯食者，皆有毒杀人。

凡肉汁在器中，密盖气不泄者，皆杀人，若中此毒，取犬粪水服一钱，良。

治食牛肉中毒诸方

凡牛肉有毒者，由毒蛇在于草中，牛食草，因误啖蛇则死，亦有蛇吐毒著于草上，牛食其草亦死，此牛肉则有大毒，又因疫病而死者，亦有毒。食之则令人心闷，身体痹，甚者乃吐逆下痢，腹痛不可堪任，因此而致死者，非一也。

治食牛肉中毒方。

右用猪牙烧灰为末，水服一钱良。

又方。

右以炼了猪脂半斤，微温，分为二服。

治食牛肉毒方。

右饮人乳汁一盏，良。

治食马肉中毒诸方

凡骏马肉及马鞍下肉，皆有毒，不可食之，食之则杀人。其有常马肉则无毒，或因疫病死者，食之则有毒中于人也。

治食马肉泄痢欲死方。

豉（三百粒）　杏仁（二十枚，汤浸，去皮）

右件药，于五升米饭下蒸之，候饭熟，以少饭合捣顿服之，差。

治食马肉中毒闷乱方。

右捣芦根汁饮一盏，并作汤浴之，便解。

治食猪肉中毒方

凡猪无毒，其间野放，或食杂毒物而遇死，此肉则有毒，人食之则毒气入脏腑，故令人吐利，困闷不安也。

治食猪肉遇冷不消，必成虫，宜服此方。

川大黄（一两，锉碎，微炒）　川朴硝（一两）

右件药，以水二大盏，煮取一盏，去滓，尽服之，若不消化，入和皮杏仁一两，入前药同煎服，即效。

治食狗肉中毒方

凡狗肉性甚燥热，不可多食，其疫死及猘[⑨]死者，皆有毒，食之难消，故令腹胀，心急烦毒闷乱也。

治食狗肉不消，心下坚，口干大渴，心急发热，狂言妄语，欲走，或洞下者，宜服此方。

右用杏仁三两，和皮细研，以热汤三中盏，搅和令匀，食前分温三服，其狗肉皆完片出，即差。

治食鸭肉成病方

凡鸭肉本无毒，不能损人，偶食之，触冷不消，因结聚成腹内之病也。

治食鸭肉成病，胸满面赤，不下食方。

右以秫米泔，温服一中盏。

治食六畜百兽肝中毒诸方

凡禽兽自死者，肝皆有毒不可食，往往伤人，其疫死者弥甚，被其毒者，多洞利呕吐，而烦闷不安也。

治食六畜鸟兽肝中毒方。

右以幞头垢一钱，温水和服。

又方。

右以豉煮取汁，每温服一小盏，数服之。

凡一切物肝，不可轻啖，自死者慎勿食之。

治食生肝中毒方。

右以附子，炮裂去皮脐为末，温水服一钱，日三四服。

治食百兽肝中毒方。

右以韭根炒干，捣罗为末，每服，以温猪脂清，调下一钱。

治生食马肝中毒方。

右以雄鼠粪二七枚，两头尖者是，以水和饮之。

又方。

水服头垢一钱，甚良。

治食野马肝肉，及诸脯[10]肉中毒方。

右以头垢如枣大，以水吞之，能起困重者。

又方。

右烧狗粪灰，水绞取汁饮之，立愈。

又方。

右烧猪骨为末，水调服二钱。

治食漏[11]脯[12]中毒诸方

凡诸肉脯，若为故茅草屋雨漏，则有大毒，食之乃成暴症，不可治之，有寻即杀人者。凡诸肉脯，炙之不动，得水则动，故不可食。凡脯肉及熟肉，皆不可深密收藏。令气不泄，食之皆杀人也。

治漏脯毒方。

右以韭捣绞取汁，每温服一小盏。

又方。

右以黑豆煮取汁，每服一小盏。

治脯在黍米中毒方。

右以曲末一两，水一中盏，盐末一钱，水调服之，甚良。

治食射罔肉中毒方

凡射罔猎人，多用罔药涂箭头，以射虫鹿，伤皮则死，以其有毒故也。人获此肉，除中箭处毒肉不食，余尽食，若误食毒肉，则被毒致死。其有不死者，所食肉处，去毒箭较远，毒气不深，其毒则轻，虽不死，令人困闷，身体痹不安并吐利者，是其候也，其罔药者，以生乌头汁煎之是也。

治射罔在诸肉中有毒，及漏脯毒方。

右用贝子末之水，服半盏效，食面臛中毒，亦同用之。

治食郁肉中毒诸方

凡郁肉毒者，谓诸生肉及熟肉，内器中密闭，其气壅积不泄，则为郁肉，有毒，不幸而食之，乃杀人，其轻者，亦闷乱不安也。

治食郁肉中毒方。

右以犬粪烧为灰，细研，每服，以酒调下一钱。

又方。

右以生韭捣绞取汁，每服一小盏。

治食诸肉中毒诸方

凡可食之肉，不甚有毒，自死者，多因疫气所毙，则有毒，若食此肉，便令人闷，吐利无度，是中毒也。

治食诸肉中毒方。

右烧猪粪为末，水调服一钱，不过三服，差[13]。

治食生肉中毒方。

掘地深三尺，取下土三升，以水五升，煮土五六沸，取上清饮一升，立愈。

治雉肉作臛食之吐下方。

生犀角末一钱，以新汲水调下，即差。

治食诸鱼中毒诸方

凡食诸鱼有中毒者，皆由鱼在水中，食毒虫恶草，则有毒，人食之不能消化，即令闷乱不安也。

治食鱼中毒。面肿烦乱及食鲈鱼中毒，欲死方。

右用生芦根，舂取汁，多饮乃良，并治蟹毒，亦可煮芦苇茸汁饮之。

治食鱼中毒，面肿烦乱方。

右浓煮橘皮，饮汁以多为妙。

治食诸鱼中毒方。

煮橘皮汁　生芦根汁　黑豆汁　马鞭草汁　朴硝汁，服之并良。

治食鯸鮧鱼伤毒欲死方。

右以鲛鱼皮烧灰细研，水调二钱，服之。

治食鱼脍中毒诸方

凡鱼脍是生冷之物，食之利口，所以人多嗜之，人食过度，则难消化，令人心腹痞满，烦乱不安也。

治食鱼脍及生肉，住在胸膈中不化，吐不出，入腹便成癥瘕，宜服此方。

厚朴（一两，去粗皮，涂生姜汁，炙令香熟，锉）　川大黄（一两，锉碎，微炒）

右件药，以酒一大盏，煎三五沸，去滓，顿服之，立消，人强弱，使酌量服之妙。

治食脍不消方。

川大黄（一两，碎锉，微炒）　川朴硝（一两）

右件药，以酒二大盏，煮取一大盏，分温二服。

治食脍过多，冷不消化，不疗必成虫瘕方。

右以马鞭草，捣绞取汁，每温饮一中盏，兼宜服诸吐药，吐之，差。

治食鱼脍不消，生癥，恒[14]欲食脍者，獭骨圆方。

獭骨（二两，涂酥，炙令黄）　干葫芦（二两）　川大黄（二两，锉碎，微炒）　芦根（一两半，锉碎）　鹤骨（一两半，涂酥，炙令黄）　桔梗（一两，去芦头）　干姜（一两，炮裂，锉）　桂心（一两）　斑蝥（二十枚，去翅足，炒微黄）

右件药，捣罗为末，炼蜜和捣三二百杵，圆如梧桐子大。每于食前，以温酒下十圆至十五圆。

治食蟹中毒诸方

凡蟹食水莨，水莨有大毒，故蟹亦有毒，若中其毒，则烦乱欲死。如经霜以后，遇毒即不能害人，未被霜蟹煮食之，则多有中毒，故令人烦乱精神不安也。

治食蟹中毒方。

生藕汁　煮干蒜汁　冬瓜汁服之并佳。

治食蟹及诸肴膳中毒方。

浓煮紫苏汁饮一两盏，解之。

治食诸菜蕈菌中毒诸方

凡园圃所种之菜，元本无毒，但蕈菌之物，皆是草木变化所生，出于树者为蕈，生于地者为菌，并是郁蒸湿气，变化所生。有毒者，人食遇此毒，多致于死，甚匆速也，其不死者，由能令人烦闷吐利，食久始醒也。

治食诸菜中毒方。

甘草（生锉）　贝齿　胡粉　（以上各一两）

右件药，捣细罗为散。每服，以水调二钱，服之。

又方。

童子小便　人乳汁（各半中盏）

右二味相和，暖服之良。

治食苦瓠毒方。

右用黍穰煮取浓汁，饮数盏，即差。

治食诸菜，中毒发狂，烦闷吐下欲死方。

右用鸡粪烧为末，水服一钱，未解更服。

又方。

右以葛根煮取汁，每服饮一小盏。

治食菜中毒发狂，烦闷吐欲死方。

右取鸡毛烧为灰，以水调服二钱，差。

治人食菜及果子，中蛇毒方。

右黑豆末，以酒渍取汁，服之。

又方。

右以鸡血和铁粉，圆如梧桐子大。 每服，以温水下一圆。

治蕈菌毒方。

右掘地作坑，以新汲水投坑中搅之，名地浆，每服饮一小盏，不过三服差。

辨鱼鳖蟹毒不可食及诸物不得共食法

凡鱼头有正白，连珠至脊上不可食。

鱼无肠胆，不可食。

鱼有黑点，不可食。

鱼无腮，不可食。

鱼头似有角，不可食。

鳀鱼目赤鬐赤，不可食。

鱼不可合鸡肉食。

鱼目赤，不可作脍食。

鱼不可合鸬鹚肉食。

鳀鱼，不合鹿肉食。

鲫鱼，不可合猪肝及猴肉食。

青鱼，不可合小豆藿食。

鱼汁，不可合自死六畜肉食。

青鱼鲊，不可合胡荽及生葵麦酱食。

鲤鱼鲊，不可合小豆藿食。

虾，不可合鸡肉食。

虾，无须及腹下通黑及煮之白，皆不可食。

鲤鱼，不可合犬肉食。

鲤鱼，不可合蘩蒌菜食。

鳖目凹，不可食。

鳖颔下有如王字，不可食。

鳖肉，不可合鸡鸭子食。

鳖肉，不可合苋菜食，亦不可合龟煮食。

龟肉，不可合瓜及酒，及秋果实食。

蟹目相向及足斑目赤者，不可食。

病人不可食鳀鱼，鲔鳝鱼等。

妊身不可食鳖及鳝鱼脍，桂天门冬鲤鱼。

辨六畜不可合诸物食法

白犬血肾，不可杂白鸡肝、白鹅肝食。

白羊肉，不可杂鸡肉食。

犬肝，不可杂乌鸡、兔肉食。

猪肉，不可杂乌梅食。

兔肉，不可杂獭肉及鸡心食。

白马黑头者，不可食。

麋肉，不可合虾蟆及獭食。

麋脂，不可合梅李实食。

麋肉，不可杂鹄肉食。

羊肝，不可合乌梅、白梅及椒食。

牛肠，不可合犬血肉食。

白马青蹄，不可食。

白猪白蹄青爪斑斑，不可食。

乌鸡白头，不可食，杀人。

鹿白胆，不可食。

食猪食，不可卧稻穰草中。

雄鸡肉，不可合生葱、芥食。

鸡、鸭肉，不可合蒜及李子食。

鳖肉、山鸡肉、雀肉，不可相杂食。

生肝落地尘不沾，不可食。

曝脯不肯干及火炙不动，见水而动者，不可食。

祭肉自动及酒自耗，并不可饮食。

治饮酒大醉不解诸方

凡饮酒过多，酒毒渍于肠胃，流溢经络，使血脉充满，令人烦乱，呕吐无度，乃至累日不醒，往往有腹背穴穿者，是酒热毒气所为，故饮酒须摇其身，以消散也。

治酒醉不醒方。

豉（一合）　葱白（切一合）

右件药，以水二大盏，煮取一盏，去滓，涓涓饮之。

又方。

右以菘菜子二合，细研，以井华水一大盏调之，分为二[15]服。

解酒毒，或醉昏闷烦满，要易醒宜服此方。

柑子皮（二两，洗焙干）

右捣细罗为散。遇酒醉不醒，抄三钱，以水一中盏，煎三五沸，或入少盐花，如茶旋呷，未效更服。

治饮酒令无酒气方。

干蔓菁根三七枚，三遍蒸，候干，捣罗为末，饮酒后，水调二[16]钱服。

饮酒令人不醉方。

柏子仁（一两）　大麻子仁（一两）

右件药，捣筛为散。以水一大盏，煎至六分，去滓，放温，都为一服，比常时乃进酒三倍。

又方。

葛花（半两）　小豆花（半两）

右件药，捣细罗为散。每服三钱，以温酒调，服之。

又方。

欲饮时，先服葛根汁或枇杷叶汁一盏，即倍能饮酒。

又方。

九月九日收菊花，捣末，临饮酒时，先以水调下二钱。

又方。

小豆花叶，阴干，捣罗为末，每服，水调下二钱。

又方。

五月五日，取井中倒生草，阴干，捣罗为末，酒调二钱，服之。

治饮酒中毒诸方

夫酒性有毒，人饮之有不能便消，令人烦毒闷乱是也。

治饮酒中毒方。

右煮黑豆汁，温服一小盏，三服差。

又方。

右酒渍干椹子，每服一小盏，三服，即差。

治饮酒大醉中毒方。

枳子树枝（三两，锉）

右每服一两，以水一大盏，煎至五分，去滓，温服。

又方。

右用干葛花半两为末，煎作汤，细呷之。

治恶酒诸方

夫酒者，水谷之精也，其气剽悍而有大毒，入于肠胃，则胀气逆上，满于胸内，醺于肝胆，故令肝浮胆横，而狂悖变怒，失于常性，故云恶酒也。

治恶酒，嗔怒不醒方。

右以井中倒生草，烧灰细研，水调二钱，服之，勿令知。

又方。

右以床上尘和酒，服之。

又方。

右以鸡子清二枚，生吞之。

又方。

右捣甘蔗取汁，每服一小盏。

又方。

右捣生葛根取汁，每服一小盏。

治饮酒腹满不消诸方

夫酒性宣通而不停聚者，故醉而复醒，随血脉流散故也。人有荣卫否涩痰水停积者，因复饮酒，不至大醉大吐，故酒与痰相搏，不能消散，故令腹满不消也。

治饮酒过度，呕逆不止，心腹胀满，宜服草豆蔻散方。

草豆蔻（十枚，去皮）　高良姜（三分，锉）　人参（一两半，去芦头）　白茯苓（二两）　青橘皮（三分，汤浸去白瓤，焙）

右件药，捣筛为散。每服三钱，以水一中盏，入生姜半分，煎至六分，去滓，点少盐搅匀，不计时候，服之。

治饮酒后，脾虚，心腹胀满，不能消化，头疼心闷，宜服高良姜散方。

高良姜（一两，锉）　人参（一两，去芦头）　草豆蔻（三分，去皮）　白术（半两）　沉香（三分）　干紫苏（半两）　陈橘皮（半两，汤浸去白瓤，焙）

右件药，捣筛为散。每服三钱，以水一中盏，煎至六分，去滓，不计时候温服。

治饮酒后，痰滞，心膈不利，腹胁胀满，宜服诃黎勒散方。

诃黎勒皮（一两）　草豆蔻（半两，去皮）　人参（半两，去芦头）　桔梗（半两，去芦头）　干木瓜（半两）　桂心（半两）　甘草（半两，炙微赤，锉）　木香（一分）

右件药，捣粗罗为散。每服三钱，以水一中盏，入生姜半分，煎至六分，去滓，微温，细呷之。

治饮酒过多，腹膜满不消，心下痞急妨闷，宜服益智子散方。

益智子（三分，去皮）　缩砂（三分，去皮）　香薷（三分）　草豆蔻（三分，去皮）　丁香（半两）　干木瓜（三分）　陈橘皮（半两，汤浸去白瓤，焙）

右件药，捣粗罗为散。每服一钱，以水一中盏，入生姜半分，煎至六分，去滓，微温，细呷之。

治饮酒大醉，心闷腹胀，吐逆喘急，宜服此方。

草豆蔻（三分，去壳）　丁香（半两）　小豆（半两）　人参（半两，去芦头）　木香（半两）　高良姜（半两，锉）　槟榔（半两）　陈橘皮（半两，汤浸去白瓤，焙）

右件药，捣筛为散。每服三钱，以水一大盏，入生姜半分，煎至六分，去滓，不计时候温服。

治饮酒后诸病诸方

夫酒性有毒，而复大热，饮之过多，故毒热之气，渗溢经络，浸渍腑[17]脏，而生诸病也。或烦毒壮热，而似伤寒，或洒淅恶寒，有同温疟，或吐利不安，或呕逆烦闷，随脏气虚实而生病焉，病候非一，故云诸病也。

凡大醉不得安卧，必须使人摇动不住，恐酒毒腐其肠，宜服此方。

右以生茅根，捣绞取汁，每服一小盏，频服之。

治当风饮酒头痛方。

竹茹（五两）

右以水五大盏，煮取三盏，去滓，令冷，内鸡子清五枚，搅令匀，更煮二沸，分为三度饮之。

治饮酒房劳，虚热，饮酒不已，酒入百脉，心气虚，令人错谬失常，人参散方。

人参（一两，去芦头） 赤芍药（一两） 栝楼根（一两） 白薇（一两） 枳实（一两，麸炒微黄） 知母（一两） 茯神（二两） 生干地黄（二[18]两） 酸枣仁（一两） 甘草（一两，炙微赤，锉）

右件药，捣粗罗为散。每服五[19]钱，以水一大盏，煎至五分，去滓，温温频服。

治连日饮酒，咽喉烂，舌上生疮方。

大麻仁（三两，别研） 黄芩（二两）

右件药，捣罗为末，炼蜜和圆，如半枣大。不计时候，含一圆，咽津。

又方。

右以蔓菁菜二秦[20]，以少米熟煮，去滓，放冷，内鸡子清三枚，调匀，饮之，二三盏，无鸡子亦可单饮之。

又方。

右取水中螺蚌辈，以葱豉椒姜煮，如常食法，饮汁三二盏。

又方。

右捣生葛根汁及葛藤，和绞汁饮之，无湿者，干葛煎服亦佳，干蒲煎服之亦佳。

又方。

右以粳米一升，水五升，煮使极烂，滤去滓，放冷饮之。

断酒诸方

治因为酒毒所伤，断酒方。

酒（五升） 朱砂（半两，细研）

右二味，都盛于瓶中，密塞瓶口，安在猪圈中，任猪摇动，经七日取之，饮尽为度。

又方。

故毡中苍耳子七枚，烧作灰，碾为末。黄昏时，暖一盏酒，入在其中，咒言曰，与病人狂人饮也，勿令知之，后不喜饮酒也。

又方。

腊月鼠头灰　柳花（各半两）

右捣罗为末，黄昏时，水调三钱与服。

又方。

正月一日，取酒二升，淋碓嘴头，捣七下，与饮之。

又方。

白猪乳汁饮之，永不饮酒。

又方。

大虫粪中骨，烧为灰，捣罗为末，和酒与服。

又方。

鸬鹚粪烧灰，水调半钱，与服永断。

又方。

故纺车弦，烧灰为末，和酒与饮之。

又方。

自死蛴螬干，碾为末，酒内与一钱饮之，永世闻酒即呕。

又方。

白狗乳汁，酒内与服之。

又方。

腊月乌脑，酒内与之。

【校注】

① 啉：日本抄本为“淋”字。

② 二：日本抄本为“一”。

③ 十：日本抄本为“小”字，义长可从。

④ 分：日本抄本为“合”字。

⑤ 三：日本抄本为“一”。

⑥ 顿之灌：日本抄本为“顿灌之也”。

⑦ 乃：其下日本抄本有“至”字。

⑧ 藊（biǎn 扁）：《本草纲目》李时珍曰：藊本作扁，荚形扁也。

⑨ 猘（zhì 制）：狂犬，亦指狗疯狂。

⑩ 肺：日本抄本为“脯”字，义长可从。

⑪ 漏：据文义当为“肉”。

⑫ 脯：底本为“肺”，据日本抄本改为“脯”字。

⑬ 不过三服差：日本抄本为“不过三服，三服差”。

⑭ 恒：日本抄本为“烦”字。

⑮ 二：日本抄本为“三”。

⑯ 二：日本抄本为“一”。

⑰ 脯：日本抄本为“腑”字，义胜。

⑱ 二：日本抄本为“一”。

⑲ 五：日本抄本为“三”。

⑳ 橤（xiàn 现）：小束。

卷第四十

治头痛诸方

夫诸阳之脉，皆上行于头面，若人气血俱虚，风邪伤于阳经，入于脑中，则令头痛也。又有手三阳之脉受风寒，伏留而不去者，名厥头痛，厥者逆也，言其脉厥逆而不顺行，逆壅而冲于头故也。又有入连在脑，痛甚手足冷者，名真头痛，由风寒之气，循风府而入于脑，故云入连在脑，则痛不可忍，其真头痛不可疗也，余皆是风热痰厥头痛者矣。

治上焦风壅头痛，口干烦热，宜服防风散方。

防风（一两，去芦头） 甘菊花（一两） 赤芍药（一两） 石膏（四两） 葛根（一两，锉） 柴胡（二两，去苗） 蔓荆子（一两） 甘草（一两，炙微赤，锉） 杏仁（一两，汤浸去皮尖双仁，麸炒微黄[①]）

右件药，捣筛为散。每服四钱，以水一中盏，入生姜半分，煎至五分，去滓，入竹沥半合，更煎二三沸，不计时候温服。忌炙煿、热面、大蒜等。

治胸膈风壅上攻，头痛不止，宜服旋复花散方。

旋复花（半两） 枳壳（一两，麸炒微黄，去瓤） 蔓荆子（一两） 石膏（二两） 甘草（半两，炙微赤，锉） 甘菊花（半两）

右件药，捣筛为散。每服三钱，以水一中盏，煎至六分，去滓，不计时候温服。忌热面、炙煿物。

治头痛不止，心神烦闷，宜服石膏圆方。

石膏（一两，细研，以水飞过） 马牙消（半两） 太阴玄精（半两） 硫黄（半两） 雄黄（半两） 朱砂（半两）

右件药，都细研，入麝香末一钱，重研令匀，用汤浸蒸饼和圆，如梧桐子大。每服，不计时候，以葱茶下五圆。

治头痛不可忍方。

童子小便（一盏） 豉心（半合）

右件药，同煎至五分，去滓，温温频服。

治风毒攻注头目，痛不可忍者，宜服此方。

黑豆（一合，拣令净） 附子（一两，炮裂，去皮脐，别捣细罗为末） 生姜（一两，切，与豆同炒，豆熟为度）

右件药，以酒一大盏，煎姜豆至七分，去滓，分为二服，每服调附子末一钱，不计时候服之。

治头痛，往来寒热，心膈痰壅，宜服恒山散吐方。

恒山（一两，捣罗为末） 云母粉（一两）

右件药相和，研令匀。每服，以温水调下一钱，良久当吐，如吐未快，即再服之。

治头痛不止，宜服此方。

伏龙肝（一两） 附子（半两，炮裂，去皮脐）

右件药，捣细罗为散。每服，以冷水调下二钱。

又方。

川乌头（一枚，炮裂，去皮脐，捣令碎） 生姜（一分，切）

右以水一中盏，煎至五分，去滓，入蜜半合，相和服之。

又方。

胡粉（半两） 硫黄（一分）

右件药，同研令细，以软饭和圆，如梧桐子大。当头痛发时，以冷水下五圆，良久再服之。

又方。

白僵蚕（一[②]分） 黄丹（一分，炒令紫色） 溺垽（一分）

右件药，捣罗为末，用葱白，略以火煨令软，捣绞取汁，先调药末一遍，晒令干，又调之，如此三度，圆如绿豆大。每服，以冷茶下五圆。

治头痛，发歇不止，宜服此方。

萝卜（一枚，剜去中心留盖子）　寒水石（一两）　硫黄（一分，细研）　腻粉（一分）

右件药，先将寒水石内萝卜中，用盖子盖却，以泥裹候干，烧令通赤，良久取出，候冷，去萝卜入二味药同研令匀，以汤浸蒸饼和圆，如绿豆大。每服，不计时候，以新汲水下五圆。

治风毒攻脑疼痛，摩顶散方。

䕡茹（三分）　半夏（三分，生用）　川乌头（一两，生[③]去皮脐）　莽草（半两）　川椒（三分，去目及闭口者）　桂心（三分）　附子（半两，生去皮脐）　细辛（半两）

右件药，捣细罗为散。以醋调，旋取时时摩顶上，以差为度。

治头痛鼻塞，头目不利，宜用此方。

牛酥（三分）　川朴硝（一两，细研）

右件药，同研令匀，频用少许点鼻内，差。

又方。

丁香（一分）　白芷（半两）　瓜蒂（一两）

右件药，捣细罗为散。每用半字已来，吹入鼻内即差。

又方。

附子（一枚，生去皮脐）　地龙（一分）

右件药，捣罗为末，每用一字，以生姜汁调，涂两眼角及顶上。

又方。

龙脑（半分）　铁粉（二两）

右件药，细研令匀，每于食后，以新汲水调下半钱。

治头痛不可忍方。

右用蒜一颗，去皮，研取自然汁，令病人仰卧垂头，以铜箸点少许，沥入鼻中，急令搐入脑，眼中泪出，差。

治头偏痛诸方

夫头偏痛者，由人气血俱虚，客风入于诸阳之经，偏伤于脑中故也。

又有因新沐之后，露卧当风，或读学用心，牵劳细视，经络虚损，风邪入于肝，而引目系急，故令头偏痛也。

治头偏痛方。

旋复花（半两） 萆薢（半两，锉） 虎头骨（半两，涂酥，炙令黄）

右件药，捣细罗为散。欲发时，以温酒调下两钱，衣盖出汗，立差。

治夹脑风及洗头后伤风，头偏痛甚者，宜服此神圣散方。

麻黄（半两，去根节） 细辛（半两） 干蝎（半两，一半微炒一半生用） 藿香（半两）

右件药，捣细罗为散。不计时候服，用薄荷酒或荆芥汤调下一钱。

治头偏痛，白雪圆方。

硝石（一两） 硫黄（一两） 白矾（一两）

右以固济了瓶子一所，先下滑石，次下硫黄，后下白矾，其瓶盖上留一小窍子。先掘一地坑，内更著水瓶子一所，坐令安稳，便将药瓶子坐于瓶上，用泥密固之，以慢火逼之。候窍中相次烟出尽，即却泥之后，用大火煅令通赤，候冷，开瓶取出药，于纸上摊，用甘草水洒地令湿，以盆合之，二日出火毒了，细研，用绿豆粉以水调和，圆如梧桐子大，每于食后，以冷水下五圆。

治头偏痛，乌金圆方。

皂荚（二两，烧灰，细罗④） 石膏（二两，细研，水飞过）

右件药，都研令匀，以软饭和圆，如梧桐子大。每服，以薄荷汤下五圆。

又方。

硇砂（一分，细研） 豉心（一分，入汤少许浸令软）

右件药，都捣和为圆，如皂荚子大。以绵裹，露出一头，头左边痛，将药内左边鼻中，如右边痛，即内右边鼻中，差。

治夹脑风及头偏痛方。

芸苔子（一分） 川大黄（三分）

右件药，捣细罗为散。每取，少许吹鼻中，后有黄水出，其病永差。如有顽麻，以酽醋调涂之，亦效。

治头偏痛不可忍方。

蓖麻子（半两，去皮）　枣（十五枚，去核）

右件药，都捣令熟，涂在纸上，用箸一只卷之，去箸，内在鼻中，良久取下清涕。

治偏头疼方。

苦葫芦子（一合）　郁金（一颗）

右件药，捣罗为末，用白绢子裹药末一钱，于新汲水内浸过，滴向患处鼻中，得黄水出，差。

治头偏痛方。

蚱蝉（二枚，生用）　乳香（半两，细研）　朱砂（半分，细研）

右件药，以蝉研取汁，都和圆如小豆大。头痛发时，左边痛内在左鼻中，右边痛内在右鼻中，出青黄水为效。

又方。

硫黄（一两）　硝石（一两）

右件药，同研入铫子内，熔作汁，候冷取出，更入石膏末一两，又同研令细，用软粳米饭和圆，如梧桐子大。每服，以温水下五圆，频服之，差。

又方。

生姜汁（二合，于瓷器中晒令干为末）　桂心末（一字）　麝香末（一字）

右件药，同研令细，每用少许，吹于鼻中，即差。

治头偏痛通顶散方。

硝石（一分）　滑石（一分）

右件药，于铫子内同炒令黄色，候冷，细研为末，每用少许，吹入鼻中，差。

又方。

蓖麻子（一两，去皮）

右烂研绞取汁，于头偏痛处涂之。

治头疮诸方

夫诸阳之脉皆上于头，头为阳，阳为表，阳盛则表热，若人体虚，腠理开泄，为风邪所客，风之与热，搏于气血，气血凝涩，留于皮肤，故令头生疮也。

治头疮经季月不差，松脂膏方。

松脂（三分）　黄连（三分，去须）　川大黄（半两）　水银（一两半）　黄芩（一两）　苦参（一两，锉）　蛇床子（一分）　白矾（半两，烧令汁尽）　胡粉（半两，合水银入少水同研，令星尽）

右件药，捣细罗为末，用腊月炼了猪脂，调令稀稠得所，每日敷疮上，大效。

又方。

黄连（四两，去须）　藺茹（一两）　胡粉（一两）　黄柏（一两，锉）

右件药，捣罗为末，以乌麻油调如膏，若小儿，先以泔清洗之，大人即以泔清皂荚洗之，然后涂药，不过三上即差。

又方。

杏仁（二两，汤浸去皮尖，炒令黄黑色）　豉（二两，微炒）　腻粉（一分）　硫黄（半两，细研）

右件药，先捣杏仁豉如泥，即入腻粉硫黄，同研令匀，先以葱盐汤洗后，以生油调涂之。

治头上生疮，及一切恶疮，诸药治不差者，宜用雌黄膏方。

雌[⑤]黄（一两，细研）　黄连（一两半，去须）　苦参（一两）　礜石（半两，细研）　藺茹（一两）　莽草（半两）　朱砂（一[⑥]分，细研）

右件药，先细锉四味，以腊月猪脂一斤，慢火同煎，三上三下，去滓，下研了药，不住手搅令成膏，入瓷盒中盛，每用少许，涂于疮上。

治头疮及诸般疮方。

露蜂房　白狗粪（各半两）

右件药，并烧为灰，细研，以蜜和涂之，立差。

治热毒上攻，发赤根白头疮于头上，宜用此方。

龙胆（一分，去芦头，捣为末）　熊胆（一分，细研）

右件药，同研令匀，以生油调，日可两三度涂之。

治头上一切恶疮及秃疮，诸药不差者，宜用此方。

右以鲫鱼一头，长五寸者，留鳞，开去肠胃，内头发令满，即以湿纸数重裹之，烧为灰。入雄黄一分，同研令细，用腊月炼了猪脂和，更研令匀，先以泔清洗疮，干拭涂之，日三两上自差，用麻油调亦得。

治头生恶疮方。

生牛皮（烧灰，半两）　燕窠土（烧赤，半两）　麝香（半钱）

右件药，都细研令匀，以生油调，日二三度涂之。

治头疮方。

苦楝子（十四枚）　杏仁（七枚）

右件药，都烧令烟尽，捣罗为末，入腻粉半钱，更研令匀，以生油调涂，三五上，差。

治头疮经久不差方。

梁上尘（一两，细研）

右件药，每用时，先以皂荚汤洗疮，拭令干，以生油调涂之。

又方。

虾蟆头（三枚，烧灰）

右研罗为末，以生油调涂之。

又方。

牛角尖（烧灰）

右研罗为末，以生油调涂之。

又方。

不蚛皂荚（烧灰）

右研罗为末，以生油调涂之。

又方。

鳀鱼鳞（炙令黄焦）

右捣罗为末，每用时，先以盐浆水洗疮，裛干，去痂后，以生油调涂之。

又方。

使君子（烧令焦）

右捣罗为末，以生油调涂之。

又方。

豉（一蚪）

右以米醋二升，浸三宿，以布绞取汁，于铛内慢火熬成膏，净洗疮，裛干，去痂涂之，白秃瘑癣，并宜用之。

治头极痒不痛生疮方。

鹁鸽粪（五合）

右以好醋和如稀膏，煮三两沸，日二三上涂之。

治头疮乍发乍差，赤焮疼痛方。

竹叶（一斤，烧灰）

右捣罗为末，以鸡子白和匀，日三四上涂之。

又方。

楸叶（不限多少）

右捣绞取汁涂之，立效。

治面上生疮诸方

夫面上生疮者，由内热外虚，风湿所乘，则生疮也。所以然者，肺主气，候于皮毛，脾内气虚则肤腠开，为风湿所乘，内热则脾气温，气温则肌肉生热也，湿热相搏，故令面生疮也。

治面上风疮，黄水流出，或痒成或痛，宜用松脂膏方。

松脂（一两，研）　石盐（一两，锉）　杏仁（一两，汤浸去皮尖，研如泥）　蜜（三合）　蜡（一两）　熏陆香（二两，研）　蓖麻仁（一两，研如膏）

右件药，先细研松脂、石盐、熏陆香等，次入杏仁、蓖麻，研令匀，用蜜蜡煎成膏，摊于帛上贴之，日两度换之。

治面上热毒恶疮方。

胡粉（半两）　黄柏（半两，锉）　黄连（半两，去须）

右件药，捣罗为末，以面脂调，日二三度涂之。

治面上风毒恶疮方。

硫黄（半分，细研）　杏仁（一分，汤浸去[7]）　胡粉（一分）

右件药，都烂研令匀，以腊月猪脂调匀，日二三度涂之。

又方。

胡粉（二两）　水银（二两，合胡粉入少水研，令星尽）　松脂（二两）　腊月猪脂（四两）

右件药，先以猪脂煎松脂，令消，内水银胡粉搅令匀，候冷涂之。

治面上恶疮及甜疮，流出黄汁，沾肉为疮方。

胡粉（一两）　黄连（一两，去须）　粳米（半两）　赤小豆（半两）　水银（一两，合胡粉，入少水研令星尽）

右件药，捣罗为末，入胡粉水银，研令匀，以清麻油旋调，日二三度涂之。

治面上生风疮方。

硫黄（一两）　麝香（半两）　蜗牛壳（一两）　胡粉（一两）　腻粉（一两）

右件药，都细研令匀，以面脂调涂之。

治面上赤疮散漫，或如痱子，或如风皻，满面赤痛方。

黄连（半两，去须）　黄芩（半两）　黄柏（半两，锉）　腻粉（一分）

右件药，捣罗为末，入腻粉同研令匀，用油蜡面脂调如膏。夜卧时，先以浆水热暖，洗面了敷之，明旦还以浆水洗面，不过三两上，差。

治面上疮及䵟，易容膏方。

麻油（半斤）　乳香（一两，细研）　松节（一两，锉）　松脂（二两）　黄蜡（二两）　白及（一两，锉）　川升麻（一两）　白蔹（半两）

右件药，捣升麻、白蔹，细罗为末，先以油煎松节并白及，令黄赤色，滤去滓，后入松脂、黄蜡，又煎令消，即入乳香、升麻等末，熬成膏，倾于瓷器内收。凡面上皯黯风刺，诸般恶疮，敷之极妙。

又方。

乌蛇（二两，烧灰）

右细研如粉，以腊月猪脂调涂之，差。

治面皯黯诸方

夫面皯黯者，由脏腑有痰饮，或皮肤受风邪，致令气血不调，则生黑皯。五脏六腑十二经，血皆上于面，夫血之行，俱荣表里，人或痰饮渍于脏腑，风邪入于腠理，使血气不和，或涩或浊，不能荣于皮肤，故变生黑皯。若皮肤受风邪，外治则差，若脏腑有痰饮，内疗则愈也。

治面皯黯，令色光白，宜服白瓜子圆方。

白瓜子仁（三两，微炒）　陈橘皮（三分，汤浸，去白瓤，焙）　白芷（一两）　藁本（一两）　远志（一两）　杜衡（一两）　车前子（一两）　当归（一两）　云母粉（一两）　细辛（半两）　天[8]门冬（一两半，去心，焙）　柏子仁（半两）　栝楼根（半两，微炒）　黄丹（半两，炒令紫色）　白石脂（一两）

右件药，捣罗为末，炼蜜和捣三五百杵，圆如梧桐子大。每服，不计时候，以温酒下三十圆。

治面皯黯粉刺及面皮皱[9]定季方。

白及（二两半）　白术（五两）　白芷（二两）　细辛（二两）　白附子（二两，生用）　防风（二两，去芦头）　白矾（一两半）　当归（一两）　藁本（一两半）　芎藭（一两半）　白茯苓（二[10]两）　白石脂（二两）　土瓜根（二丙）　蕤仁（二两）　葳蕤（二两）　白玉屑（半两，细研）　琥珀末（半两）　真珠末（半两）　钟乳粉（半两）

右件药，捣罗细研为末，取鸡子白，并蜜等分和，撚作挺子，入布袋盛，悬挂门上，阴干，六十日后如铁，即堪用，再捣研为末，每夜用浆水洗面，即以面脂调涂之，经六十日，面如新剥鸡子。

治面皯𪒟令悦白方。

雄黄（一两半）　雌黄（一两，与雄黄同用绵裹浆水内煮一日，细研）　朱砂（三分）　真珠末（三分，细研）　密陀僧（一两，并朱砂二味内猪肠内煮数沸，洗净，细研之）　白及（三分）　腻粉（半两）　白僵蚕（三分）　白茯苓（一两）

右件药，捣罗为末，入研了药，更研令匀细，旋取以猪脂、面脂等分，调搅令匀，每夜，先以澡豆浆水净洗，拭干涂之，勿冲风及向火。

治面生皯𪒟，斑点黯黑方。

白附子（一两，生用）　白蔹（半两）　白芷（半两）　密陀僧（半两）　赤茯苓（半两）　胡粉（半两）

右件药，捣罗为末，每用时，先以热水洗面，临卧时以牛奶汁和涂之，人乳亦得。

治面多皯皻[11]粗涩，令人面色光泽方。

朱砂（一两，细研）　雄黄（一两，细研）　黄鹰粪白（一[12]合）　胡粉（二合）　水银（一两，并胡粉入少水同研令星尽）

右件药，相和细研令匀，以面脂和，净洗面，夜涂之，以手细摩面令热，即止，明旦以暖浆水洗之。

治皯𪒟令面洁白方。

马珂（二两，细研）　珊瑚（一两，细研）　白附子（一两，生捣罗为末）　鹰粪白（一两）

右件药，都研如粉，用人乳和，夜临卧，净洗面，拭干涂药，旦以温浆水洗之。

治面皯𪒟永除根本。

乌雌鸡（一只，以笼笼却以蛤粉和糯米喂三日后取粪二两）　胡粉（一两）　腻粉（一两）　英粉（一两）　鹰粪白（一两）

右件药，都细研令匀，临卧时，净洗面，于手掌内，以津唾调涂面上，或早晨用亦得，涂却后，一日不得洗面，不过三五上，面色洁白。

除皯𪒟令光滑悦白，洗面药方。

猪胒（二具）　白面（一升）　细辛（三分）　白术（三分）　防风（一两，去芦头）　商陆（一两半）　土瓜根（三分）　白芷（一两）

皂荚（五挺）　白蔹（一两）　冬瓜仁（半升）

右件药，捣罗为散，先取大猪蹄一具煮令烂，去骨，并猪胰和散，捣为饼，曝干，更再捣罗为末。每夜取少许洗手面，不过一月悦白。

治面黑皯黵皮皱皴散，宜用此方。

白附子（二两，生用）　密陀僧（二两）　牡蛎（二两，烧为粉）　白茯苓（二两）　芎䓖（二两）

右件药，捣罗为末，以羊乳调如膏，夜以涂面，旦以温浆水洗之，不过五六度，一重皮脱，皯尽去矣。

又方。

白羊乳（三升）　甘草（二两，末）　白羊肾（二两，切去脂膜，水渍，去汁，细研）

右件药相和，一复时后用之，先以醋浆水洗面，用生布拭之，每夜涂药二遍，旦以煮猪蹄汤洗之，每夜恒用之验。

又方。

益母草灰（五升）　落藜灰（三升）　石灰（一斗）

右件药，各细罗了，于盆内先着石灰，上用纸盖，渐入热水，候湿透石灰，于纸上留取水五升已来，将此水煮稀糯米粥，拌前件一味灰，作毬，于炭火内烧令通赤，取出候冷，捣罗为末，依前将粥拌更烧，如此七遍后，更以牛乳拌又烧二遍，然后捣罗为末，每夜先洗面了，以津唾调少许涂之，平旦，以热浆水洗面，去斑皱皯黵极妙。

又方。

白矾（三[13]分）　硫黄（三分，细研）　白附子（三分，生用）

右件药，捣罗为末，以醋浸三日，每夜临卧时，净洗面，薄涂之，勿见风。

又方。

鸡子（三枚）　丁香（一两，末）　胡粉（一两，细研）

右件药，先以醋一升，渍鸡子七日后，取鸡子白，调丁香胡粉，令匀，以浆水洗面，薄涂之妙。

又方。

羖[14]羊胆（二枚）　牛胆（一枚，并取汁）

右以醋二合，和煎二三沸，夜卧涂之。

又方。

杏仁（一两，汤浸去皮尖，研成膏）　腻粉（半两）

右件药，以鸡子白和匀，夜用敷面，经宿拭去，甚妙。

治面皯黵黑子方。

李子仁（三两，汤浸去皮，细研）

右以鸡子白和如稀膏，每夜涂面，至晓，以淡浆水洗之，便涂胡粉，不过五六日有效，慎风。

又方。

杏仁（三两，汤浸去皮，研如膏）

右以鸡子白和，每夜薄涂之，不过三五度即效。

又方。

雄黄（一两，细研）

右以猪脂和，每夜涂之效。

又方。

白附子（三两，生用）

右捣罗为末，以酒和，临卧涂之。

又方。

桂心（一两）　石盐（一两）

右件药，捣罗为末，每夜以蜜调涂之。

又方。

羖羊胫骨（半斤，晒令极干）

右捣罗为末，以鸡子白和敷之，旦以稻泔洗之，不过五七日，大效。

治面皯黵，灭瘢去黑痣方。

荠苨（二两）　桂心（三分）

右件药，捣细罗为散。每服，以醋浆水调下一钱，日三服。

治皯黵斑点，兼去瘢痕方。

云母粉（一两）　杏仁（一两，汤浸去皮尖）

右件药，细研，入银器中，以黄牛乳拌，略蒸过，夜卧时涂面，旦以浆水洗之。

又方。

桃花（一升）　杏花（一升）

右件药，以东流水浸七日，相次洗面，三七遍，极妙。

治皯䵳斑点方。

皂荚子（末，半两）　杏仁（半两，汤浸去皮尖，研如膏）

右件药，都研令匀，每夜，用津唾调涂之。

又方。

密陀僧（二两，细研）

右以人乳汁调涂面，每夜用之。

治皯䵳面不净方。

朱砂（一两，细研）

右以白蜜和，夜临卧涂之，旦以醋浆水洗之。

治面疱[15]诸方

夫面疱者，谓面上有风热气，即生疱也，或如米大，赤如谷[16]大，白色者是也。

治年少气血盛，面生疱者。

冬葵子（一两，微炒）　柏子仁（一两）　白茯苓（一两）　冬瓜子仁（一两，微炒）

右件药，捣细罗为散。每服，以酒调一钱，食后服之。

治面上生细疱疮方。

雄黄（一两，细研）　胡粉（一两）　水银（一[17]两）

右件药，细研，以水银星子尽为度，用腊月猪[18]旋调，以敷面上。

治面疱痒肿，白附子散方。

白附子（一两，生用）　木香（一两）　由跋（一两）　麝香（一分，细研入）

右件药，捣细罗为散，以水旋调涂之。

治卒得面疱方。

胡粉（半两）　水银（一两，合胡粉入少水研令星尽）

右件药，以腊月猪脂一两，同研令匀，夜卧时薄涂之。

治面上忽生疱疮方。

黄连（二两，去须）　牡蛎粉（二[19]两）

右件药，捣罗为末，研令匀细，以水和如泥，敷疮上妙。

治面上疱子方。

右用川大黄末，以水调，每夜涂之。

又方。

右以白附子末，以水调涂之。

又方。

右以麋脂涂疱上，日再涂之。

又方。

水银（一两[20]）　腊月猪脂（一两）

右件药，相和熟研令水银星尽，向夜涂之，平明拭净，三四度，差。

又方。

土瓜根（半两，末）　胡粉（半两）　青羊胆（一枚，取汁）　水银（半两，合胡粉入少水，研令星尽）

右件药，相和研令匀，每夜涂面，旦以暖浆水洗去，极妙。

又方。

鹰粪白（半两）　胡粉（一分）

右件药，细研，以蜜和敷面上。

治少年面上起细疱方。

右挼浮萍草擒之，亦可饮少许汁，良。

又方。

鸡子（三枚，轻损破大皮）　好酒（一升）

右二味，都入一瓷瓶内盛，密封头，候七日取出，鸡子去壳，每夜涂面上，旦以温浆水洗之。

治面皯[21]疱诸方

夫人面上，或有如乌麻，或如雀卵上之色是也，此由风冷客于皮肤，痰饮渍于脏腑，故生皯疱也。

治面皯疱，玉屑膏方。

玉屑（一两半，细研如粉） 珊瑚（一两半，细研如粉） 木兰皮（一两半） 辛夷（一两半，去壳） 白附子（一两，生用） 芎䓖（一两） 白芷（一两） 冬瓜子仁（四两） 桃仁（半斤） 商陆（半斤） 牛脂（二两） 猪脂（四两） 白狗脂（一斤）

右件药，除玉屑珊瑚及诸般脂外，并细锉，先于银锅中，以文火[22]消诸般脂，令熔后，下诸药，同煎三上三下，令白芷色黄为度，滤去滓，下玉屑珊瑚末，搅令匀，于瓷器中盛，每夜涂面神效。

治面皯疱，令面悦泽，白附子膏方。

白附子（一两，生用） 木香（一两） 商陆（一两，锉） 细辛（三两） 酥（三两） 羊脂（三两） 密陀僧（一两，细研如粉） 金牙石（三两，研如粉）

右件药，细锉，以酒三升，渍一宿，煮取一升，去滓，然后内酥羊脂煎成膏，入金牙石密陀僧，搅令匀，盛不津器中，夜卧时涂面，日以温水洗，不得见风。

治面皯疱，麝香膏方。

麝香（半两，细研） 白附子（一两，生用） 当归（四两） 芎䓖（四两） 细辛（四两） 杜蘅（四两） 白芷（四两）

右件药，细锉，以腊月猪脂一斤半，同煎，三上三下，候白芷色黄为度，去滓，下麝香，搅令匀，盛瓷盒中，勿令尘入，以敷疱上，日三度。

治面皯疱，枸杞子散敷面方。

枸杞子（一两） 白茯苓（一两） 杏仁（一两，汤浸去皮） 防风（一两，去芦头） 细辛（一两） 白芷（一两）

右件药，捣细罗为散。先以腻粉敷面三日，即以白蜜一合和散药，夜卧时，先用浆水洗面了敷之，不得见风日，能常用大佳。

治面生黑皯皰方。

白蔹（三分）　生礜石（一两）　白石脂（一两）　杏仁（半两，汤浸去皮尖，研如膏）

右件药，捣细罗为末，研入杏仁令匀，以鸡子白调，夜卧时，涂面，旦以井华水洗之。

治面皯皰，令悦白润好及治手皴方。

猪蹄（二具）　白粱米（一升，以水一斗与猪蹄同煮，极烂取汁三升入后药用）　白芷（一两）　商陆（三两）　白茯苓（三两）　葳蕤（二两）　藁本（二两）　桃仁（三合，汤浸去皮）

右件药，捣筛，以前药汁更研，入桃仁都煮取一升，滤去滓，瓷盒中盛之，内甘松香、零陵香末各一两，入膏中搅令匀，每夜卧时，用涂手面极良。

治面皯皰及产妇黑皰如雀卵色，羊胆膏方。

羊胆（三枚，取汁）　猪脂（三合）　细辛（三分，捣罗为末）

右件药相和，煎成膏，每夜涂面，旦以浆水洗之。

又方。

七月七日，取露蜂子于漆碗中，以少酒渍取汁，重滤过，以胡粉相和，涂之。

又方。

桃花　冬瓜仁（各一两）

右件药，捣罗为末，以蜜调敷之。

又方。

右以白茯苓末，以蜜和敷之。

治酒皶诸方

夫面生皶者，由饮酒，热势冲面，而遇风冷之气相搏所生也，故令鼻面生皶赤皰，匝匝然也。

治鼻面酒皻如麻豆及疼痛，搔之黄水出，宜服冬瓜子散方。

冬瓜子仁（一两，微炒） 柏子仁（一两） 白茯苓（一两） 葵子（一两，微炒） 栀子仁（二两） 枳实（一两，麸炒微黄）

右件药，捣细罗为散。每于食后，以粥饮调下二钱。

治肺脏风毒及过饮皻疱，宜服防风散方。

防风（一两，去芦头） 石膏（二两，细研，水飞过） 小荆子（一两） 栀子仁（一两） 荠苨（一两） 枸杞子（一两，微炒） 白蒺藜（一两，微炒，去刺） 甘草（半两，炙微赤，锉）

右件药，捣细罗为散。每于食后，以温水调下二钱。

治饮酒过多，鼓鼻皻疱方。

栀子仁（二两） 川大黄（一两半，锉研，微炒） 芎䓖（一[23]两） 豉（一合） 甘草（半两，炙微赤，锉） 木兰皮（一两）

右件药，捣罗为末，炼蜜和捣三五百杵，圆如梧桐子大。每于食后以温水下二十圆。

又方。

皂荚（一斤，不蚛者去皮，以酥五两渐涂，以慢火炙，酥尽为度。然后捶碎，以新汲水挼，用生绢滤过，以慢火熬成膏） 防风（一两，去芦头） 独活（一两） 甘草（一两，炙微赤，锉） 牛蒡子（一两，微炒）

右件药，捣罗为末，入皂荚煎和圆，如梧桐子大。每于食后，茶酒任下二十圆。

治积年酒皻，并生面上风疮方。

硫黄（半两，细研） 蜗牛壳（半两，自死干枯小者为上，净去泥土） 木香（半两） 杏仁（半两，去皮尖，研如膏） 朱粉（半两）

右件药，捣罗为末，入杏仁、朱粉、硫黄，都研令匀，以腊日[24]面脂，调如稀膏，每夜欲卧时，以淡浆水净洗面，拭干。以药涂所患处，平明，即以温水洗之，湿癣，以米泔洗了涂药，三五上亦差。

治鼻面酒皻疱方。

木兰皮（半斤，锉） 醋（一斤，三季者）

右件药相和，浸二七日，取焙干，捣细罗为散。每于食后，以温酒调下一钱。

又方。

木兰皮（二两）　栀子仁（二两）

右件药，捣细罗为散。每于食后，以蜜汤调下一钱。

治鼻面酒皻疱及恶疮方。

附子（二两，生去皮脐）　川椒（二合，去目）　野葛（半两）

右件药，细锉，醋浸一宿，滤出，以猪脂半斤同煎，以附子黄为度，去滓，时涂之。

治酒毒皻疱，木兰皮膏方。

木兰皮　防风（去芦头）　白芷　木香　牛膝（去苗）　赤芍药　独活　杜蘅　当归　白附子　细辛　芎䓖　（以上各一两）　麝香（半两，细研）

右件药，并细锉，以腊月猪脂二斤，微火煎，以白芷黄为度，滤去滓，入麝香搅令匀，瓷盒中盛，每夜薄涂之。

治肺脏风毒及酒皻疱痒发歇，宜用此方。

白附子（一两）　木香（半两）　由跋（半两）　麝香（一分，细研）　细辛（一两）

右件药，捣罗为末，入麝香研匀，水调如膏，夜卧涂之。

又方。

白蒺藜（二两，微炒，去刺）　栀子仁（二两）　豉（一合）　木兰皮（二两）

右件药，捣罗为末，以浆水和如膏，每夜临卧时涂之。

治鼻面酒皻疱，宜用此方。

鸬鹚粪（一合，细研）

右以腊月猪脂和，每夜薄涂之。

治粉刺诸方

夫粉刺者，是面皮上有皻如米粒也，此由肤腠受于风邪，搏于津液之气，因虚作之也，亦言因敷胡粉，而皮肤虚者，粉气入于腠理，致使然也。

治面上粉刺及黑皯方。

朱砂（一两）　雄黄（一两）　密陀僧（一两）　麝香（半两）　粉霜（半两）

右件药，同研令细，用面脂调，夜时匀以涂面，至明以温浆水洗之。

治面上粉刺红膏方。

朱砂（一两）　麝香（半两）　牛黄（半分）　雄黄（三分）

右件药，都细研令匀，以面脂和为膏，匀敷面上，避风，经宿粉刺自落。

治粉刺面生皯䵳方。

黄芪（二两半，锉）　白术（二两半）　白蔹（二两半）　葳蕤（二两半）　商陆（一两）　鸬鹚粪（一两）　鹰粪白（一两）　防风（一两，去芦头）　芎䓖（一两半）　白芷（一两半）　细辛（一两半）　木香（一两）　白附子（一两半）　杏仁（一两半，汤浸去皮，别研如膏）

右件药，捣罗为末，以鸡子白都和作挺子，曝干，以浆水研涂面，夜敷朝洗。

治粉刺及面疮方。

黄连（二两，去须）　粳米（二两）　赤小豆（二两）　吴茱萸（一分，炒黄）　水银（一两半，并用粉入少水，同研令星尽）

右件药，捣罗为末，和研令匀，入生麻油，调稀稠得所，浆水洗疮，拭干，日再敷之。

治面上粉刺令悦泽方。

硫黄（一两）　密陀僧（一两）　乳香（一两）　白僵蚕（一两末）　腻粉（一两）　杏仁（一两，汤浸去皮，研如膏）

右件药，同研如粉，都以牛酥调，稀稠得所，暖浆水洗面了，拭干，以药涂之，勿使皂荚，不过三五上，甚效。

治粉刺面皯，黑白斑驳，宜用此方。

益母草（不限多少，烧灰）

右以醋浆水和作团，以大火烧令通赤，如此可五度，即细研，夜卧时，如粉涂之。

又方。

右捣生菟丝子，绞取汁涂之。

又方。

羖羊胆（五枚，取汁）

右以好酒一升相和，煎令稠，以涂面上。

又方。

右以白矾灰细研，酒和涂之，日二三度易之。

治面粉刺及皯方。

右以三季醋二升，渍鸡子五枚，经七日，鸡子当如泥，去醋，倾于瓷器中，以胡粉两鸡子大，和研如膏，瓷瓶盛，盖口，于五斗米下蒸之，米熟药成，封之勿泄气，夜欲卧时，涂面，旦以浆水洗之。

治黑痣诸方

夫黑痣者，盖风邪搏于血气，变化所生也。夫人血气充盛，则皮肤润悦，不生疵瑕，若损则生点痣。然黑痣者，是风邪变其气血所生也，若生而有之者，非药可治也。凡面及体生黑点谓之黑痣，亦云黑子也。

治黑痣生于身面上，宜用此方。

藜灰（五两）

右以水一大碗，淋灰汁，于铜器中盛，以重汤煮令如黑膏，以针微拨破痣处点之，大者不过三遍，神验。

治面上黑痣，令永除根本方。

栎木灰（二斤，烧熟[25]，净炉上消为灰）　石灰（三合）

右二味相和，以水淋取浓汁一大盏，即于小铛内，煎至三分，以瓷盒盛之。用小竹针子取药点于痣上，干即又点之，二日不洗面，痣剥去尽，勿食酸、咸、油、腻、生姜等，即无瘢痕。

治面上黑痣及疣子方。

夜以暖浆水洗面了，用生布揩痣，令赤痛，水磨白檀香浓汁，以涂痣上，旦以暖浆水洗之，乃以鹰粪白粉其上良。

治面上黑痣及赘方。

雄黄（细研）　硫黄（细研）　真珠末　白矾　藺茹　藜芦（去芦头，各半两）　巴豆（三枚，去心皮，生用）

右件药，捣罗为末，都研令匀，以黑漆和合如膏，于上点之，当成疮自落及去面皯皮中紫点，其不耐漆人，用鸡子白和涂之良。

治赤疵及黑痣方。

干漆（一两）　巴豆（三枚，去心皮，生用）　炭皮（一两）　雄黄（一两，细研）　雌黄（一两，细研）　白矾（一两）

右件药，捣罗为末，都研令匀，以黑漆和合如膏，于上点之，当成疮自落及去面皯皮中紫点，其不耐漆人，用鸡子白和涂之良。

治赤疵及黑痣方。

干漆（一两）　巴豆（三枚，去心皮，生用）　炭皮（一两）　雄黄（一两，细研）　雌黄（一两，细研）　白矾（一两）

右件药，捣罗为末，都研令匀，以鸡子白和涂之，其痣自落。

治疣目诸方

夫疣目者，是人手足边忽生如豆，或如结筋，或五个，或十个，相连而生，在肌上粗强于肉，谓之疣目也，此皆是风邪搏于肌肉而变生也。

治一切疣赘瘢膈方。

风化石灰（一升）　粉炉炭灰（一升）　桑柴灰（一升）

以上三味，以水五升，淋取汁，重汤煎如膏。

砒霜（一分）　硇砂（一分）　黄矾（半分）

右件药，同研令极细，入前膏内，调令匀，用布揩破涂之，似有白痂，即以新罗松子油调涂之。

治面及身上生疣目方。

右用蜡纸一片，炙令热，上以硫黄末少许，掺令匀，紧卷，以火烧点疣目上，待有沸声，便拨却，已去根也。

又方。

腻粉（一两）　巴豆（一枚，去皮）

右二味相和，细研，以针轻拨破，疣目上点之，成疮自落，用黄连末敷之，便干。

治疣目及痣等方。

桑叶灰（四升，以汤一斗淋取汁银锅中慢火煎如饧）　附子（两颗，去皮脐，生用）　硇砂（一分）　糯米（五十粒）

右件药，捣罗为末，入煎内，调令匀，每取少许点疣目上，即自落。兼破一切肿毒要作头者，当上用此药，肿毒即破也。

又方。

桑皮灰　艾灰（各三升[26]）

右件药，以水五升淋之，又重淋三遍，以五色帛内汁中合煎，令可圆，以敷疣上则烂脱，乃以灭瘢药涂之。

又方。

糯米（五十粒）

右于湿石灰裹埋之，以米烂为度，用针拨破疣目，敷之，经宿自落。

又方。

硫黄（一两，细研）

右以醋调涂疣目上，六七度即差。

又方。

右以醋渍石灰六七日，取汁点疣目上，作小疮子，即差[27]。

又方。

右用蜘蛛网丝绕缠之，自落。

治手足忽生疣目方。

右用蒴藋赤子，挼令坏，敷疣目上，差。

治狐臭诸方

夫人腋下臭，如葱豉之气，亦言如狐狸之气者，故谓之狐臭也。此皆血气不和，蕴积滞毒之气，不能消散，故令气臭也。

治狐臭熏人，难为名状，令永差方。

蝉壳（四十九枚）　乌梅肉（七枚，微炒）　绿矾（一两）　茧卤（一合）　青古钱（七文）　杏仁（七枚，汤浸，去皮）

右件药，除钱外，捣罗为末，入卤中调之，先以皂荚水洗，拭干，用钱腋下摩之，候热，拔去腋下毛，便以药涂之，次用腻粉覆上，三两度便愈。

治腋气臭于狐狸者，宜用此方。

白矾（一两，烧令汁尽）　黄丹（一两）　南矾（一分）　铁粉（一分）　雄黄（一分）　腻粉（一分）

右件药，都研细罗为散。每夜，先以皂荚水洗后，用津唾调药，涂之。

治腋气积久，身体手足心汗出皆臭，宜用此方。

白矾（一钱）　麝香（一钱）　腻粉（一钱）　砒霜（半钱）　母丁香末（一钱）

右件药，同研如粉，患者先浴了，以津唾调涂之，甚者不过三上效。

治狐臭不可近方。

木香（一两）　枫香（一两）　薰陆香（一两）　丁香（一两）　阳起石（一两，细研）　陈橘皮（一两，去白瓤，焙）　白矾（二两，烧灰）　石灰（一合）

右件药，捣细罗为散，以绵裹药如指大，系于腋下，每日换之，五七日差。

又方。

白矾（三两，烧令汁尽）　甘松香（一两）　马齿苋（一两，干者）　石灰（五合）

右件药，捣细罗为散，先以生布揩腋下，令黄汁出，拭干，便以散敷之，三五度永差。

又方。

青矾（一两，烧灰）　白梅（七枚，槌碎）　白矾（一两，烧灰）　古字钱（一十四文）

右件药，于瓷瓶内盛，以冷水一大盏，浸半日，先洗净腋下，将药水时时涂之。

又方。

木香（二两）　附子（一两，生用，去皮）　石灰（一两）　白矾（二两，烧令汁尽）　米粉（半斤）

右件药，捣罗为末如粉，敷于腋下良。

治腋气臭于烂恶葱豉，人不可近者，宜用此方。

石灰（二两）　桑柴灰（一两）　炭灰（一两）　雌黄芪（二两）

右件药，同研为末，即用水调涂于腋下，可一食久，即以柳木篦子刮药，其腋下毛并落，即用后方。

治腋气，用前方落毛讫，次用此方。

粉霜（半两）　艾仁灰（一两）　白矾灰（半两）　密陀僧（三分，细研）　销铅灰（半两）

右件药，同研为末，先以醋浆水洗腋下，拭干，敷散于上。

又方。

胡椒　白矾灰　腻粉　密陀僧　乳香（各等分）

右件药，都细研令匀，涂擦腋下，每日用之，以差为度。

治腋气及身体臭，宜用此浴方。

竹叶（一斤）　桃白皮（半斤，锉）

右件药，以水五斗，煮取三斗，浴之，每日用，不过十度差。

治腋气人不敢近者，宜用此方。

伏龙肝（二两）　白茅香（二两）

右件药，捣罗为末，每日用涂腋下，以差为度。

又方。

胡粉（一两）　麝香（一钱）

右件药，同研令细，以牛脂调，每日用涂之。

又方。

右以三季醋和石灰涂之。

又方。

赤铜屑（一斤）

右以大醋和，于铜器中炒令极热，布裹，熨腋下，差。

又方。

马齿苋（一升）　蜜（二两）

右件药，同捣为一团，以纸裹上，又以泥泥之，可厚半寸已来，曝干，烧令熟，取少许夹腋下，频换之，差。

又方。

二月社日，盗取私家糜饼一团，背地摩腋下，三七遍，掷著五路头，勿令人知。

灭瘢痕诸方

夫瘢痕者，皆是风热毒气，在于脏腑，冲注于肌肉，而生疮疹，及其病折疮愈，而毒气尚未全散，故疮痂虽落，其瘢犹黯，或凹凸肉起，宜用消毒灭瘢之药以敷焉。

治面上瘢痕，玉屑膏方。

玉屑（二两，细研）　密陀僧（二两）　白附子（二两，生用）　珊瑚（二两，细研）

右件药，捣罗为末，入乳钵内，都研令匀，每度用药末二钱，以真牛酥调匀，夜卧时，涂面，旦用温水洗之。

治久患疮痍，差后瘢痕不灭方。

定州瓷末（一两）　白僵蚕（三分）　白附子（一分，生用）　白芷[28]　真珠末（一分）　野驼脂（二两）　酥（一两）

右件药，捣罗为末，先消野驼脂与酥二味为汁，候热气退，即下诸药搅之，候凝如膏，用涂瘢上。

又方。

衣中白鱼（三七枚）　白石脂（一分）　鹰粪白（三分）　白附子（一分，生用）　白僵蚕（半两）

右件药，捣罗为末，以腊月猪脂和，每夜敷瘢，十余夜差。

又方。

白附子（半两，生用）　密陀僧（半两）　牡蛎（半两，烧为粉）　芎䓖（半两）　白茯苓（半两）

右件药，捣细罗为散。每夜，旋取以酥调，敷于瘢上。

治一切疮，差后赤黑瘢痕不灭，时复痒不止方。

鹰粪白（一合）　辛夷（一两，去毛壳）　白附子（三分，生用）　杜若（三分）　细辛（半两）

右件药，捣筛为散。以酒一升，浸三宿，用羊脂六合，以慢火同煎候酒欲尽，绵滤去滓，再煎成膏，于瓷盒中盛，以敷瘢上，日三五度妙。

又方。

黄矾（半两）　胡粉（半两，炒[29]令黄）

右件药，都细研，以腊月猪脂和，更研令匀，先以生布揩令赤痛，即用药涂之，日五七度效。

又方。

鹰粪白　燕窠中草（烧为灰，等分）

右件药，都研为末，以人乳汁和涂于瘢上，日三四度，夜卧时，准前涂之，旦以浆水洗，自然肉平如故。

又方。

鹰粪白（二两半）　白僵蚕（二两）

右件药，捣罗为末，每用时，以蜜和如稀饧，涂于瘢上，日三上用之。

又方。

禹余粮（一两）　半夏（一两，生用）

右件药，捣细罗为散。以鸡子黄和如膏，先以新布拭瘢上，令赤，以涂之，勿见风，二十日差。

治热毒疮差后，瘢痕不灭方。

鸡子（一枚，酒浸七日后取黄）　白僵蚕（二[30]七枚，捣末）

右件药，与鸡子相和令匀，先以布揩疮瘢赤痛，涂之甚效。

治火烧疮，灭瘢方。

赤地利（二两）

右捣罗为末，以生麻油调敷疮上，以瘢灭为度。

灭疮痕无问新旧必除方。

鸡子（五七枚）

右熟煮取黄，于铛中炒如黑脂成膏，以布先揩破疮瘢，然后涂膏，日三两度，自然瘢灭，与旧肉无别。

又方。

鹰粪白（三两，细研）

右以蜜和，日三度涂之。

又方。

当归（一两）　猪脂（三斤，细切，逐日饲鸡一只，三日使尽后收取鸡粪一两）　白芷（一两）

右件药，都捣，用绵裹，以酒二盏，煎十余沸，去滓，日五七度，涂之。

治瘢痕凸出方。

鹰粪白（一两）　书中白鱼（二七枚）

右研令细，用蜜调涂于凸上，日三五度。

又方。

右以小麦麸[31]酥调，涂于凸上，宜频涂之。

又方。

鹰粪白（一两）　白附子（一两末）

右研令细，用酥调涂于凸上，日三五度良。

又方。

右用瓦炙令热，熨之良。

又方。

腊月猪脂（四斤）　鼠（一枚大者）

右以脂煎鼠，令消尽，膏成，去滓，先以生布擦令赤，涂之良。

治面上印文方。

赤土（细研）

右先以物刺破字上，以酥调涂之。

令面光泽洁白诸方

治面上百病，男子季五十服之，颜如十五儿，女季四十服之，颜如童女，面色常如桃花，悦不敢先[32]，先有皯黵悉皆平除，神验无比，钟乳圆方。

钟乳粉（一两） 金屑（半两） 银屑（半两） 真珠（半两） 珊瑚（半两） 水精（半两，以上并细研水飞过） 琥珀（半两，细研） 密陀僧（半两，细研） 白檀香（半两） 千岁枣（半两） 乳香（一两） 零陵香（一分[33]） 人参（一分[34]去芦头） 木香（一分） 诃黎勒皮（一分） 白附子（一两） 桃仁（半两，汤浸去皮尖双仁，麸炒微黄） 胡粉（半两） 黄鹰粪（半两） 丁香（半两） 光明砂（半两，细研） 牛黄（半两，细研） 辛夷（一两） 杏仁（半两，汤浸去皮尖双仁，麸炒微黄）

右件药，捣罗为末，入石药等，更研二七日讫，以炼蜜[35]和圆，如弹子大。每夜取一圆，以温水化破，服经一月，面如童子。

令人面洁白媚好，宜服白附子圆方。

白附子（三分） 白芷（三分） 杜若（三分） 赤石脂（二两） 桃花（二两） 杏仁（一两，汤浸去皮尖双仁，麸炒微黄） 甜瓜子（一两，微炒） 牛膝（一两，去苗） 鸡粪白（三分，微炒） 白石脂（二两） 远志（三分，去心） 葳蕤（三分）

右件药，捣罗为末，炼蜜和捣五七百杵，圆如梧桐子大。每服，食后以温牛乳一合，下二十圆。

治面黑皯，令洁白光悦，宜服桃花圆方。

桃花（二升，阴干） 桂心（二两） 乌喙（二[36]两，炮裂，去皮脐） 甘草（二[37]两，炙微赤，锉） 白附（一两） 甜瓜子仁（一两，微炒） 杏仁（一两，汤浸去皮尖双仁，麸炒微黄）

右件药，捣罗为末，炼蜜和圆，如梧桐子大。每服，以温酒下十圆，日三服。

治面黑令人好颜色,洁白如雪方。

黄丹（二两，炒令紫色，研）　女菀（二两）

右件药，捣细罗为散。每服，以温酒调下二钱，日再服，黑色当随大便中出。

治面及手足黑,令光泽洁白方。

白杨皮（二两，锉）　桃花（三两）　白瓜子仁（二两，微炒）

右件药，捣细罗为散。每服，以温酒下一钱，日三服。

令人面洁白悦泽,颜色红润方。

桃花（采三[38]树，阴干）

右捣细罗为散。每服，以粥饮调下二钱，日三服。

令百岁老人,面如少女,光泽洁白,鹿角膏方。

鹿角霜（二两）　牛乳（一升）　白蔹（一两）　芎䓖（一两）　细辛（一两）　天门冬（一两半，去心，焙）　酥（三两）　白芷（一两）　白附子（一两，生用）　白术（一两）　杏仁（一两，汤浸去皮尖双仁，别研如膏）

右件药，捣罗为末，入杏仁膏，研令匀，用牛乳及酥，于银锅内，以慢火熬成膏，每夜涂面，旦以浆水洗之。

令面光白腻润,去皯𪒠面皱方。

白芷（一两）　白蔹（一两）　白术（一两）　白附子（三分，生用）　白茯苓（三分）　白及（半两）　细辛（三分）

右件药，捣罗为末，以鸡子白和为挺子，每挺如小指大，阴干，每夜净洗面了，用浆水于瓷器中磨汁涂之，极妙。

又方。

白附子（半两）　杏仁（半两，汤浸去皮尖，研如膏）　香附子（半两）　白檀香（半两，锉）　紫檀香（半两，锉）　马珂（半两，细研）

右件药，捣罗为末，以白蜜都和令匀，夜卧涂面，旦以温水洗之。

又方。

牡蛎（三两，烧为粉）　土瓜根（一两末）

右件药，都研令匀，以白蜜和，夜后涂面，旦以温浆水洗之。

治面黑斑驳，令人光悦洁白方。

栝楼子（六合，捣罗为末） 麝香（半两，细研） 白石脂（二两，细研） 雀粪（二合，去黑者细研）

右件药，都研令匀，以生菟丝苗汁和如稀膏。每夜，先用澡豆洗去垢腻，涂于面上，旦以温浆水洗之。

令人面似玉色光润方。

羊脂（一升） 狗脂（一升） 白芷（半斤） 乌喙（二[39]两，生去皮脐） 甘草（一两） 半夏（半两，生用）

右件药，细锉，并脂同入在铛中煎，候白芷色黄，膏成，以绵滤去滓，瓷器中贮，每夜取用涂面。

令人面白光净悦泽方。

白蔹（一两） 白附子（一两，生用） 白芷（一两） 藁本（一两） 猪胰（三具，水渍，去赤汁尽，切碎研之）

右件药，捣罗为末，先以芜菁子一合，酒水各半升，相和煎数沸，研如泥，合诸药内酒水中，以瓷器贮，封三日，每夜取敷面，旦以浆水洗之。

治面黑无精光，令洁白滑润，光彩射人，麝香面膏方。

麝香（半两） 猪胰（三具，切细[40]） 蔓菁子（三两，研） 酥（三两） 栝楼瓤（五两研） 桃仁（三两，汤浸，去皮尖，研）

右件药，都用绵裹，以酒二升，浸三宿，每夜涂面，良。

又方。

雄黄（一两，细研） 朱砂（一分，细研） 白僵蚕（一两，捣末） 真珠末（半两）

右件药，都研令匀，以面脂和胡粉一钱，入药末二钱，和搅令匀，夜卧涂之，旦以浆水洗面，良。

变颜容令怿泽方。

白附子（一两，生用） 白芷（半两） 密陀僧（一两半） 胡粉（一两半）

右件药，捣罗为末，以羊乳和之，夜卧涂面，旦以暖浆水洗之，不过三五度，即颜容红白光润。

能化面去皯黯，令光泽洁白方。

真珠末（半两，细研）　朱砂（半两，细研）　冬瓜子仁（半两，研如膏）　水银（一两，以唾于掌内，杀[41]令星尽）

右件药，都研令极细，入水银同研令匀，以面脂调和为膏，每夜敷面，旦以浆水洗之。

又方。

大猪蹄（一枚）

右以水二升，清浆水一升，煮令烂如胶，夜用涂面，晓以浆水洗之，面皮光急矣。

则天大圣后，炼益母草留颜方。

益母草五月五日收，收草时勿令根上有土，有土即无效，曝干。欲烧时，预以水洒一地，或泥一炉，烧熟良久，研罗，以水和之，令极熟，团之如鸡子大，作圆晒干。取黄土泥一小炉子，于地四边各开一小窍子，上下俱著炭，中央安药圆，大火烧经一炊久，即微微著火烧之，勿令火气绝，绝又不好，经一复时，药熟，不得火猛，即药熔变为灰色，黄黑用之无验。火微即药白细腻，一复时出之，于白瓷器中，以玉锤研细，罗又研，三日不绝，收药于瓷器中，蜜盛，旋取如用澡豆洗手面，令白如玉。咽项上黑者，但用此药揩洗，并如玉色，秘之，不可妄传，如无玉锤，以鹿角锤亦得。

面脂诸方

治面上皴黑，凡是面上之病，皆主之，面脂方。

丁香（二[42]两）　零陵香（三两）　桃仁（三两，汤浸，去皮）　白蔹（三[43]两）　白及（三两）　白僵蚕（三两）　辛夷（三[44]两）　商陆（三两）　防风（三两，去芦头）　当归（三两）　沉香（三两）　麝香（一两，细研）　栀子花（三两）　芎䓖（三两）　菟丝子（三两，别捣为末）　鸬鹚粪（二两）　木香（二两）　白芷（三两[45]）　甘松香（三两）　土瓜根（二两）　木兰皮（二两）　藁本（二两）　白茯苓（四两）　冬

瓜子仁（四两） 鹅脂（二升） 羊髓（二升） 羊肾脂（一升） 猪胰（六具，细切，以酒五升渍二宿）

右件药，细锉，以猪胰汁渍药一宿，都入于锅中，煎令白芷色黄为度，去滓，微火煎成膏，入麝香和令匀，盛于瓷盒内，任用敷面。

令人面色悦泽如桃花，红光面脂方。

杜蘅（一两） 杜若（一两） 防风（一[46]两，去芦头） 藁本（一两） 细辛（一两） 白附子（一两，生用） 木兰皮（一两） 当归（一两） 白术（一两） 独活（一两） 白茯苓（一两） 葳蕤（一两） 白芷（一两） 天雄（一两） 玉屑（一两，细研） 汉防己（三两） 商陆（三两） 栀子花（三两） 橘子仁（三[47]两） 冬瓜子仁（三两） 蘼芜（三两） 藿香（二两） 丁香（二两） 菟丝子（二两，别捣为末） 零陵香（二两） 甘松香（二两） 木香（二两） 麝香（半两，细研） 白鹅脂（一升） 羊髓（一升） 白犬脂（一升） 牛髓（一升[48]）

右件药，细锉，先以水浸脂髓，逐日换水，经七日，以酒一斗，挼脂髓令消尽，去脉，乃以香药等，于瓷器中合浸之，密封。一宿后，于银锅中煎三上三下，以水气尽为候，即以绵绞去滓，研之千遍，待凝即止，使白如雪。每夜涂面，旦则洗之更涂新者，十日以后，色与桃花无异。

又方。

香附子（三两） 白芷（二两） 零陵香（二[49]两） 牛髓（一升） 白茯苓（一两） 蔓菁油（二斤） 麝香（半两，细研） 白蜡（八两）

右件药，细锉，以蜡髓微火都煎，候白芷色黄为度，去滓，入麝香研千遍，待凝冷，入瓷盒内收之，每夜用澡豆洗面了，然后涂之。

又方。

杏仁（二升，汤浸去皮尖） 白附子末（三两） 密陀僧（二两，细研） 白羊髓（二升半） 真珠末（一分） 白鲜皮末（一两） 酒（三升） 鸡子白（七枚） 胡粉（二两，细研）

右件药，先取杏仁入少酒，研如膏，又下鸡子白研一百遍，又下羊髓研二百遍，后以诸药末内之，后渐渐入酒令尽，都研令匀，于瓷盒中盛。每夜以浆水洗面，拭干涂之。

治面上诸疾，黑䵟疮刺，令白净如玉面脂方。

当归（一两） 芎䓖（一两） 细辛（一两半） 白术（一两） 辛夷（三分） 白芷（一两半） 木兰皮（三分） 栝楼瓤（三分） 白附子（三[50]分） 藁本（三分） 桃花（三分） 鸬鹚粪（三分） 密陀僧（三分，细研） 白僵蚕（三分） 零陵香（三分） 杜蘅（三[51]） 鹰粪白（三分） 葳蕤（三升） 麝香（三分，细研） 丁香（三分） 鹅脂（五合） 鹿髓（一升） 羊髓（一升） 白蜡（四两） 猪脂（二升）

右件药，捣碎，以酒一斗，渍一宿，明旦滤出，以鹅脂等煎，候白芷色黄，膏成，去滓，入麝香搅令匀。夜以敷面，慎风。

令人面色润腻，鲜白如玉，面脂方。

防风（一两半，去芦头） 葳蕤（一两半） 芎䓖（一两半） 白芷（一两半） 藁本（一两半） 桃仁（一两半，汤浸，去皮） 白附子（一两半） 白茯苓（二两） 细辛（半两） 甘松香（半两） 零陵香（半两） 当归（一两） 栝楼瓤（一两） 川椒（五十枚去目） 鸬鹚粪（三分，细研） 冬瓜子仁（三分） 麝香（一分，细研）

右件药，捣碎，以酒一斗，浸一宿，明日滤出，以薄绵裹之，用白鹅脂三升，羊脂二升，于铜器中微火煎之，令沸看白附子色黄，膏成，滤去滓，入麝香、鸬鹚粪等搅令稠，待凝，以瓷器盛，用鹿角槌子研二日，唯多则光滑，任用涂面。

又方。

白附子（半两，生用） 鹿角胶（一两） 石盐（一分） 白术（一斤） 细辛（一两） 鸡子白（一枚）

右件药，各细锉，先以水一斗五升，煎白术，以布绞取汁六升，于银锅中，以重汤煮取二升，后下诸药，更煎至半升，又以绵滤过，收于瓷盒中。每夜卧时洗面了，干拭涂之。

治面无光泽，皮肉皴黑，久用之，令洁白光润，玉屑面膏方。

玉屑（一两，细研） 芎䓖（一两） 白芷（一两） 葳蕤（一两） 冬瓜[52]仁（一两） 木兰皮（一两） 商陆（一两） 辛夷（三分，去毛壳） 藁本（三分） 菟丝子（三分，别捣） 当归（三分） 白僵蚕（三分） 细辛（三分） 防风（半两，去芦头） 黄芪（半两） 桃仁

（一两，汤浸，去皮） 白附子（一两，生用） 麝香（半两，细研） 土瓜根（一两） 鸬鹚粪（一合） 鹰粪白（一合） 藿香（三分） 木香（三分） 猪胰（三具，细切） 鹅脂（一升） 熊脂（一升） 猪脂（三升） 白狗脂（一升[53]）

右件药，细锉，用绵裹，以清酒一斗，浸一宿，滤出。将诸脂用慢火，于银锅中入药同煎，以白芷黄焦，膏成去滓，入玉屑、麝香和匀，收于瓷盒中。每夜洗手面了，拭干涂之。

悦泽人面，耐老面脂方。

白芷（三两） 冬瓜仁（三两） 葳蕤（一两半） 细辛（一两半） 芎䓖（二[54]两） 木兰皮（一两） 栀子花（三分） 甘松香（三分） 当归（一两） 辛夷（二两） 土瓜根（一两） 麝香（半两，细研） 商陆（二两） 桃仁（一两，汤浸，去皮） 蘼芜（一两） 防风（一两半，去芦头） 白附子（三分，生用） 零陵香（三分） 藁本（一两） 白僵蚕（三分） 猪胰（三具，切，水浸去赤汁）

右件药，细锉，绵裹，用酒一斗，浸一宿后，取猪脂六升，及猪胰，于银锅中，以慢火炼令消，次入药煎。候白芷黄焦为度，去滓，入麝香和匀，收于瓷盒中。每夜洗手面了，干拭涂之。

治面上百疾，麝香膏方。

麝香（半两，细研） 零陵香（一两） 土瓜根（一两） 白蔹（一两） 防风（一两，去芦头） 沉香（一两） 栀子花（一两） 当归（一两） 藁本（一两） 木兰皮（一两） 白僵蚕（三分） 鸬鹚粪（一两） 桃仁（二两，汤浸，去皮） 冬瓜仁（一两） 辛夷（一两） 白茯苓（一两） 白芷（一两） 商陆（一两） 丁香（一两） 牛脂（半升） 猪脂（半斤） 鹅脂（半升）

右件药，细锉，绵裹，用酒一斗，浸一宿，取脂髓等，用慢火于银锅中，与药同煎。候白芷黄焦为度，去滓，入麝香和匀，收于瓷盒中。夜临卧洗手面了，干拭涂之。

洗手面令光润，猪蹄汤方。

猪蹄（一具） 桑根白皮（三两） 芎䓖（三两） 葳蕤（三两） 白术（二两） 白茯苓（三两） 当归（三[55]两） 白芷（三两）

右件药，细锉，及猪蹄，以水三斗，煎取一斗，去滓，温用一盏，以洗手面。

令手面光润方。

猪胆（一具，细切） 白芷（一两） 桃仁（一两，汤浸去皮） 细辛（一两） 辛夷（二两） 冬瓜子仁（二两） 栝楼仁（二两）

右件药，细锉，以好酒二升，都煎之，令白芷色黄，绞去滓，更煎成膏，盛瓷器中，旋取以涂手面。

手膏涂手令润泽方。

白芷（四两） 芎䓖（三两） 藁本（三两） 葳蕤（三两） 冬瓜仁（三两） 楝子仁（三两） 桃仁（一斤，汤浸去皮，研如膏） 枣肉（二十枚） 猪胆（四具，细切） 冬瓜瓤（四两） 陈橘皮（一两） 栝楼子（三两）

右件药，细锉，以水八升，煮取三升，去滓，别以好酒三升，猪胆取汁，入研了桃仁，并煎药汁，都搅令匀，更煎成膏，以瓷器中贮，先洗净手，拭干涂之。

手膏令手润白方。

桃仁（二两，汤浸去皮） 杏仁（三两，汤浸去皮） 橘子仁（一合） 赤匏（十枚） 辛夷（一两） 芎䓖（一两） 当归（一两） 大枣（三十枚） 牛脑（一两） 羊脑（一两） 狗脑（一两）

右件药，细锉，先以酒一升，渍诸脑，又别以酒六升，煮赤匏令烂，绵裹，绞去滓，乃入诸脑等，后以绵裹诸药内酒中，慢火煎欲成膏，绞去滓更煎，膏成。以瓷器盛之，五日以后堪用。先净洗手讫，取膏涂之，甚光润，切忌近火。

手膏令手光润，冬不粗皴方。

栝楼瓤（二[56]两） 杏仁（一两，汤浸去皮）

右件药，同研如膏，以蜜令稀稠得所，每夜涂手。

澡豆诸方

治面皯黑黯，手皮干皴，令洁白光润，香药澡豆方。

白蔹（一两） 白芷（一两） 葳蕤（一两） 白及（一两） 细辛（一两） 当归（一两） 鹿角胶（一两） 土瓜根（一两） 白茯苓（一两） 商陆（一两） 鸬鹚粪（一两） 密陀僧（一两，细研） 栝楼仁（一两） 桑根白皮（一两，锉） 橘子仁（一两） 芎䓖（一两） 白附子（一两） 冬瓜仁（五两） 桃仁（二两，汤浸去皮） 硇砂（一两）

右件药，捣细罗为散。先将鹿角胶并硇砂，以水三升，煮令胶消用和白面五升，薄作饼子，曝干，捣罗为末，更入绿豆面二升，并药末相和，令匀，常用洗手面，色白如练。

又方。

头面（五升，以冬瓜二枚绞取汁和面，作饼焙干） 白蔹（一两） 栝楼瓤（五枚） 白附子（一两，生两） 白芷（一两） 芎䓖（一两） 白及（一两） 零陵香（一两） 白檀香（一[57]两）

右件药，捣细罗为散。更入绿豆面二升，相和令匀，每日洗手面常用之妙。

令面悦泽，去皯皱，桃仁澡豆方。

桃仁（一升，汤浸去皮，细研） 蔓菁子（一升） 白术（六两） 土瓜根（七两） 毕豆（二升）

右件药，捣细罗为散。入桃仁研令匀，以醋[58]浆水和，洗手面良。

洗手面令人悦泽澡豆方。

白芷（一两） 白术（一两） 白鲜皮（一两） 白蔹（一两） 白附子（一两） 白茯苓（一两） 羌活（一两） 葳蕤（一两） 栝楼子（一两） 桃仁（一两，汤浸去皮） 商陆（一两） 杏仁（一两，汤浸去皮） 菟丝子（一两） 土瓜根（一两） 芎䓖（一两） 猪胆（二具，

细切）　冬瓜仁（四合）　白面（三升）　豇豆面（一升）

右件药，捣细罗为散。入面猪胰都一处，更捣令匀，每日，和浆水洗手面甚良。

又方。

猪胰（五具，细切）　毕豆（一升）　葳蕤（五两）　皂荚（三挺）　白茯苓（五两）　土瓜根（五两）

右件药，捣细罗为散。将猪胰拌和，更捣令匀，每日常用洗手面佳。

又方。

白芷（二两）　白蔹（二两）　白术（二两）　杏仁（二两，汤浸去皮）　冬瓜仁（二两）　葳蕤（二两）　桃仁（二两，汤浸去皮）　皂荚（二两）

右件药，捣细罗为散。每洗手面，常用之妙。

治手干燥，常少润腻，香药澡豆方。

大豆（五升）　赤小豆（四合）　苜蓿（五两）　零陵香（五两）　冬瓜仁（六合[59]）　丁香（二两）　麝香（半两，细研）　茅香（二两）　猪胰（五具，细切）

右件药，捣细罗为散。与猪胰相和，更捣令匀，每洗手面，常用之良。

又方。

白芷（三两）　甘松香（二两）　零陵香（二[60]两）　栝楼仁（四两）　冬瓜仁（四两）　毕豆（二升）　大豆面（一升）

右件药，捣细罗为散。每洗手面，常用之佳。

又方。

猪胰（五具，细切）　白茯苓（四两）　商陆（五两）　藁本（四两）　大豆末（二升）　蒴藋灰（一升）　甘松香（二两）　零陵香（二两）

右件药，捣细罗为散。将猪胰相和，更捣令匀，每日用洗手面，甚良。

治面黑不净，澡豆方。

白鲜皮（三[61]两）　白僵蚕（三两）　芎䓖（三两）　白芷（三两）　白附子（三两，生用）　鹰粪白（三两）　白术（三两）　甘松香（三两）　甜瓜子仁（三两）　细辛（三两）　藁本（三两）　白檀香（三两）　杏仁（三两，汤浸去皮）　冬瓜仁（五合）　白梅肉（三十枚，微炒）　鸡子白（七枚）　猪胚（三具，细切）

右件药，捣细罗为散。入后三味，都捣令匀，每洗手面，常用之佳。

永和公主药澡豆方。

白芷（二两）　白蔹（三两）　白及（三两）　白附子（三[62]两）　白茯苓（三两）　白术（三两）　桃仁（半升，汤浸去皮）　杏仁（半升，汤浸去皮）　沉香（一两）　鹿角胶（三两）　麝香（半两，细研）　大豆面（五升）　糯米（二升）　皂荚（五挺）

右件药，先煎好浆水三大盏，销胶为清，即取糯米净淘，和胶清煮作粥，薄摊晒之令干，和药一时，捣细罗为散。取大豆面重和之，令匀，又用酒半盏，白蜜二两，火上熔之，令蜜消，即一时倾入澡豆内，拌之令匀，晒干。常用洗手面佳。

又方。

白芷（五两）　芎䓖（五两）　栝楼仁（五两）　鸡骨香（三两）　皂荚（十两）

右件药，捣罗为末，入大豆、赤小豆末各半斤，和匀，日用洗面，令人颜色悦泽。

治身体臭令香诸方

夫人有体气不和，使精液杂秽，故令身体臭。养生方云，以两手掩口鼻，临目微气久许时，手中即生液，速以手摩面，日常行之，使人体香。

治身体臭令香方。

白芷（一两半）　柑子皮（一两半）　冬瓜仁（二两）　藁本（一两）　当归（一两）　细辛（一两）　桂心（一两）

右件药，捣细罗为散。每服，以温酒调下一钱，日三服，五日口内香，三七日身体香。

治七孔臭气,皆令香方。

沉香(一两)　甘草(半两,炙微赤,锉)　丁香(半两)　白瓜子仁(一两)　藁本(三分)　当归(半两)　芎䓖(半两)　麝香(半两,细研)

右件药,捣罗为末,炼蜜和捣三二百杵,圆如小豆大。每服,以温酒下十圆,日三服。

又方。

松根白皮(一两)　冬瓜仁(一两)　细辛(半两)

右件药,捣细罗为散。每服,以温酒调下二钱,日三服。

又方。

瓜子仁(三分)　芎䓖(三分)　藁本(三分)　当归(三分)　杜蘅(三分)　细辛(三分)　防风(二两,去芦头)

右件药,捣细罗为散。每于食后,以温水调下二钱。

令人遍身俱香,十[63]**香圆方**。

沉香(一两)　龙脑(一分,细研)　麝香(一两,细研)　白檀香(一两)　木香(一两)　零陵香(一两)　甘松香(一两)　藿香(一两)　丁香(半两)　鸡舌香(半两)　白芷(一两)　细辛(一两)　芎䓖(一两)　槟榔(一两)　肉豆蔻(一两,去壳)

右件药,捣罗为末,入龙脑麝香研令匀,炼蜜和捣三五百杵,圆如鸡头实大。每日三四度,用绵裹一圆,含化,咽津。

令身体常香,宜服透香圆方。

麝香(一分,细研)　沉香(一分)　白檀香(一分)　龙脑(一分,细研)　煎香(半两)　鸡舌香(半两)　丁香(半两)　黄熟香(半两)　鸡骨香(半两)　甘松香(半两)　川升麻(三分)　郁金香(三分)

右件药,捣罗为末,入麝香龙脑,和拌令匀,炼蜜和圆,如鸡头实大。每日空心,以盐汤嚼三圆,留一半散不和。每日揩齿了,以散子重揩咽津,不过半日,香汗通透也。

香粉方。

白附子(一两,生用)　白茯苓(一两)　白术(一两)　白芷(一两）　白蔹（一两）　白檀香（一两）　沉香（一两）　木香（一两）　鸡舌香（一两）　零陵香（一两）　藿香（一两）　麝香（三分，细研）　英粉（六升，研碎，以生绢囊盛）

右件药，捣筛为散，入麝香研匀，将粉囊置入盒子内，上以药末覆之。密闭七日后，以粉粉身，极香。

【校注】

① 一两，汤浸去皮尖双仁，麸炒微黄：此十三字底本脱，据日本抄本补。

② 一：日本抄本作"三"。

③ 生：日本抄本作"半"。

④ 罗：日本抄本作"锉"。

⑤ 雌：日本抄本作"紫"。

⑥ 一：日本抄本作"二"。

⑦ 去：其下日本抄本有"皮尖"二字。

⑧ 天：日本抄本作"麦"字。

⑨ 皵（què 鹊）：日本抄本作"皱"字。皵，皮皴。

⑩ 二：日本抄本作"三"。

⑪ 皵：日本抄本作"点皱"二字。

⑫ 一：底本脱，据日本抄本补。

⑬ 三：日本抄本作"一"。

⑭ 羖（gǔ 古）：黑色的公羊。

⑮ 皰（pào 泡）：面部所生的小颗粒，因皮脂腺分泌旺盛，阻塞毛细孔而产生，俗称"粉刺"。

⑯ 谷：日本抄本作"壳"字。

⑰ 一：日本抄本作"二"。

⑱ 猪：据文义当为"猪脂"。

⑲ 二：日本抄本作"一"。

⑳ 两：日本抄本作"分"字。

㉑ 皯（gǎn 赶）：皮肤黧黑枯槁。

㉒ 文火：其下日本抄本有"大"字。

㉓ 一：日本抄本作"二"。

㉔ 日：日本抄本作"面"字。

㉕ 熟：日本抄本作"热"字。

㉖ 升：日本抄本作"斤"字。

㉗ 疣目上，作小疮子，即差：此九字底本无，据日本抄本补。

㉘ 白芷：其下日本抄本有"一分"二字，此处脱文。

㉙ 炒：日本抄本作"炮"字。

㉚ 二：日本抄本作"三"。

㉛ 麸：日本抄本作"面"字。

㉜ 不敢先：日本抄本作"不散"二字。

㉝ 分：日本抄本作"两"。

㉞ 分：日本抄本作"两"。

㉟ 炼蜜：日本抄本作"冻冷"二字。

㊱ 二：日本抄本作"一"。

㊲ 二：日本抄本作"一"。

㊳ 三：日本抄本作"之"字，义长可从。

㊴ 二：日本抄本作"一"。

㊵ 切细：日本抄本作"细切"。

㊶ 杀：日本抄本作"投"字。

㊷ 二：日本抄本作"一"。

㊸ 三：日本抄本作"二"。

㊹ 三：日本抄本作"二"。

㊺ 两：日本抄本作"分"。

㊻ 一：日本抄本作"二"。

㊼ 三：日本抄本作"一"。

㊽ 升：日本抄本作"两"。

㊾ 二：日本抄本作"一"。

㊿ 三：日本抄本作"二"。

51 三：日本抄本作"二分"。

52 冬瓜：其下日本抄本有"子"字。

53 升：日本抄本作"分"。

54 二：日本抄本作"一"。

55 三：日本抄本作"二"。

56 二：日本抄本作"一"。

57 一：日本抄本作"二"。

58 醋：日本抄本作"酥"。

59 合：日本抄本作"分"。

60 二：日本抄本作"一"。

61 三：日本抄本作"一"。

62 三：日本抄本作"二"。

63 十：日本抄本作"丁"字。